脈診習得法(MAM)
―だれでも脈診ができるようになる―

木戸 正雄 編著

光澤 弘　著
武藤 厚子

Method
for
Acquiring
Myakushin

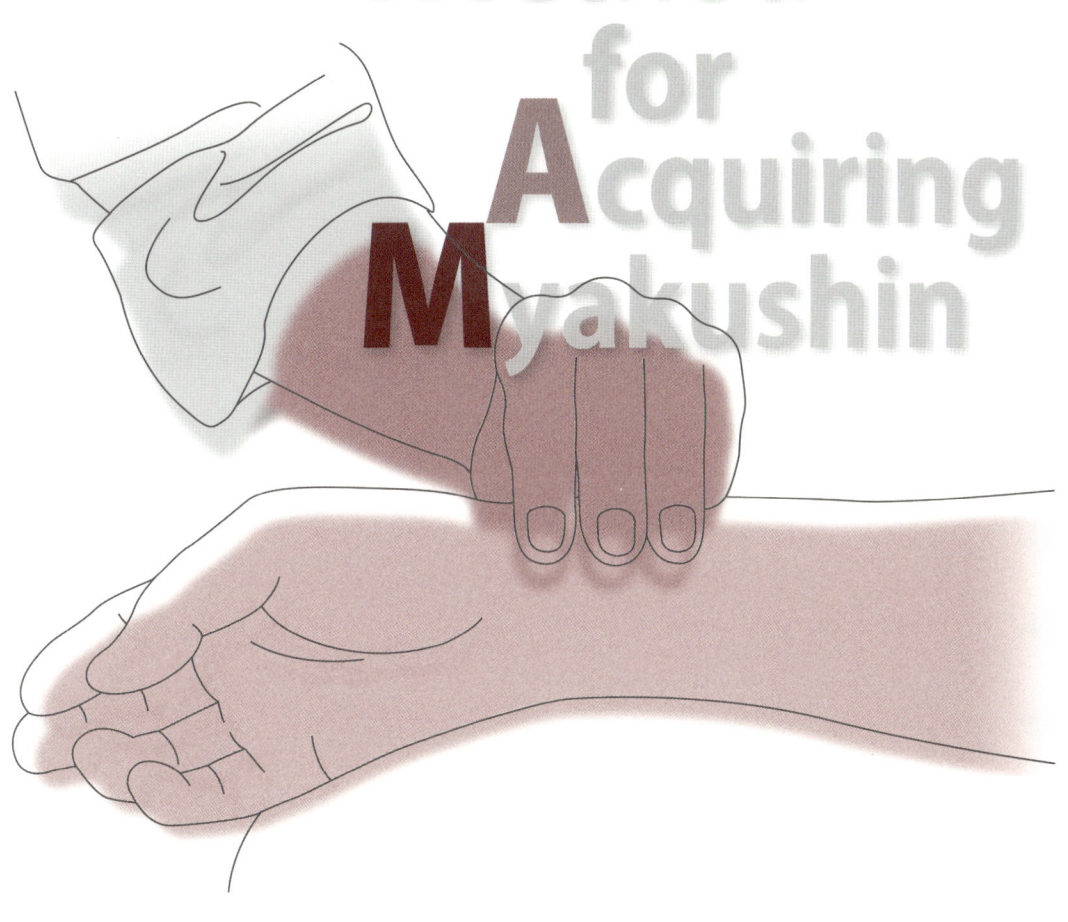

医歯薬出版株式会社

This book was originally published in Japanese
under the title of :

Mʏᴀᴋᴜsʜɪɴsʜᴜᴛᴏᴋᴜʜᴏ （MAM）
（Method for Acquiring Myakushin）

Editor :

KIDO, Masao
　Curriculum coordinator,
　The Japan school of Acupuncture, Moxibustion and Physiotherapy

© 2013　1st ed.

ISHIYAKU PUBLISHERS, INC.
　7-10, Honkomagome 1 chome, Bunkyo-ku,
　Tokyo 113-8612, Japan

推薦の序

　学校法人花田学園と財団法人東洋医学研究所の研究協力の一環として，鍼灸校の学生が参加することができる研究班がありますが，その中でも特に活発に研究活動を展開しているのが，「脈診班」と呼ばれる「東洋医学研究班」です．毎年60名を超える学生がこの研究活動に携わっています．それだけ，脈診に興味をもっている学生が多いことの証左と言えます．その組織のリーダーである主任研究員の木戸正雄先生と，そのサポート役として同僚の光澤　弘・武藤厚子の両先生が，長年にわたり教育と研究等に素晴らしい指導力を発揮しております．

　鍼灸業界や鍼灸関係出版社の方がたと交流する機会が多くありますが，その中で鍼灸師は，二つに大別されるという話を聞きます．脈診を中心に考えるグループとそうでないグループ，少し踏み込んでみますと，脈診を習得することが大変難しいという現実がその背景にあるように思います．脈診が東洋医学的な診断に果たす役割はきわめて大きく，その技術が有効で大切な手法であることは広く認識をされています．脈診ができるようになれば，その証にあった的確な治療が可能となり，今まで以上に治療家としての自信と誇りをもてるようになるでしょう．

　これまでにも脈診に関する書物は多く刊行されていますが，脈診の具体的な方法や習得法についてまで究めた書籍は見当たりません．一般的には，脈診の習得伝承は，師匠について手から手への長年にわたる不断の努力でしか，その体得方法がなかったと言えます．

　その脈診に，臨床家として研究者として真正面から取り組み，初心者でも脈診が系統立てて短期間に習得できる方法を構築してきたのが，木戸正雄先生を中心としたグループです．2000年，『経絡治療』誌に長年の研究成果を「脈診を初めてはじめる人のために」として発表し，業界関係者から熱い注目が寄せられています．現在も連載が継続されています．本書では，その具体的な習得方法とそのコツが惜しげもなく懇切丁寧に記載され，しかも一人でも学べるような工夫も随所に見られます．渾身の一冊と言えます．これで学習すれば，脈診を身近に感ずることができると思います．まさに，他に類を見ない画期的な本であります．

　私は，この「脈診習得法（MAM）」で学んだ学生が，鍼灸治療―脈診に自信をもって学園を巣立っていくのを長年にわたり見守ってきました．学生の知識と経験でも高度な脈診の技術を習得できるということは，刮目に値すると思います．

　当初，学園の強みとして秘密にしておきたいノウハウを，公開することについて躊躇する気持ちもありましたが，日本の鍼灸界全体の発展に貢献できる確かな手法であると確信し，今回の上梓を前向きに推進することとしました．

本書が，日本伝統鍼灸における普遍的な脈診アプローチの礎になることを祈念し，推薦の序といたします．

平成 24（2012）年 11 月吉日

財団法人　東洋医学研究所

学校法人花田学園　東京有明医療大学　日本鍼灸理療専門学校

理事長　櫻井　康司

序

　脈診とは，東洋医学診察法（四診：望・聞・問・切）のうちの切診の1方法であり，膨大な経験の蓄積から構築されたもので，2千年もの間，きびしい淘汰に耐え，綿々と伝わってきたものである．その有用性ゆえに多くの鍼灸臨床家によって実践されている．

　著者は長年の臨床経験から，東洋医学的な鍼を運用するには，脈診は不可欠であると実感している．脈診に応じた刺鍼が，臨床のうえでは驚くほど有効であるからである．脈診が現代まで色褪せることなく伝えられてきたのには，それだけの理由があるからであり，それを正しく活用することで得られる治療効果には疑いの余地はない．しかし，脈診は人間が有する精緻な感覚領域をもっとも重視するもので，まさに匠の技といえるもので，その習得には長年の臨床経験と不断の努力が必要であると考えられている．

　しかし，これまで具体的な脈診練習法について記載された書物や報告がまったく刊行されていない．

　元来，手から手による指導以外には身につける方法はないといわれている脈診法ではあるが，正しい練習法を提示する参考書がないということは，多くの人にとって，脈診は各自の創意と工夫，努力によって，試行錯誤の末，習得していくしかないものになってしまう．しかも，各自が行っている脈診法が正しいのかそうでないのかの判定さえできず，誤っているとしても，どこがどう違っているのかがわからない．そのなかで学んだ脈診も，独断的なものになりかねない．このままでは習得するまでに，それこそ無駄に多くの努力を覚悟しなければならない．

　著者らは，脈診について経絡治療学会夏期大学の受講生や，鍼灸専門学校の学生に指導しているうちに，学習者が誤りやすい点や陥りやすい過ちなどに共通性のあることを発見するようになった．その体験から，安定性，再現性，客観性をもつ脈診の習得を目指し，標準（スタンダード）となる脈診指導マニュアルを構築してきた．それが，この「脈診習得法（MAM：Method for Acquiring Myakushin）」である．この脈診習得法を学習することによって初心者でも，短期間に一定の脈診技術が身につくと確信している．

　脈診を効率的に学ぶことができる方法，確実に習得できる秘訣がこの書に満載されている．脈診の指導者には指導マニュアルとして，指導者に恵まれない者には独学書としてぜひ本書を役立ててほしい．

平成24（2012）年12月
木戸正雄

目次

推薦の序   iii
序   v

第1章
脈診習得法（MAM）概説―本書の概要― …………………………… 1

❶ はじめに   1
❷ 鍼灸臨床における脈診   2
   1）脈診法の種類   2
   2）必要な脈診法を学ぶ   3
❸ 六部定位比較脈診の利点   4
❹ 脈診結果の不一致の改善   4
❺ 脈診習得の条件   4
❻ 指の感覚を磨く方法   5
❼ 統一された脈診法を正しい方法で学ぶこと   5
❽ ステップ・アップ方式の意義   6
❾ ステップ・アップ方式による脈診習得法（MAM）   6
   （1）ステージA：脈診の基本姿勢   6
   （2）ステージB：脈診の実践練習   6
❿ ステージA：脈診の基本姿勢   7
   1）坐位の場合   7
     （1）患者の体位   7
     （2）施術者の体位   8
   2）仰臥位の場合   8
     （1）患者の体位   8
     （2）施術者の体位   9
⓫ ステージB：脈診の実践練習   9
   1）ステップ1：正しい脈診部への指の当て方   9
     （1）イメージ的アプローチ   9
     （2）技術的アプローチ   10
     （3）感覚的アプローチ   12
   2）ステップ2：指の圧の設定（軽按・中按・重按）   13
     （1）イメージ的アプローチ   13
     （2）技術的アプローチ   13
     （3）感覚的アプローチ   14

3）ステップ3：祖脈診（浮・沈，遅・数）　16
　　（1）イメージ的アプローチ　16
　　（2）技術的アプローチ　17
　　（3）感覚的アプローチ　18
4）ステップ4：簡単な比較脈診　19
　　（1）イメージ的アプローチ　19
　　（2）技術的アプローチ　20
　　（3）感覚的アプローチ　23
5）ステップ5：寒熱を含めた虚実の判定　23
　　（1）イメージ的アプローチ　23
　　（2）技術的アプローチ　23
　　（3）感覚的アプローチ　24
6）ステップ6：六部定位による脈位脈状診　24
　　（1）イメージ的アプローチ　24
　　（2）技術的アプローチ　25
　　（3）感覚的アプローチ　26

第2章
ステージA：脈診の基本姿勢　29

❶ なぜ，これまで脈診の習得が困難であったのか？　29

❷ ステージA：脈診の基本姿勢　30
　1）坐位の場合　31
　　（1）患者の体位　31
　　（2）施術者の体位　31
　2）仰臥位の場合　32
　　（1）患者の体位　32
　　（2）施術者の体位　32
　3）達成目標　34

❸ ステージB：脈診の習得方法　34

第3章
ステップ1：正しい脈診部への指の当て方　35

❶ 脈診部位は「前腕の長さ」で決まる　36

❷ 脈診における「前腕の長さ」の諸説（1尺か？1尺1寸か？）　36

❸ 「尺」と「前腕の長さ」　38

❹ 脈診部位：「前腕の長さ」と「指幅」　40

❺ 高骨と関上の位置　42

❻ 脈診部位（寸・関・尺）に正しく指を置くために　44

- **7** 正しい関上の位置を，高骨を目安にして取れるようにする　49
- **8** 自分よりも小さな患者を診る際の工夫　50
    - 1) 身長差が大きい場合の脈診　50
    - 2) 脈診部位は手関節尺屈で広がる　50
- **9** 脈診姿勢（肘関節屈曲位）でも肘関節伸展位での前腕前側長がわかる！？　55
    - 1) 患者の脈診姿勢について　55
    - 2) 前腕計測におけるランドマークについて　55
    - 3) 前腕外側の長さは肘屈曲位でも伸展位でも変わらない　56
- **10** 「双管脈」の存在を知る　58
- **11** イメージ的アプローチ　63
    - 1) 前腕の長さが手・肘関節の屈伸により変化することを認識し，脈診部位を正しく設定する　63
    - 2) 脈診部位に人体が投影されている　64
    - 3) 脈診部位の五臓・経絡配当を覚える　66
- **12** 技術的アプローチ　66
    - 1) 脈診部位を統一する　66
    - 2) 患者の身長が自分より低い場合は，手関節の尺屈による脈診部位の伸長を利用する　67
    - 3) 指腹で診ること　67
- **13** 感覚的アプローチ　69
    - 1) 基本的な自己脈診の形　69
    - 2) 自己脈診を習慣にする　72

第4章
ステップ2：指の圧の設定（軽按・中按・重按）　75

- **1** 脈診部位（寸・関・尺）の正しい深さを把握する　75
- **2** 脈診部位の深さと硬さは指の屈伸・開閉で異なる　76
- **3** 軽按・中按・重按　77
- **4** イメージ的アプローチ　77
- **5** 技術的アプローチ　79
    - 1) 脈の拍動を止める練習をする　79
    - 2) 安定した押圧動作を獲得する　79
    - 3) 「双手脈診法」を利用する　79
    - 4) 脈診部の深さの中央に指を止める練習をする（中按の圧を覚える）　81
    - 5) 寸・関・尺おのおのにおける軽按・中按・重按の圧を知る　81
    - 6) 左右の指の圧を均一にする　81
- **6** 感覚的アプローチ　82
    - 1) 軽按・中按・重按での脈の違いを認識する　82
    - 2) 自分の感覚の鈍い指を知る　83

第5章
ステップ3：祖脈診の1（浮・沈） ……………………………… 85

- **1** 祖脈について　85
- **2** 再現性のある祖脈診をめざす　87
- **3** イメージ的アプローチと"浮・沈スケール"　87
- **4** 脈診図による視覚的把握　88
- **5** 浮・沈の深さの尺度―先人のとらえ方―　94
- **6** 寸・関・尺の深さの差を是正すること　95
- **7** 浮・沈スケール脈診図について　97
- **8** 浮・沈スケール脈診図の運用法　97
    - 1）手順　98
    - 2）記入方法　98
    - 3）判定基準　98
    - 4）実例　98
- **9** 浮・沈スケール脈診図運用のメリット　100
- **10** 技術的アプローチ　100
- **11** 感覚的アプローチ　101
- **12** （付記）浮脈・沈脈を呈しているときの血管の位置について　102
    - 1）同一人で脈状が浮いたり，沈んだりする　102
    - 2）浮脈・沈脈の病理と人の感覚閾値の特異性　104

第6章
ステップ3：祖脈診の2（遅・数） ……………………………… 107

- **1** 遅・数スケールの必要性　107
- **2** 患者呼吸説による診断の不都合　108
- **3** 遅・数スケールの作成　110
- **4** イメージ的アプローチ　114
    - 1）脈拍数が坐位と仰臥位で異なることを学ぶ　114
    - 2）自分の呼吸を患者の呼吸に合わせて診る　114
    - 3）遅・数スケールを運用して遅・数の判定を行う　114
    - 4）達成目標　115
- **5** 技術的アプローチ　115
    - 1）ふだんの自分の呼吸を把握し，安定させる　115
    - 2）自己脈診により，1分間の自分の脈拍数と呼吸数を同時に数える　115
    - 3）自分の1呼吸当たりの患者の脈拍数を計り，遅・数を判断する　115
    - 4）体位による患者の脈拍数以外の脈状の変化を把握する　115

- 5）達成目標　116
- ❻ 感覚的アプローチ　116
  - 1）時間感覚を身につける　116
  - 2）1分間当たりの脈拍数推定の練習　116
  - 3）達成目標　117

第7章
ステップ4：簡単な比較脈診　119

- ❶ 経絡治療における脈診　120
- ❷ 比較脈診と六部定位脈診　120
- ❸ 脈の虚実　122
- ❹ 六部定位の配当について　124
- ❺ 総按と単按　125
- ❻ 各指の知覚は独立している　127
- ❼ イメージ的アプローチ　128
  - 1）脈診部位に人体が投影されている　128
  - 2）脈診部位の五臓・経絡配当を覚える　128
    - （1）術者の右指が左指を剋することを利用する　129
    - （2）相生関係に注目する　129
  - 3）寸・関・尺のおのおので虚実をみる　129
  - 4）脈診部位の深さを5層に分け，その最深層で診る　130
  - 5）基本証の虚の部位のパターンを覚える　131
    - （1）基本証の典型パターンを覚える―肝虚証―　133
    - （2）基本証の典型パターンを覚える―脾虚証―　133
    - （3）基本証の典型パターンを覚える―肺虚証―　133
    - （4）基本証の典型パターンを覚える―腎虚証―　133
  - 6）留意事項　136
- ❽ 技術的アプローチ　136
  - 1）重按における六部定位の比較脈診で虚の部位をみつける　136
    - （1）左右の上焦・中焦・下焦を比較する　136
    - （2）六部定位における脈のもっとも弱い部位をみつける　136
    - （3）相生を考慮して六部定位における脈の2番目に弱い部位をみつける　136
    - （4）軽按した時に，実になっている部位に注意する　137
    - （5）重按での実の部位にも留意する　137
    - （6）脈がわかりにくいときは，腹部などへ刺鍼を行ってから再度脈を診る　137
  - 2）基本証を立てる　140
  - 3）立てた証の正誤を確認する　143
- ❾ 感覚的アプローチ　144

1）自己脈診によって自分の体調や症状と基本証との関係を把握する　144
　　　2）ゴルフボールを用いて行う脈の左右差の判定訓練法　144
❿ （付記）比較脈診の意義と有用性の確認 ……………………………………… 145

第8章
ステップ5：寒熱を含めた虚実の判定 ……………………………… 149

❶ 寒証・熱証とは ……………………………………………………………………… 149
❷ 寒の発生と熱の発生 ……………………………………………………………… 150
❸ 寒証の脈状と熱証の脈状 ………………………………………………………… 151
❹ 視覚的・イメージ的アプローチ ………………………………………………… 152
　　　1）脈診部位の望診　152
　　　　（1）寸口脈診部位の望診　152
　　　　（2）尺膚（前腕前側部）の望診　152
　　　2）望診における寒証と熱証の違い　152
　　　3）達成目標　152
❺ 技術的アプローチ ………………………………………………………………… 153
　　　1）脈状診により寒・熱を判別する　153
　　　2）基本寒熱証（基本四証×寒・熱）の8タイプで証を立てる　153
　　　3）達成目標　153
❻ 感覚的アプローチ ………………………………………………………………… 154
　　　1）熱証と寒証の触れ方の違いを身に付ける　154
　　　　（1）熱証の場合　154
　　　　（2）寒証の場合　154
　　　2）脈が各層で存在していることを体得する　154
　　　3）自己脈診による寒・熱を表す脈状の体験　154
　　　4）達成目標　155

第9章
ステップ6：六部定位による脈位脈状診 ……………………… 157

❶ VAMFIT（変動経絡検索法）について …………………………………………… 158
❷ 六部定位の脈状と頸入穴VAMFIT（脈位脈状診の習得を目指す） ………… 159
❸ 脈診スケール図について ………………………………………………………… 163
　　　1）脈診スケール図を作成する　163
　　　2）脈診スケール図は，脈診における各流派の諸説に対応できる　164
　　　3）五臓の平脈を脈診スケール図に表してみる　165
❹ 認識的・イメージ的アプローチ ………………………………………………… 167
　　　1）六部定位におけるすべての経絡配当を覚える　167

2）脈を診る前に，脈診部位の望診と切診を行う　167
　　3）達成目標　168
❺ 技術的アプローチ ………………………………………………………………………………… 168
　　1）六部定位における脈状をみる　168
　　2）VAMFIT 刺鍼による確認　169
　　3）達成目標　169
❻ 感覚的アプローチ ………………………………………………………………………………… 169
　　1）脈状と臓腑経絡の病理状態をあわせてみる　169
　　2）脈診スケール図を作成し，虚・実や大・小を把握する　169
　　3）達成目標　169

脈診
指導チェックシートの使い方 …………………………………………………… 171

おわりに ……………………………………………………………………………… 187
参考文献 ……………………………………………………………………………… 189
索引 …………………………………………………………………………………… 193

第1章
脈診習得法（MAM）概説―本書の概要―

① はじめに
② 鍼灸臨床における脈診
　1) 脈診法の種類　2) 必要な脈診法を学ぶ
③ 六部定位比較脈診の利点
④ 脈診結果の不一致の改善
⑤ 脈診習得の条件
⑥ 指の感覚を磨く方法
⑦ 統一された脈診法を正しい方法で学ぶこと
⑧ ステップ・アップ方式の意義
⑨ ステップ・アップ方式による脈診習得法（MAM）
⑩ ステージA：脈診の基本姿勢（第2章参照）
　1) 坐位の場合　2) 仰臥位の場合
⑪ ステージB：脈診の実践練習
　1) ステップ1：正しい脈診部への指の当て方（第3章参照）
　2) ステップ2：指の圧の設定（軽按・中按・重按）（第4章参照）
　3) ステップ3：祖脈診（浮・沈，遅・数）（第5章・第6章参照）
　4) ステップ4：簡単な比較脈診（第7章参照）
　5) ステップ5：寒熱を含めた虚実の判定（第8章参照）
　6) ステップ6：六部定位による脈位脈状診（第9章参照）

1　はじめに

　脈診は東洋医学的診断法のもっとも重要なものの1つで，これにより多くの情報を得ることができる．脈に患者の身体のすべての状態が投影されているといっても過言ではない．
　脈診法によって導き出される施術の結果と正当性を現代科学的手法によって客観的に証明していくことも必要なことではあるが，鍼灸臨床家にとって最大の関心事は，その是非を検討することではなく，脈診法をいかに効率的に身につけ，臨床に生かすかということ

にあるだろう．

　脈診に関する書物や報告は数多くあるが，その多くは脈診ができるという前提のもとに書かれ，六部定位における虚脈や実脈のある部位や脈状そのものの解説に終始している．どういうわけか，脈診法の実際やその習得法についての記載はみあたらない．このため，これらが提供する情報は，脈診ができない人にとっては絵に描いた餅と同じで，実際に自分の手でつかむことはおろか，口にすることもできない．

　著者らは，脈診を指導する経験を通じ，学習者が誤りやすい点に共通性のあることや脈診方法としてあいまいにされている点などに気がついた．そこで，これまでの脈診の練習法の欠点を改善し，脈診方法の統一を図ることにより，安定性，再現性，客観性をもつ脈診習得法を構築してきた[1-16]．著者らはこの脈診習得法をMAM（Method for Acquiring Myakushin）と名づけている．

　この章では，まず脈診習得法（MAM）の全体像を理解していただきたいので，その概説を提示した．根拠や詳細については，次章以降へと進むと示されていくので参照してほしい．

2　鍼灸臨床における脈診

1）脈診法の種類

　脈診法とは，脈拍数，脈の拍動の打ち方，性状を診て，臓腑経絡の異常や病因，病理，予後の情報を解釈するシステムをいう東洋医学用語であり，東洋医学における最も重要な診察の一つとされている．その基礎は中国に始まって日本伝統医学において独自に発展してきたものである．

　脈の形を脈状といい，脈の位置，速度，性状，形などによってしばしば24種類か28種類に分類され，24脈，28脈などと呼ばれる．

　脈診法は，日本では脈状診と比較脈診に大別されている．比較脈診には，三部九候診，人迎脈口診，六部定位脈診がある．診断部位は，身体に点在する脈の拍動する部位が使用されるが，本書では，日本で最も普及している手首寸口部の橈骨動脈に沿った特定の位置に六部定位，つまり左右の寸口・関上・尺中（以下，寸・関・尺）を設定して診る方法に限定して述べる．

　触れる脈状を診る方法が脈状診であるが，その中で，脈の要素に特化して診る方法が祖脈診である．

　手首寸口部の六部定位で触れる脈の強弱を比較する方法を比較脈診（脈差診）といい，日本の「経絡治療派」の創案である．これによって，臓における虚（病の本質）をみつけることができるという利点がある．

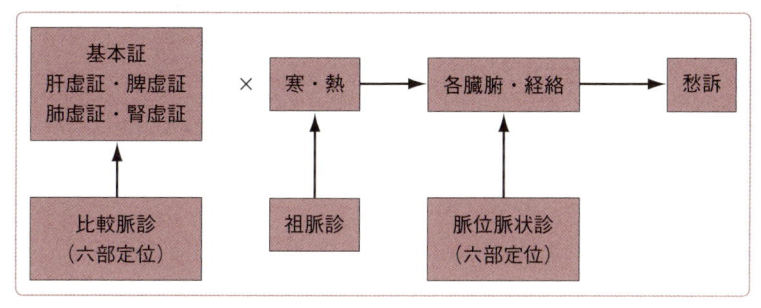

図 1-1　愁訴の発生と脈診

そして，脈位脈状診は，六部定位の各々の脈位の深いところ（6 カ所）に配当されている六臓（肝，心，脾，肺，腎，心包）・陰経の脈状が 24 脈のいずれに当たるのか，浅いところ（6 カ所）に配当されている六腑（胆，小腸，胃，大腸，膀胱，三焦）・陽経の脈状を診るものである．

2）必要な脈診法を学ぶ

　日本の伝統鍼灸では，病の根本が臓の精気の虚にあるという『素問』調経論などの考え方から，基本証として肝虚証，脾虚証，肺虚証，腎虚証の 4 つの証に分類する[17]．

　しかし，この基本証は単に精気の虚であるため，それだけでは症状がでることは少ない．愁訴になるのはこれらの精気の虚に何らかの病因（内因・外因・不内外因）が加わることによって，寒や熱が発生し，各臓腑経絡に波及するためで，これらの寒熱波及経絡の支配部位が愁訴部位となるのである．

　従来，これらの診断に脈診が用いられてきた．すなわち，基本証は六部定位の比較脈診，寒熱証は祖脈診，寒熱波及経絡（異常経絡・変動経絡）は六部定位の脈位脈状診により決定される（図 1-1）．このなかで，脈位脈状診はもっとも高度な脈診法で，習得もむずかしい．しかし，VAMFIT（変動経絡検索法）[18]（第 9 章参照）を活用すれば，この寒熱波及経絡（異常経絡・変動経絡）の検索が非常に容易にできるため，脈位脈状診についてはすでに絶対的な必要性はなくなっている．すなわち，鍼灸臨床を行ううえで，鍼灸師が最低限習得しておきたい脈診法は，六部定位比較脈診と祖脈診ということになり，まずはこの習得を第一目標にするべきである．そのうえで，さらに余裕があれば，脈位脈状診に挑戦すればよい．

　一口に脈診法といっても，多くの種類がある．最初からそのすべてを習得しようとすると焦点が定まらないため，労ばかりが多くなり，結局どれも身につかなかったということになりかねない．自分が必要とする脈診法は何なのかを見極めたうえで，その目標をしっかり定めておくことがなにより大切である．

3 六部定位比較脈診の利点

　基本証についての概念と六部定位比較脈診（以下，比較脈診）は，日本の経絡治療が創始したもので，中医学にはない発想である．この比較脈診の創設こそ，日本の伝統鍼灸において脈診が飛躍的に普及した要因だと考えられる．

　脈位脈状診では，24脈（経絡治療学会では30脈）を，六部定位（左右の寸・関・尺）おのおのの部位で，浮（軽按）・中（中按）・沈（重按）^{註)}の深さ（第4章参照）で診ることになるわけであるから，それこそ天文学的な数のパターンの脈診結果が存在する．最初から脈位脈状診の習得を目指すということは，至難の業である．脈診習得に挫折してしまう人が多いのはこのためである．

　比較脈診では，このうち六部定位における沈（重按）での虚脈・実脈を診ることだけに専念できる．現代の鍼灸師は，比較脈診を学ぶことで，脈診の初歩的な運用を習得し，さらに脈状診，脈位脈状診へと段階を踏みながら上のレベルに進んでいける．順を追って，1歩ずつ脈診を学んでいくことができるため，高度な脈診の習得が可能となるのである．

　（註）軽按・中按・重按という用語は経絡治療学会における用語である．従来，寸口脈診では，寸・関・尺の各々について浮かべてみる浅い層，沈めてみる深い層，その中間でみる層の3層がそれぞれ「浮・中・沈」とよばれてきたが，脈状の浮脈・中脈・沈脈を示す「浮・中・沈」と同じ用語になってしまい，紛らわしいということから，指の深さをしめす「浮・中・沈」の方を「軽按・中按・重按」とよぶことに決められた．

4 脈診結果の不一致の改善

　同一患者において脈診結果は同じでなければならないのは当然であるが，比較脈診や祖脈診という基本的なものでさえ，施術者間で不一致になることがある．この傾向は，初心者でとくに顕著である．

　原因は，患者か施術者の一方，あるいは双方にある．前者は，患者の経絡異常が小さく，証が明確でない，もしくは証がすぐに変化してしまう場合であり，後者は，施術者が未熟な場合である．前者についてはしかたがないとしても，後者の場合，施術者間の脈診技術の統一によって改善できるものである．著者らはこの施術者間の脈診技術を脈診習得法（MAM）によって統一している．

5 脈診習得の条件

　次に，脈診習得の条件と考えられることをあげておく．

① 指の感覚を鋭くすること
② 正しい脈診法を学ぶこと
③ 頭ではなく指で覚えること
④ 不断の努力をすること
⑤ 臨床の場で研鑽を積むこと

❻ 指の感覚を磨く方法

　脈診に有用な指をつくるためには，指腹のいわゆる皮膚感覚を鋭敏にすることが必要である．それが，動脈を感知する脈診感覚を養うことに直結する．

　指腹の皮膚感覚を鍛える方法として，紙の下に髪の毛を置き，紙上から指で撫で，感知する練習などが知られている．この方法では紙を重ねて難易度を上げることができる．また，患者の皮膚上に指をかざし，触れずに生きた経穴を検索する方法[18]もある．この場合，実際に触れることでその経穴の顕現状態を確認できる．

　動脈の拍動状態を感知する能力を養うには，自己脈診を行う習慣をつけ，できるだけ多くの人の脈を診る機会をつくることである．このとき，ただ漫然と診るのではなく，目的意識をしっかりもって全身全霊を傾けて診ることが大切である．

❼ 統一された脈診法を正しい方法で学ぶこと

　脈診の習得は本来，正しい方法を身につけた指導者のもとで，統一された脈診法を効率的なカリキュラムに則って練習をすることで可能となる．それには，カリキュラムにおけるその段階の目標達成をそのつど学習者相互で確認すること，そのうえで指導者によるチェックが行われることが必要となる．機会に恵まれない学習者は，本書の記載を参考に工夫してほしい．

　訓練の際には，つねに次のことを留意する．
① 患者や施術者の体位・肢位が一定になっているか
② 正しい脈診部に指が当たっているか
③ 軽按・中按・重按の深さが正しいか

　これらのことが守られてはじめて，脈診がきわめて安定性，再現性，客観性のある診断法になり，施術者間で統一された認識を共有できる．

8 ステップ・アップ方式の意義

脈診習得のうえで大切なことは，一度に脈診法のすべてを学ぼうとしないことである．

単純な方法が複雑な方法よりも優れた結果を生むことの方が多い．理論が複雑になればなるほど運用がむずかしく，診断も誤りやすくなるからだ．

簡単なことでも確実にできるようになるには，多くの訓練と経験が必要となる．しかし，1つのことが無意識にできるようになったうえで次の段階のことを少しずつ足して行うのであれば，だれにでもできる．そうした意味から，現段階のものをマスターする前に次の段階に進むことは慎まねばならない．1つのことに気をとられていると，他のことはおろそかになるものである．何もかもと欲張って詰め込みすぎると，かえって上達しなくなってしまう．

あせらず，1つずつ設けられたステップを習得することにより，無理のない学習が可能となる．ステップ・アップ方式の利点がここにある．

9 ステップ・アップ方式による脈診習得法（MAM）

脈診習得法（MAM）は2つのステージから成っている．最終目標は六部定位による脈位脈状診である．

（1）ステージA：脈診の基本姿勢＜第2章＞

施術者と患者の脈診の姿勢をつねに一定にする．

（2）ステージB：脈診の実践練習

脈診の実践練習については6段階のステップ・アップ方式になっており，各ステップはイメージ的，技術的，感覚的アプローチで構成されている．

① ステップ1：正しい脈診部への指の当て方＜第3章＞
② ステップ2：指の圧の設定（軽按・中按・重按）＜第4章＞
③ ステップ3：祖脈診（浮・沈，遅・数）＜第5章・第6章＞
④ ステップ4：簡単な比較脈診＜第7章＞
⑤ ステップ5：寒熱を含めた虚実の判定＜第8章＞
⑥ ステップ6：六部定位による脈位脈状診＜第9章＞

以下の項目では，ステージ A（第 2 章），ステージ B（ステップ 1；第 3 章～ステップ 6；第 9 章）で習得する内容の要約をしてある．本書でどのようなことを学ぶのかを理解するだけではなく，各章の内容が一定程度習得できたらここに立ち戻って何度でも確認してほしい．

また，本書巻末にはステップ 4 までのチェックシートを掲載し，最小限マスターすべき事項についてその習得効果が判定できるようにしてあるので，確実な習得に役立てていただきたい．

10 ステージ A：脈診の基本姿勢（第 2 章参照）

最初に，施術者と患者の脈診における基本姿勢を設定する必要がある．脈診はいつも同じ肢位で，同じ部位に行わなければ安定した診断結果を得ることはできないからである．

脈診の基本姿勢は，患者が坐位の場合と仰臥位の場合を想定する．

1) 坐位の場合（図 1-2）
(1) 患者の体位

患者を椅子に腰掛けさせ，リラックスさせる．患者の手首を屈曲・伸展，あるいは外転・内転がない状態に，そして前腕を回外・回内がない状態に確保する．

施術者と患者の間に机がある場合は，たたんだタオルや枕などを患者の腕の下に敷く．

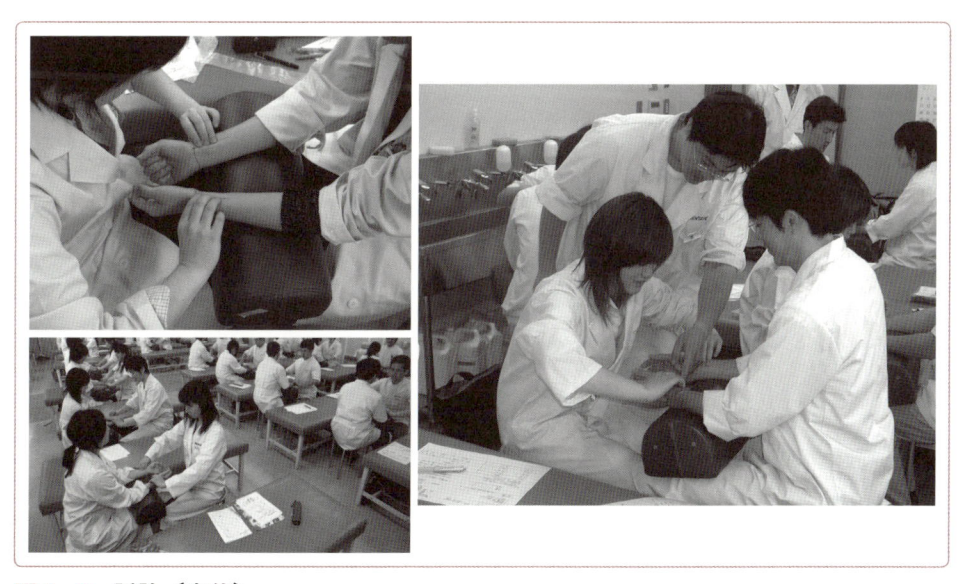

図 1-2　脈診〔坐位〕

【留意事項】
① 患者の腕を心臓の高さにする．
② 脈を診るまで，坐位になってから5分間以上の安静を保つ．
③ 患者が施術者に脈を診てもらおうと前腕を差し出してくるときに，前腕を回外させていることが多いので注意を要する．

(2) 施術者の体位

患者と向かい合うように位置する．
両肩の力を抜き，無理のない体勢で，所定の位置に指を当てる．

【留意事項】
① 施術者は下腹部（丹田）に気を充実させ，体勢を安定させる．
② 施術者は患者の腕を持ち上げない．

【達成目標】
意識しなくても，施術者と患者との位置関係と体位，肢位がいつも同一になる．

2) 仰臥位の場合

次は，ベッドで仰臥位になった患者を想定してみよう（**図1-3**）．

(1) 患者の体位

仰向けで無理のない姿勢にし，全身の力を抜かせ，手は下腹部の上に自然にくるようにする．坐位同様，手首は屈曲・伸展，あるいは外転・内転がない状態，前腕は回外・回内がない状態にする．

【留意事項】
① 枕は，患者がもっとも楽な高さに調整する（額と頤（おとがい）を結んだ線を水平にする）．
② 脈を診るまで，仰臥位になってから5分間以上の安静を保つ．
③ 患者が前腕を差し出してくるときに，前腕が回外していればこれを是正する．

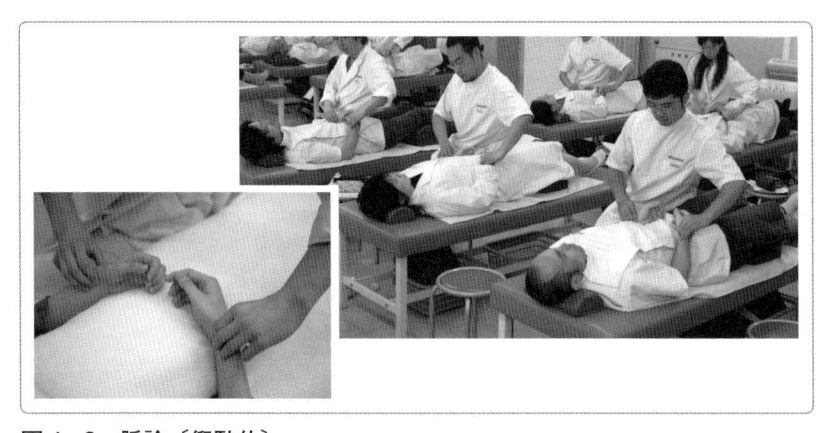

図1-3　脈診〔仰臥位〕

（2）施術者の体位

患者の左に位置する．

両肩の力を抜き，無理のない体勢で，所定の位置に指を当てる．なお，この時に相手の呼吸を腹部の動きで観察する習慣をつけるようにする．

【留意事項】
① 施術者は下腹部（丹田）に気を充実させ，体勢を安定させる．
② 施術者は患者の腕を持ち上げない．
③ 施術者の呼吸を患者の呼吸と一致させる．

自分の呼吸を患者の呼吸に合わせると，患者の一息あたりの脈拍数を知ることができる．ただし，祖脈の遅・数の尺度を，1分間当たりの脈拍数により設定するとわかりよい．

【達成目標】
意識しなくても，つねに施術者と患者との位置関係と体位，肢位が同一に設定できる．

11 ステージB：脈診の実践練習

1）ステップ1：正しい脈診部への指の当て方（第3章参照）

（1）イメージ的アプローチ

① 前腕の長さが手関節・肘関節の屈伸によって変化することを認識し，脈診部位を設定する

脈診における前腕長に，1尺2寸半説（『霊枢』骨度篇），1尺1寸説（『難経』），1尺（10寸）説（『備急千金要方』）の各説があることを知ったうえで，3指幅の長さと同身寸の原則から，10寸説の妥当性を再認識する．

② 寸口における五臓の対応をイメージし，経絡配当を覚える

三焦のうち，上焦は寸口，中焦は関上，下焦は尺中に対応している（図1-4）[18, 19]．寸口脈診においては，この対応をしっかりイメージすることが必要である．そのうえで，重按における左右の寸・関・尺の経絡配当を覚える．右寸口（肺），左寸口（心），右関上（脾），左関上（肝），右尺中（心包），左尺中（腎）である（図1-5）．

【留意事項】
前腕の長さが肘関節の屈伸によって変化することを，肘に母指を置いた手尺をつくって確認しておく（図1-6）．脈診部位は肘伸展時の前腕の長さで設定する．

【達成目標】
① 肘が屈伸にかかわりなく，つねに正しい位置に脈診部位を設定することができる．
② 左右の寸・関・尺の経絡配当を頭ではなく，指が記憶している．

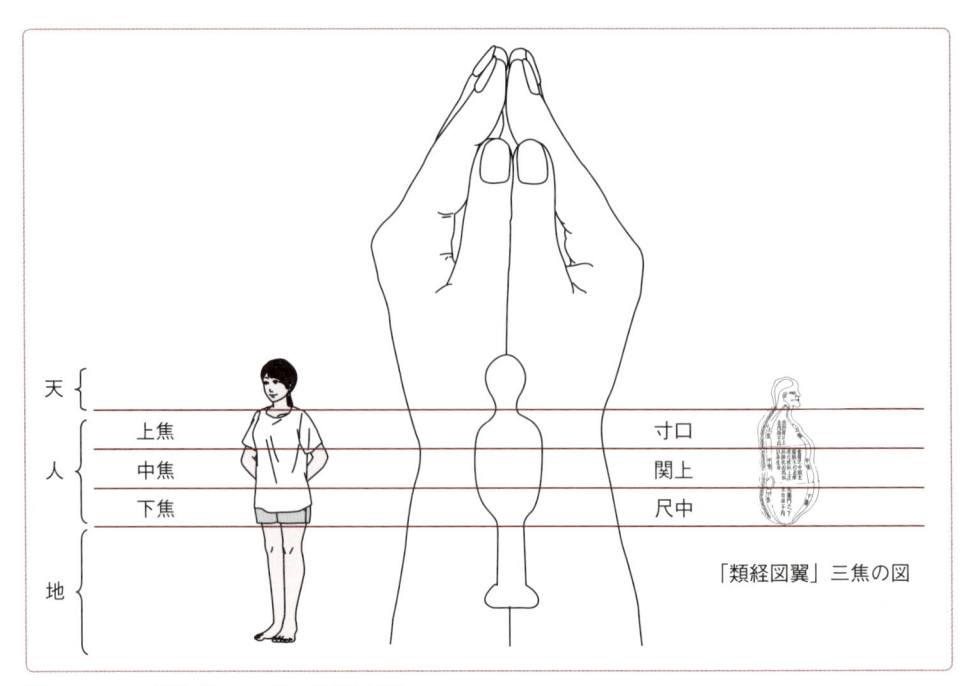

図1-4　三部九候・三焦・脈診部位

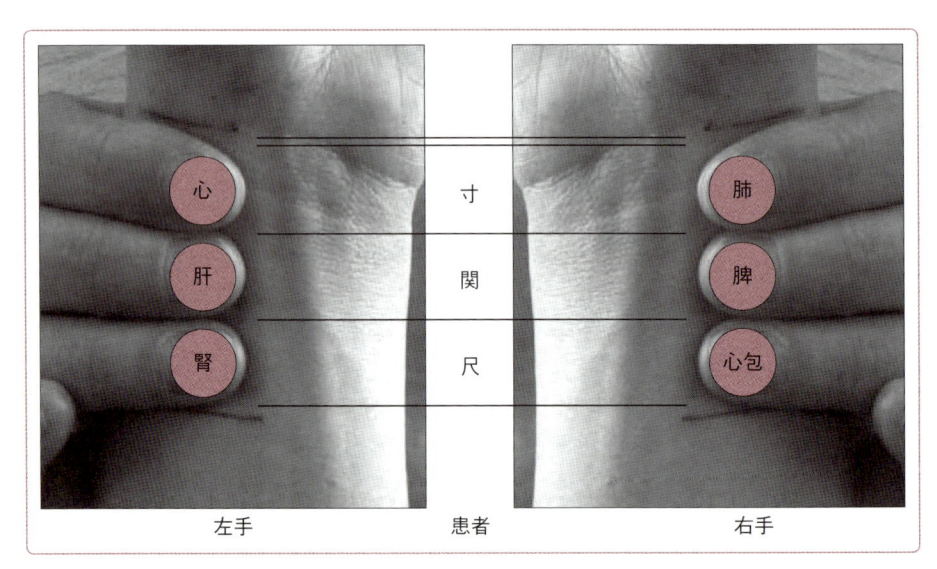

図1-5　脈診部位：経絡配当

(2) 技術的アプローチ
① 脈診部位を設定する
　　肘伸展位における前腕の長さ（肘窩横紋から手関節横紋までの距離）を10寸として，手関節横紋寄りの2寸のうち，手関節横紋から1分を除いた1寸9分の部位に脈診部（寸・関・尺）を設定する（図1-7）．はじめのうちは，手関節から1寸，2

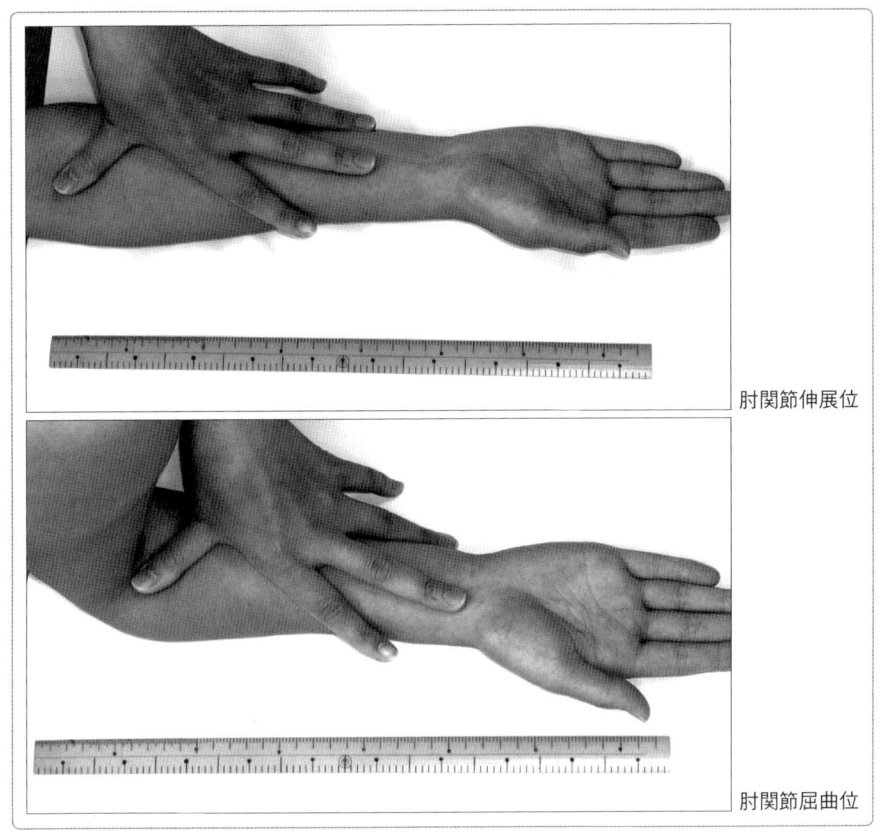

図1-6　前腕の長さは肘の屈伸で変わる

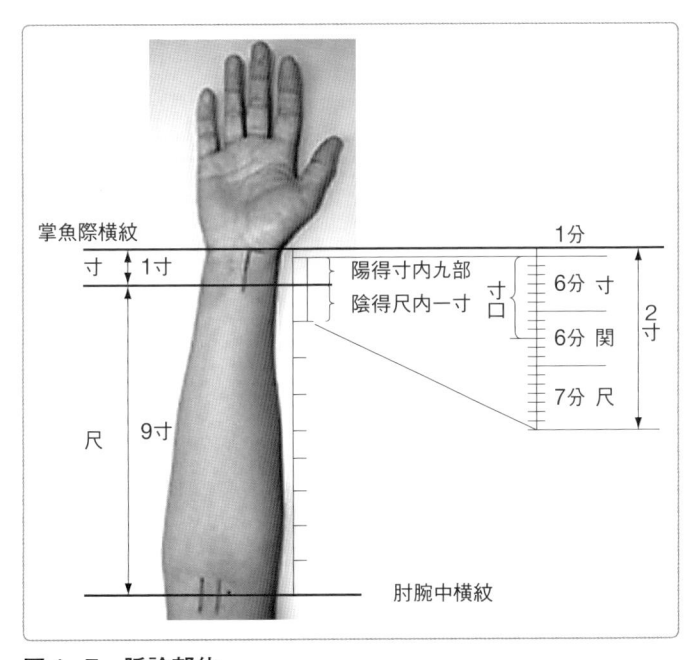

（肘関節伸展位／肘関節屈曲位）

図1-7　脈診部位

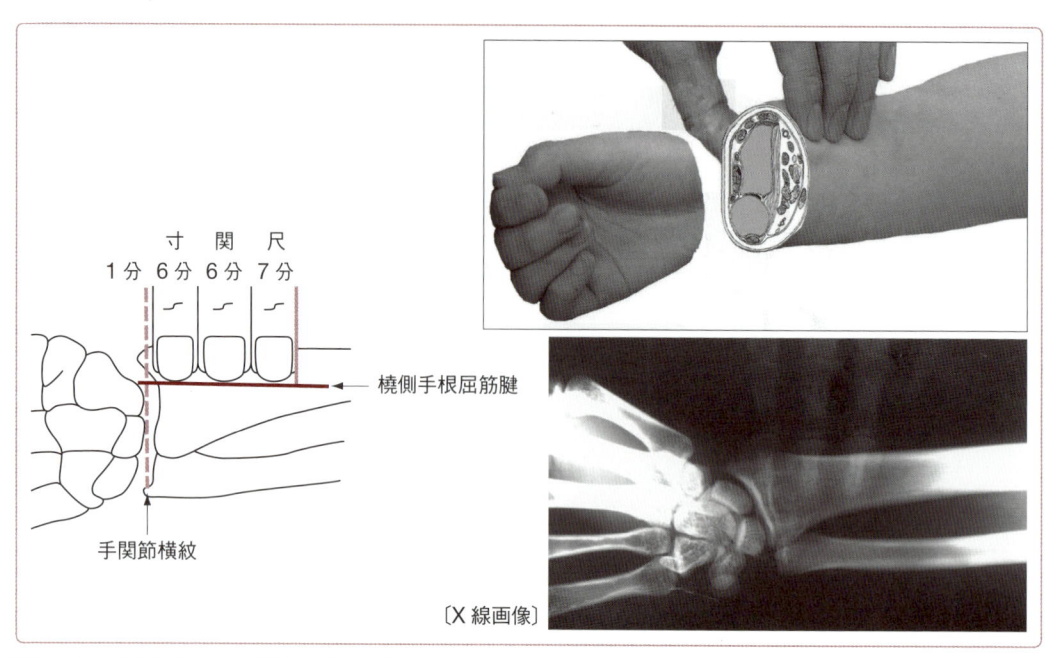

図1-8 脈診部位への正しい指の当て方

　　寸の位置に目印を付けて練習する．
② 指の位置と置き方
　　示指・中指・薬指（環指）を皮膚上から橈骨動脈拍動相当部位に当てる．患者の右手の脈診部位には施術者の左手の示指・中指・薬指を置き，患者の左手には施術者の右手の示指・中指・薬指を置く．母指は患者の陽池穴に当て，左右のバランスをとる．
　　関上（高骨の前の橈骨動脈の部，少し肘部寄り）に中指腹を当てる．次に寸口に示指腹，尺中に薬指腹を当てる．

【留意事項】（図1-8）
　① 示指が手根骨に当たらない（手関節横紋から1分空ける）．
　② 3本の指先を横に一直線に並べ，橈側手根屈筋腱に指先が接する．
　③ 指が手関節横紋に並行，橈側手根屈筋腱に直角になる．
　④ 指腹を皮膚面に密着させる．皮膚に接触させるのは，指尖や指頭ではなく，かならず指腹にすること．

【達成目標】
　　脈診部に目印がなくても，自然と正しい位置に指がくるようになる．

(3) 感覚的アプローチ
　　基本的な自己脈診の形（図1-9）を身につける（右手の脈は左手で，左手の脈は右手で診る．陽池穴に母指球を当てる方法と母指腹や母指指節間関節部を当てる方法がある）．

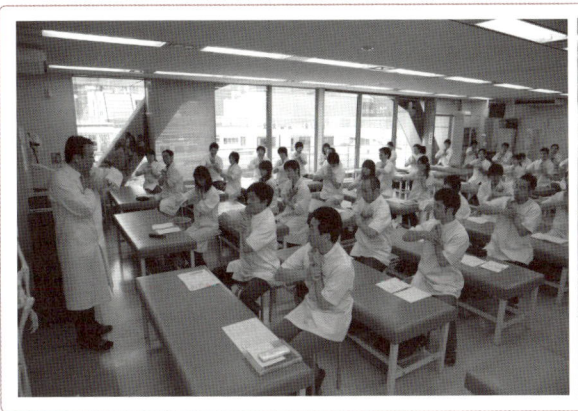

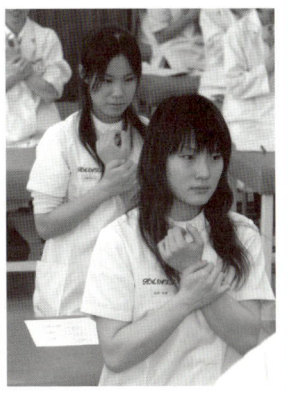

図1-9　自己脈診

　毎日できるだけ頻繁に自分の脈を診る習慣をつけて，自分の指に脈診感覚を覚え込ませる．
　① 運動・食事・就寝・入浴・排泄・興奮などの前後の脈を比較する．
　② 自覚としての自分自身の体調（好調・不調）を脈の変化で確認する．
　風邪のとき，疲れているとき，寝不足のとき，頭痛のとき，腹痛のとき，生理のとき，妊娠したときなどの自分の脈を，頭ではなく身体で覚えること．
　【達成目標】
　　　自分の体調の変化が脈状でわかる．

2）ステップ2：指の圧の設定（軽按・中按・重按）（第4章参照）
（1）イメージ的アプローチ
　① 脈診部位の横断面をイメージする
　　脈診部位の表面から底までの深さを，寸・関・尺おのおのについて横断面（図1-10）としてイメージできるようにする．そのうえで，軽按・中按・重按の3分割を把握し，そのおのおのについて脈診図を作成してみる．
　② 脈診部位の矢状面をイメージする
　　脈診部位の表面から底までの深さを，矢状面（図1-11）としてイメージできるようにする．そのうえで，寸・関・尺おのおのについて深さの違いと指の沈み具合を習得する．
（2）技術的アプローチ
　脈診部位の深さを把握し，指の圧を設定する．
　① 脈の拍動が止まるまで慎重に指を沈めていき，脈診部位の深さを把握する．このさい，双手脈診法を利用して，指の沈め方を習得しておく．

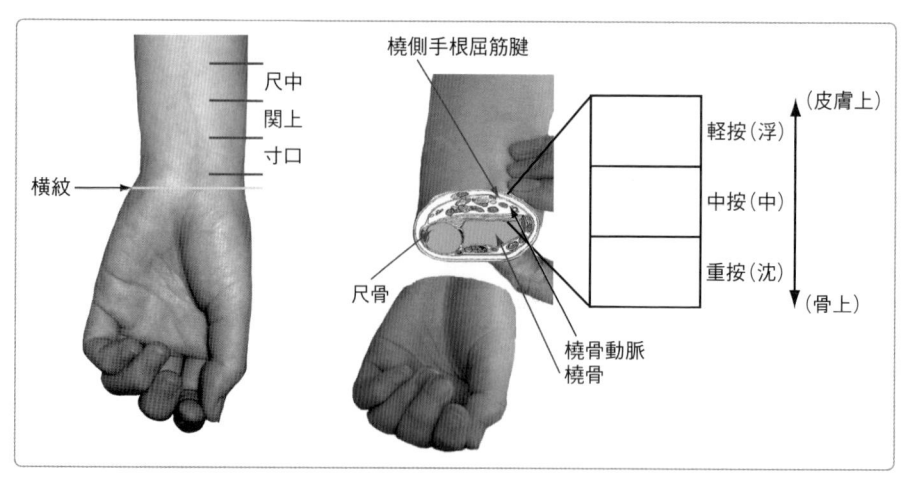

図1-10　脈診部位の横断面

② 寸・関・尺おのおのについて軽按・中按・重按の圧を指腹に覚え込ませる．
③ 3指同時に圧を加えながら，六部全体の中按をかけて中位の位置をみつけ，そこから浮位へ，あるいは沈位へと圧のかけ方を繰り返し練習する．

【留意事項】
① どの圧においてもつねに指腹が患者の脈診部位の皮膚に密着している状態にする．
② 軽按で指のもっとも敏感な所を当て，沈めた状態の時も同じ所で感じる．
③ 寸・関・尺のおのおのの左右の指の圧を均一とする．
④ 指を沈める強さ（深さ）は寸＜関＜尺である（図1-11）．

【達成目標】
① 脈診部の寸・関・尺のおのおのの深さ（脈幅）を把握する．
② 指を沈めていくとき，3指が脈診部寸・関・尺の底に同時につく．
③ 必要以上の圧を加えずに，寸・関・尺すべての拍動を止めることができる．
④ 脈診部の皮膚表面から底の深さとその中間（中按の位置）に指を止めることができる．

(3) 感覚的アプローチ
① 軽按・中按・重按での脈の違いを認識する
　寸・関・尺おのおのについて軽按・中按・重按での脈を指腹にどのように感じるかを身体で覚える．
② 自分の感覚の鈍い指を知る
　脈診時の自分の感覚の鈍い指を知ったうえで，それを考慮に入れた是正を行う．

○脈診部位の深さは寸より関，関より尺と深くなっていく．

脈診部位の MRI 画像（矢状面）

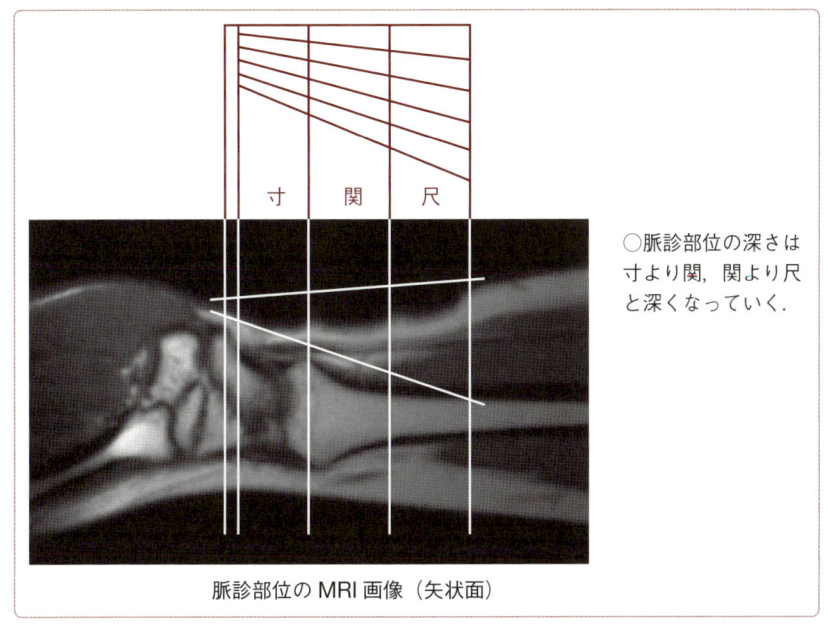

図 1-11　脈診部位の深さのイメージ①

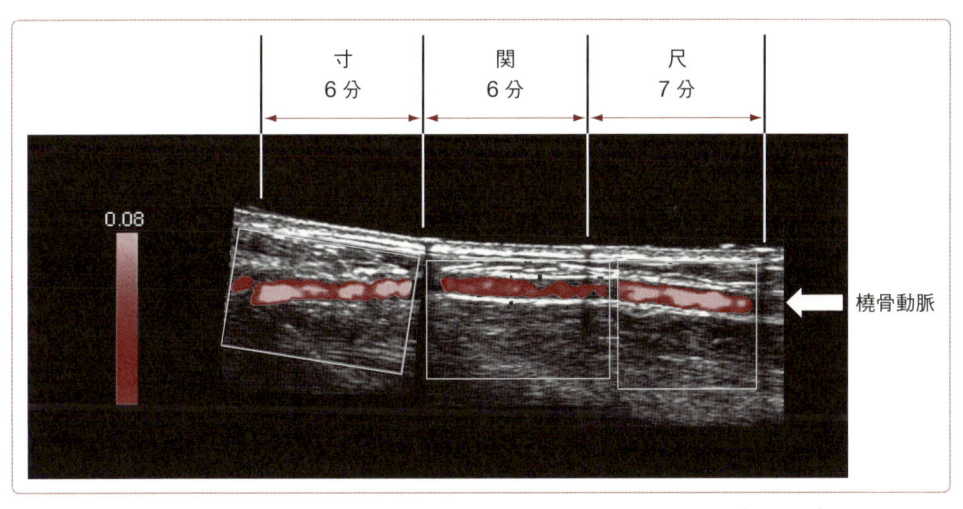

寸 6分　関 6分　尺 7分

橈骨動脈

図 1-12　脈の深さのイメージ②　脈診部位（右手）の超音波画像（矢状面）

【留意事項】
　寸・関・尺おのおのの脈の違いよりむしろ，軽按・中按・重按のおのおのの脈の違いを把握する．

【達成目標】
　① 軽按→中按→重按での脈の変化を知る．
　② 動脈全体を連続した 1 本の流れとして感じとることができる（図 1-12）．
　③ 動脈の壁を垂直に押し上げる拍動を各指で感じ取る．

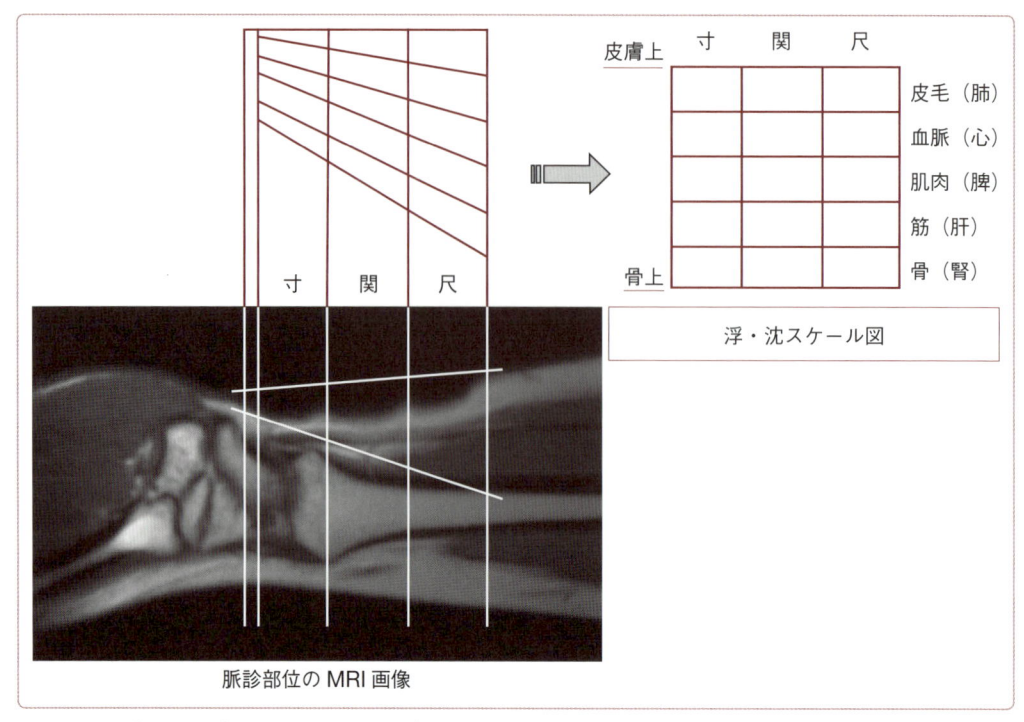

図1-13 祖脈診（浮・沈スケール図）

④ 苦手な指と得意な指の感覚差を是正して診ることができる．

3）ステップ3：祖脈診（浮・沈，遅・数）（第5章・第6章参照）
（1）イメージ的アプローチ
　① 脈診部位の深さを5層で把握する
　　脈診部位の寸・関・尺おのおのについて表面から底までの深さを5分割して，その深さを5層に設定する（図1-13）．
　　浮・沈スケール（図1-13）に記入する．浮・沈スケールの各層における脈を感じる場合は○を，否の場合は空欄とする．記入された浮・沈スケールから脈の深さを判定する．
　② 脈の速さを具体的に把握する
　　1分間の脈拍数を測る（15秒間の脈拍数×4）．
　　坐位と仰臥位における脈拍数の変化を知る．
　　遅・数スケール（表1-1）を活用する．
【留意事項】
　① 脈診部位の深さの真ん中に指がきたときが，5層のなかの真ん中の層（第3層）とする．これが中按となる．

表1-1　遅・数スケール

坐　位				
遅　脈	やや遅脈	平　脈	やや数脈	数　脈
60回以下/分	61～63回/分	64～80回/分	81～89回/分	90回以上/分

仰臥位				
遅　脈	やや遅脈	平　脈	やや数脈	数　脈
53回以下/分	54～55回/分	56～72回/分	73～81回/分	82回以上/分

②　遅・数スケールの遅・数の判定と自分の感覚の遅・数の判定を一致させるようにする．

【達成目標】
① 浮・沈スケールの記入が再現性をもって行える．
② 浮・沈スケールから浮・沈の判定ができる．
（皮毛から骨までの深さ全体のなかで，脈は浮いているのか，沈んでいるのか）
③ 自分の呼吸を患者の呼吸に合わせた状態で，1呼吸の脈拍数を数えることができる．

(2) 技術的アプローチ
① 指の圧のかけ方を習得する
手首・肘・肩を用いて，陽池穴に当てた母指を支点とし，てこのように3本の指を同時に沈めていく．
深さの最短距離を，骨に対し直角に沈める．
つねに指の同じ部位で脈を感じ，脈を逃さないようにする．
② 5層のおのおのの深さに指を止めることができるようにする
3指の指腹を皮膚に密着させながら，必要最小限の力で脈拍を止める．その位置からわずかに指を浮かべた深さが最深層（第5層：腎）の層である．皮膚の表面が最浅層（第1層：肺）の層である．皮膚から骨までの中央が第3層：肉（脾）の層である．これら第1層から第5層のおのおのの深さに正確に指が止まるようにする．
③ 脈の速さを自分の呼吸を目安に判断する
自然な自分の呼吸数を把握し，その呼吸数を安定させておく．
（呼吸数を12呼吸/分にしておくと1呼吸が5秒間になり，15呼吸/分にしておくと1呼吸が4秒間になる）
自分の1呼吸あたりの患者の脈拍数から，遅・数を判断する．
④ 刺鍼や体位による患者の脈の変化を把握する
脈会（太淵穴）へ接触鍼をしたり，百会穴などの頭部に置鍼したりして脈を診る．

あるいは，腹部に散鍼，接触鍼，腹部4穴置鍼などを行った場合の術前，術後における脈の変化を観察する．

患者の坐位での脈と，仰臥位における脈の違いを観察する．坐位では強く，速くなることなどを体得する．

【留意事項】
① 指腹の力を抜いた状態で圧を加えていく．
② 圧を加えていくとき，3指の指腹と動脈との接点が変化しないようにする．
③ 指を押し込むのではなく，水に浮かんだピンポン玉を沈めていく感じで行う．
④ 必要最小限の圧を加えることで，最深層に指がつくこと．
⑤ 1呼吸の脈をみて，脈拍数/分を当てることができるようにする．

【達成目標】
① 相手に不快感を与えないように圧を加えることができる．
② 指を離して跡が残らない．
③ 刺鍼や姿勢による脈の変化を理解する．

(3) 感覚的アプローチ
① 自分の指の感覚の精度を上げる

太さの異なる鍼を数種類用意する．それぞれの鍼体を母指と示指，母指と中指，母指と薬指の間でつまみ，太さの識別ができるように訓練する．

② 時間感覚を身に付ける

15秒，30秒，1分間がそれぞれどれくらいの時間であるのかを当てることができるようにする．

4秒間または5秒間がどれくらいの時間であるのかを当てることができるようにする．

【達成目標】
① 鍼の1番（1号鍼，0.02mm）の差が触ってわかる〔0番鍼（14号鍼，0.14mm）と1番鍼（16号鍼，0.16mm），1番鍼と2番鍼（18号鍼，0.18mm）のように1番（1号鍼分）の差を識別できると，0.02mmの差を把握できていることになる〕．
② 自分の感覚で設定した15秒間の脈拍数を数え，1分間当たりの脈拍数を当てることができる（15秒間の脈拍数×4）．

自分の感覚で設定した4秒間または5秒間の脈拍数を数え，1分間当たりの脈拍数を当てることができる（4秒間の脈拍数×15，5秒間の脈拍数×12）．

これらのことが確実に習得できたならば，次のステップへと進んでいくことになるが，この段階の習得で，患者の祖脈が確実に弁別できるようになる．祖脈の診断が，高度な脈状の弁別の習得につながる．なぜなら，多くの脈状はこの祖脈の組み合わせで成り立って

いるからである．

4）ステップ4：簡単な比較脈診（第7章参照）
（1）イメージ的アプローチ
　①脈診部位に人体が投影されていることをイメージする

　　脈診部位である手首の寸口部に三焦を投影することで，寸口脈診が成り立っている．上焦の気は寸口，中焦の気は関上，下焦の気は尺中におのおの対応している（図1-4）[18, 19]．患者の手首に当てた指で診るのは体幹の内部であるということを，しっかりイメージできるようにする．

　②基本証の4パターンを覚える

　　右寸口（肺），左寸口（心），右関上（脾），左関上（肝），右尺中（心包），左尺中（腎）という重按における経絡配当をもう一度確認し，基本証の4パターンを覚える（図1-14）．

　　　肝虚証→肝と腎の虚
　　　脾虚証→脾と心包・心の虚
　　　肺虚証→肺と脾の虚
　　　腎虚証→腎と肺の虚

　③寸・関・尺おのおので虚実を診る

　　脈診部位の寸・関・尺おのおのについて重按の位置における脈が，有力（実）なのか無力（虚）なのかを診る．重按の深さは，表面から底までを5分割した5層目に設定する．

　　有力・無力の判定が5層目だけではわかりづらい場合は，4層目を含めて総合的に判断にする．

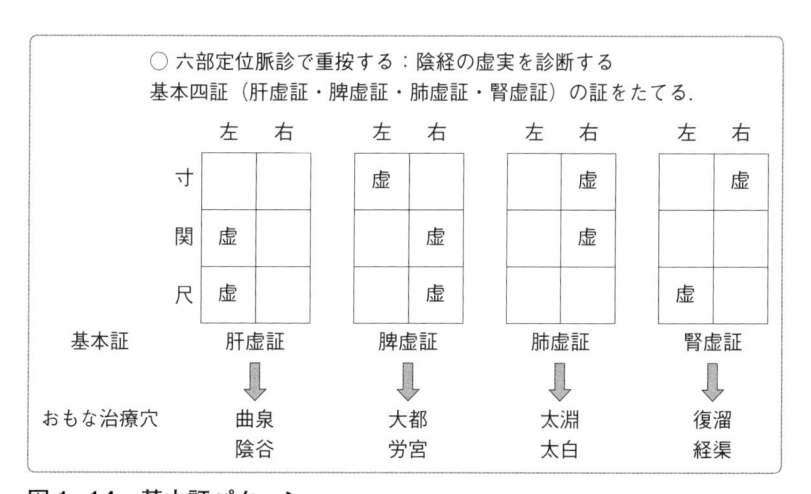

○六部定位脈診で重按する：陰経の虚実を診断する
基本四証（肝虚証・脾虚証・肺虚証・腎虚証）の証をたてる．

基本証	左	右	左	右	左	右	左	右
寸				虚		虚		虚
関	虚			虚	虚			
尺	虚			虚			虚	
	肝虚証	脾虚証	肺虚証	腎虚証
おもな治療穴	曲泉 陰谷	大都 労宮	太淵 太白	復溜 経渠

図1-14　基本証パターン

【留意事項】
① 寸・関・尺に当てた指の位置が正しいことを確認する．
② 重按としての指の深さが正しいことを確認する．
③ 指腹全体で脈を診る．
④ 意識しなくても，自然と正しい位置，深さに指がくるようになる．
⑤ 基本四証のパターンを指に覚え込ませる．

【達成目標】
① 脈診部位に投影された人体をイメージできる．
② 浮・沈スケールの第5層に第4層を加味して診ることができる．
③ 触れた脈が，基本証の脈の基本パターンのどれに当てはまるかを判別できる．

(2) 技術的アプローチ
① 六部定位脈診の比較で虚の部位をみつける
　a. 六部定位の虚を特定する
　　重按し，六部定位における脈のもっとも弱い部位をみつける．
　　わかりづらい場合，再度重按し，以下の方法を用いる．
　b. 左右の上焦・中焦・下焦を比較する（図1-15）
　　寸・関・尺それぞれの左右の強弱を確認する．
　c. 相剋関係を利用する（図1-16）

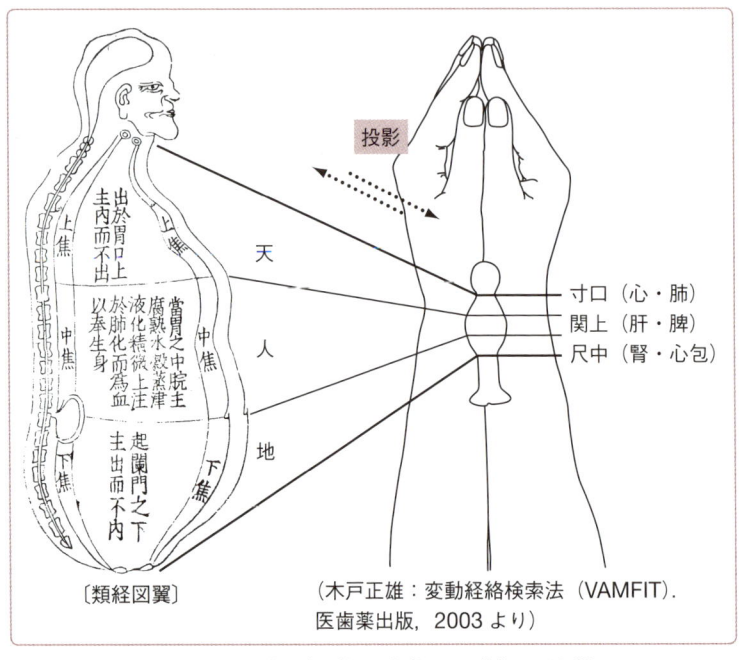

図1-15　脈診部位：三焦（上焦・中焦・下焦）の比較

指に感じる拍動の強弱の左右差が最大のところを探す．

d. 相生関係を利用する（図1-17）

さらに重按し，cで特定したもっとも弱い部位の上下（母子関係）の脈の大きさ

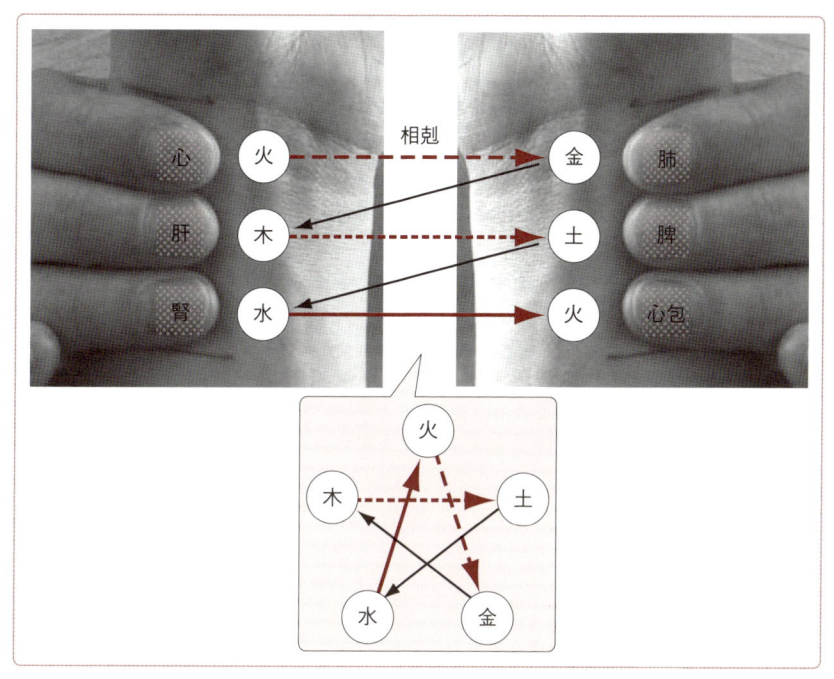

図1-16　臓腑の配当は術者の右手が左手を剋すると覚える

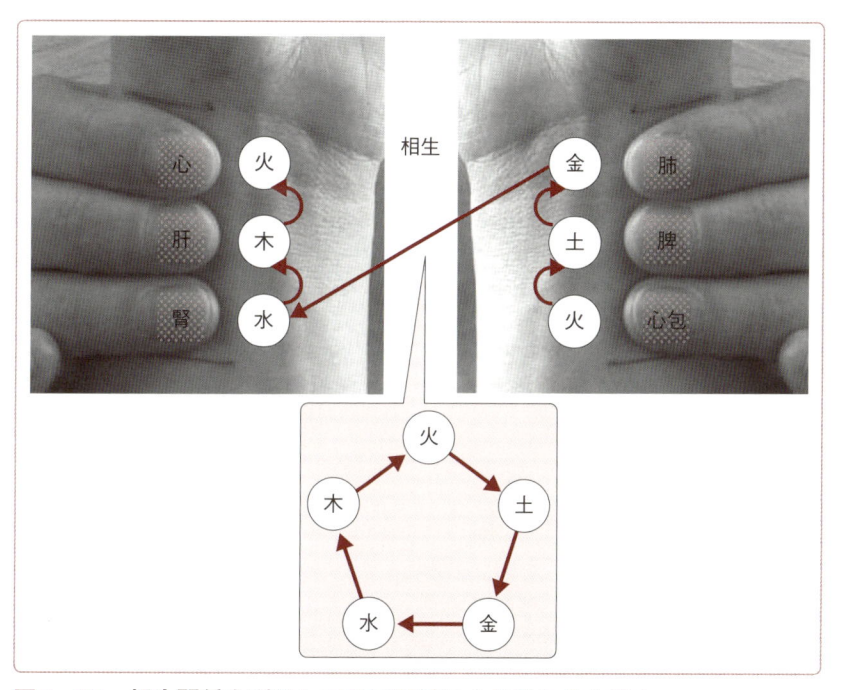

図1-17　相生関係を利用して母子関係にある臓の虚を探す

の比較をする.
　e.『難経』六十九難の証を立てる
　　虚している母子関係の子経の方を主証として,証を決定する.
　f. 基本四証のパターンに当てはめる
　　＊わかりにくい時は,頭部や腹部への刺鍼,太淵穴への接触鍼などを行ってから,再度検脈をしてみる.

【留意事項】
① 軽按で脈がもっとも強く感じる部位があれば,そこは沈めて重按にすると弱い場合が多い.
② 寸よりも関,関よりも尺で指の圧を大きくし,左右の寸・関・尺のそれぞれの指の深さを同一にする.
③ 証の確認をする
　証が立ったならば,その証が正しかったのか誤っていたのかを確認する.確認は,「VAMFIT（変動経絡検索法）」[18]による本治法の確認法を用いる（図1-18）.証にしたがった刺鍼穴（肝虚証なら曲泉穴,腎虚証では復溜穴,肺虚証には太淵穴,脾虚証は大都穴）に切皮置鍼すると,証が合っていれば頸部や腰の筋肉を主とする軟部組織のこわばりが緩み,誤っていればこわばりが強くなる.この体の変化は,脈状にも表れる.正しい場合は脈が整い,誤っている場合は脈が改善されない.体の状態は脈の状態と連関しているからである.つまり,刺鍼前と刺鍼後の検脈,および体の状態の観察が脈診習得のうえできわめて重要となる.

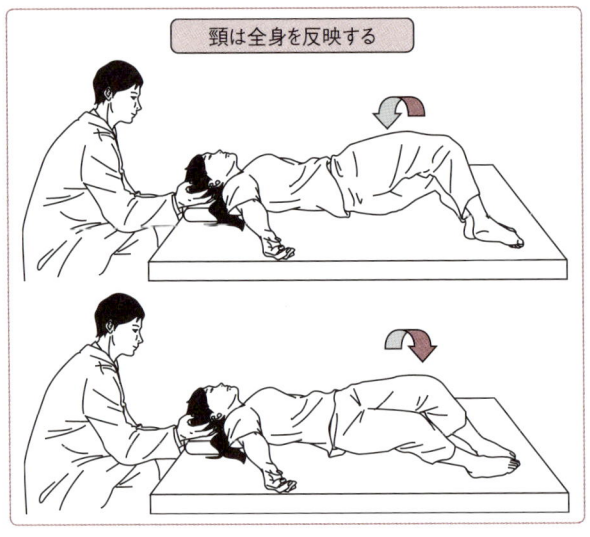

図1-18　VAMFIT（変動経絡検索法）による基本証の確認

木戸正雄：変動経絡検索法（VAMFIT）,（医歯薬出版）,2003

【達成目標】
　　　基本四証（肝虚証・腎虚証・肺虚証・脾虚証）の証を立てることができる．
(3) 感覚的アプローチ
　日ごろの自分の証を把握し，自分の体調の変化と証の変化を脈診感覚で覚え込む．
　　例
　　　① 風邪気味の時→肺虚証
　　　② 身体がだるい時や胃腸が疲れている時→脾虚証
　　　③ 怒りっぽくなって，イライラする時→肝虚証
　【達成目標】
　　　脈状を通して自分の体調の変化や症状と基本証との関係を把握する．

5）ステップ5：寒熱を含めた虚実の判定（第8章参照）

(1) イメージ的アプローチ
　脈を診る前に，脈診部位の望診を行う．
　　① 寸口脈診部位の望診（拍動・色調）
　　② 尺膚の望診（色調・艶・くすみ）
　【留意事項】
　　　① 寸口脈診部位の拍動が望診でみえる場合は熱証のことが多い．
　　　② 尺膚の色調が白い場合は寒証，赤みを帯びている場合は熱証のことが多い．
　【達成目標】
　　　① 脈診部位の観察を行う習慣をつける．
　　　② 脈診部位や尺膚の部位の，拍動の有無・色調（青・赤・黄・白・黒）・艶の有無・
　　　　くすみの有無などの観察が的確に行うことができる．
(2) 技術的アプローチ
　脈状診により寒・熱の判別をする．
　脈状による寒熱の判定は，病理を考慮する必要があるため，単純にはできない．とはいえ，数・浮・実・大などの脈状は熱を，遅・沈・虚・細などの脈状は寒を示していることが多い．
　　① 軽按からゆっくり指を沈めていき，熱証，寒証の判別をする．
　　② 重按からさらに沈めて寸・関・尺すべての拍動を消す．
　　③ 慎重に重按に戻しながら
　　　　a. 寒証の場合は最初に拍動を感じた部位を虚とする
　　　　b. 熱証の場合は立ち上りの一番遅い部位を虚とする
　　　　　いずれも，2つ目の虚の部位を探すときも同様に感じとる．

④ 以上の方法でよくわからないとき，軽按まで戻してからやり直す．
【達成目標】
　基本寒熱証（基本四証×寒・熱）の8タイプで証を立てることができる．
(3) 感覚的アプローチ
　① 熱証と寒証の触れ方の違いを身に付ける
　　a. 熱証の場合は
　　　軽按したときによく触れる部位が重按で虚になっていることが多い．
　　b. 寒証の場合は
　　　陰陽ともに虚していることや細脈のことが多い．極端な沈・細脈の場合は，中按→重按への移行を慎重に行うこと．
　② 脈が各層で存在していることを体得する
　　望診で拍動が確認できる場合は皮膚より上に脈が出ている．指が皮膚に触れる直前に浮脈が感じとれることになる．その部位から意識して指を沈めていくことで，指が皮膚に触れる以前から脈診が始まっていることや脈が何層も存在していることなどを体得する．
【達成目標】
　浮・沈スケールⅡ図（p155参照）を作成できるようにする．
　浮・沈スケールⅡは，ステップ3で習得した浮・沈スケールの第1層目の皮毛（肺）の表層に皮膚上と，第5層目の骨（腎）の深層にさらに骨下を加え，7層にしたものである．

6) ステップ6：六部定位による脈位脈状診（第9章参照）

　六部定位における脈位脈状診はもっとも高度な脈診である．ここでは，初歩的な方法を述べる．
(1)　イメージ的アプローチ
　① 六部定位におけるすべての経絡配当を覚える
　　左右の寸・関・尺の重按（陰）と軽按（陽）における経絡配当を覚える．各陰陽表裏の関係になっている（図1-19）．
　　右寸口（肺←→大腸），左寸口（心←→小腸），右関上（脾←→胃），左関上（肝←→胆），右尺中（心包←→三焦），左尺中（腎←→膀胱）である．
　② 脈をみる前に，脈診部位の望診と切診を行う
　　a. 寸口脈診部位の望診（色調・艶・くすみ・拍動）
　　b. 寸口脈診部位の切診（細粗・温冷・乾湿・陥凹）
　　c. 尺膚の望診（色調・艶・くすみ）

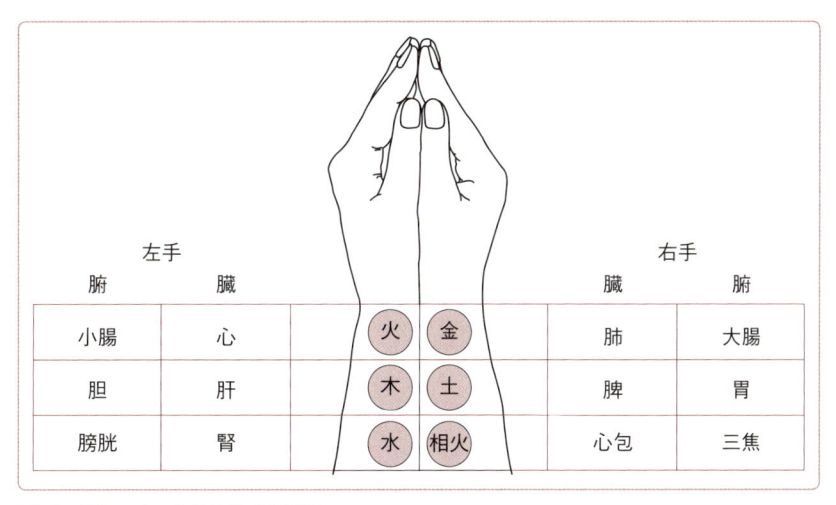

	左手				右手	
腑	臓			臓	腑	
小腸	心	火	金	肺	大腸	
胆	肝	木	土	脾	胃	
膀胱	腎	水	相火	心包	三焦	

図1-19 すべての経絡配当

　　d. 尺膚の切診（細粗・温冷・乾湿・陥凹）
【留意事項】
　① 陰主陽従，すなわち五臓が主で，六腑が従であることに注意する．つまり，寸口脈診部位の寸口に上焦（肺・心）が，関上に中焦（脾・肝）が，尺中に下焦（右腎・左腎）がおのおの対応している（図1-4）[18, 19]．
　② 望診時や切診時は，尺膚の手首寄り1/3が上焦（肺・心），中央1/3が中焦（脾・肝），肘寄り1/3が下焦（右腎・左腎）に対応していることを考慮する（図1-20）．
【達成目標】
　寸口脈診部位や尺膚の望診，切診などが的確にでき，その情報を六部定位脈診における脈状の確認に用いることができる．

(2) 技術的アプローチ
　① 六部定位における脈状をみる
　脈診部位の寸・関・尺おのおのについて軽按・重按の位置における脈状をみる．
【留意事項】
　a. 軽按での脈状は臓腑の腑，経絡の陽経の状態を表す．
　b. 重按での脈状は臓腑の臓，経絡の陰経の状態を表す．
　② VAMFIT（変動経絡検索法）刺鍼による確認
　軽按により，寒熱波及経絡（異常経絡・変動経絡）が検出できたならば，それを頸のVAMFIT（変動経絡検索法）[15]などで確認する．変動経絡の下合穴に切皮置鍼して身体の変化を確認する．頸部の動きや軟部組織のこりが改善されると同時に，脈の変化が起こる．

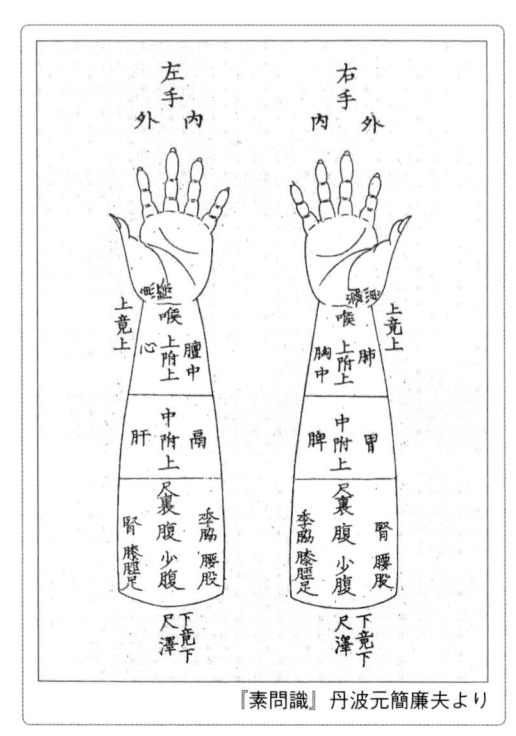

図1-20　前腕に投影された全身縮図
『素問識』丹波元簡廉夫より

【達成目標】
① 六部定位の軽按におけるもっとも強い脈の脈状を，十祖脈※（浮・沈，遅・数，虚・実，滑・濇，大・細）で把握することができる．
② 六部定位の重按におけるもっとも弱い脈の脈状を，十祖脈（浮・沈，遅・数，虚・実，滑・濇，大・細）で把握することができる．

(3) 感覚的アプローチ

脈状と臓腑経絡の病理状態を合わせてみる．
① 六部定位の軽按における強い脈がどのような脈状かを知ることで，どの腑や経絡がどのような病理状態であるかを考察する．
② 六部定位の重按における弱い脈がどのような脈状かを知ることで，どの臓や経絡がどのような病理状態であるかを考察する．

【達成目標】
① 7層の浮・沈スケールⅡ図に虚・実，大・小（大・細）を表示して作成できるようにする．
② 六部定位における脈位脈状診により，寒熱波及経絡（変動経絡）を検索することができる．

> ※「祖脈」はすべての脈状の構成要素ともいうべきもので,『鍼灸抜萃』(1676年・喜運院子芮)や『増補脈論口訣』(1683年・著者不明)の記載から通常,「浮・沈,遅・数」の四祖脈を「祖脈」として位置づけられ,実際の運用面の関係から,これに「虚・実」を加えた六祖脈がよく知られている.しかし,六祖脈だけですべての脈を表現することができないため,これまでもこれを補充する試みがなされてきた.たとえば,『脉法手引草』(1770年・山延年)は「浮・沈,遅・数,滑・濇,大・緩」の8脈を「八要」としている.
> 　著者らは,「浮・沈,遅・数,虚・実」に滑・濇と大・細の4脈を加えた「浮・沈,遅・数,虚・実,滑・濇,大・細」の10脈が,脈状のもっとも基本的な構成要素と考えられるため,これらを「十祖脈」と位置づけている.

　脈診技術をより深めていくためには,東洋医学的な蔵象・病因・病理・病証の知識を駆使しながら,習得していかなければならない.そうしていくことで,より高度な脈診をめざすことができる.

　ここに述べた脈診の訓練方法は,あくまで脈診のハードの面のことだけである.しかし,診察技術や鍼灸実技,ならびに治療理論といったソフト・ハード両面の習得がなければ治療は成り立たない.ここで紹介した方法で,しっかりとハードを身につけ,ソフトを駆使して治療できるようにしてほしい.

第2章
ステージA：
脈診の基本姿勢

1. なぜ，これまで脈診の習得が困難であったのか？
2. ステージA：脈診の基本姿勢
    1) 坐位の場合
    2) 仰臥位の場合
    3) 達成目標
3. ステージB：脈診の習得方法

1 なぜ，これまで脈診の習得が困難であったのか？

　学習者が脈診をいつまでも習得できない理由はいくつかある．

　それは，脈診はむずかしいものだという先入観をもってしまっている，最初に脈診の正しい方法を学習しなかった，能力を超えた多くの脈診情報を処理しようとしている，提示された脈診方法のすべてを一度に習得しようとする，途中で脈診習得の練習に挫折してしまった，脈診の結果が一人よがりになってしまっているなどの場合である．

　もっとも悲劇的なものは，最初に脈診の正しい方法を学べなかった，そして，それを是正される機会がなかった場合だ．誤った方法のまま，何年脈診の練習を行ったとしても，歳月を無駄にしているだけである．私たちはそういう臨床家がいずれ，脈診の有効性にも疑問をもつようになり，挫折していく姿をいくども見てきた．

　正しい脈診法とは安定性，再現性，客観性をもつものである．同一患者の脈診結果は，だれが診断しても同一のものにならなくてはならない．もし，自分が下した診断と他のだれかの診断が異なったときは，どちらか一方，あるいは2人とも誤っているのだと考えなくてはならない．

　脈診法の習得は，正しい方法で効率的な脈診法カリキュラムに則った練習をすること，グループ学習の利点であるメンバー相互のチェック機構を働かせることで可能となる．

　脈診を習得できない人を観察すると，次の3つの共通点がある．

　① 患者や施術者の体位・肢位が一定になっていない．
　② 正しい脈診部に指が当たっていない．

③ 軽按・中按・重按の深さが一定になっていない．

　これらについて修正され，患者や施術者の体位・肢位が一定でかつ，患者の脈診部位における施術者の指の位置と指の深さが統一されてくれば，脈診がきわめて再現性のある診断法となる．同一患者の脈に対して，施術者間で統一された認識を共有できるのである．したがって，脈診上達のこつは最初から正しい脈診法を正しい方法で学ぶことであるといえる．

　そして大切なことは，一度に脈診習得法にあるすべての情報を学ぼうとしないことである．人間には多くのことに同時に気を配ることは不可能であるからである．

　効率的な脈診の学び方とは，焦ることなく，基本に忠実に1歩ずつ進むことであり，そのときどきの課題を確実に習得していくことである．

2　ステージA：脈診の基本姿勢

　脈診はいつも同じ肢位で，同じ部位に行わなければ安定した診断結果を得ることはできない．肢位の相違により脈診部位の表層・深部の解剖学的位置が変化するからである．

　脈診の方法に関する成書は多いにもかかわらず，患者の体位や上肢の位置を厳格に設定している書物はみあたらない．

　広東中医学院編集の『新中医診断学』は「患者が側臥位をとると下にある腕が圧迫されて血流の行りが悪くなる．手掌を下に向ければ腕がよじれて血流が順調に行らない．腕の位置を低くすれば血流が下に下がって脈は鬱滞し，腕を上に挙げれば気は上へ逃げるから脈は速くなる．腹臥位をとると気は圧迫されて脈は行きづまり乱れ，体を動かせば気はかく乱されて脈は速くなる」と体位と上肢の位置によって脈が異なることを指摘し，「患者が正座，または仰臥位をとり，腕をまっすぐに伸ばして手掌を上へ向けた状態で，脈を診察しなければならない」[20]と被験者（患者）の上肢の位置を規定している数少ない文献である．しかし，この書物でさえ，その根拠や指を当てる部位，被験者（患者）の上肢の位置による具体的な脈状の変化などに関してはまったく述べられていない．

　実際に脈診を行うと，坐位と仰臥位とでは，少なくとも脈拍数が異なってしまう．肢位の変化によるその他の要素によっても脈は違ってくるのである．安定性・再現性・客観性をもつ脈診法を行うためには脈診の基本姿勢を設定する必要がある．この基本姿勢を習得し，意識しなくてもつねに施術者と患者との位置関係と体位，肢位が同一に設定できるようにしなければならない（図2-1）．

　留意点を列記する．

　① 脈を診るまで，5分間以上の安静を保つ．

　② 患者の手首を屈曲・伸展，あるいは外転・内転がない状態に，前腕を回外・回内が

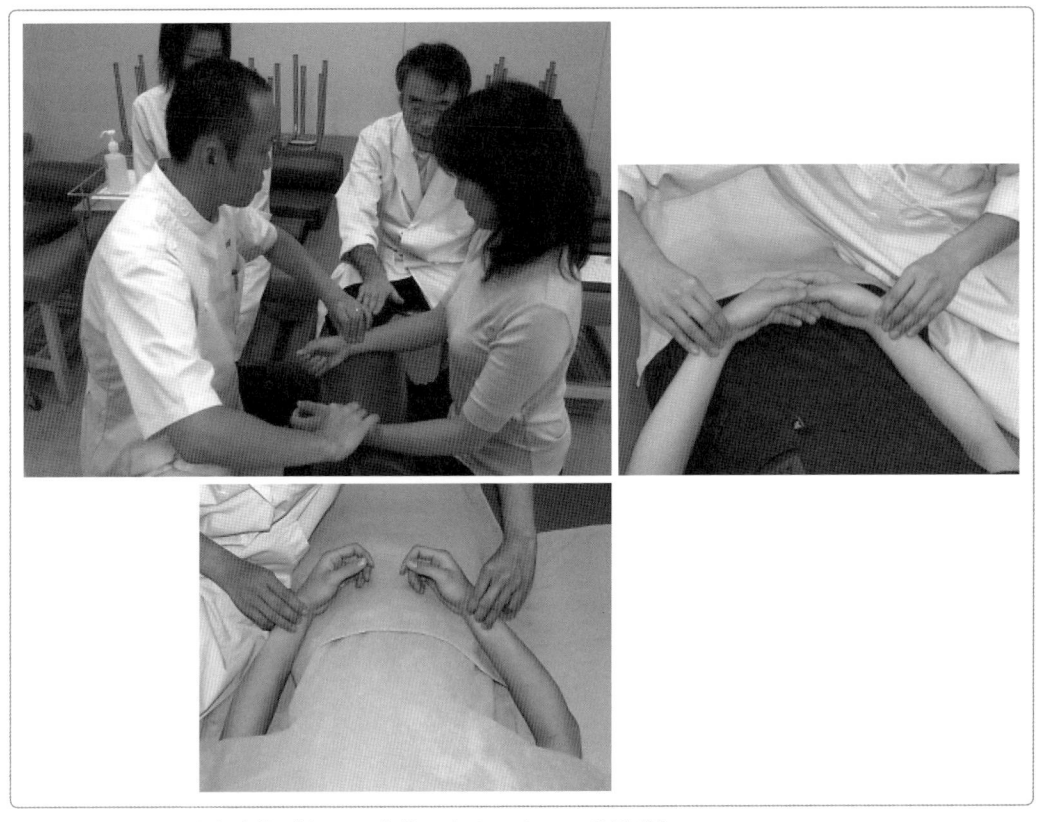

図2-1　正しい脈診肢位（左上：坐位，右上・左下：仰臥位）

ない状態に確保する（図2-1）．患者が施術者に脈を診てもらおうと前腕を差し出してくるときに，前腕を回外させていることが多いので注意する（**図2-2**）．
③ 施術者は下腹部（丹田）に気を充実させ，体勢を安定させる．
④ 施術者は無理に患者の腕を持ち上げたり，下げたりしない（図2-2右上・下）．
脈診の基本姿勢は，患者が坐位の場合と仰臥位の場合を想定する．

1）坐位の場合（図1-2，図2-1左上）
（1）患者の体位
　患者を椅子に腰掛けさせ，リラックスさせる．
　施術者と患者の間に机がある場合は，タオルをたたんだものか枕などを患者の腕の下に敷いて，患者の腕をできるだけ心臓の高さにする．
（2）施術者の体位
　患者と向かい合うように位置する．
　両肩の力を抜き，無理のない体勢になり，所定の位置に指を当てる．

患者が前腕を差し出すとき回外していることが多い　　患者の前腕が回外位のままになっている

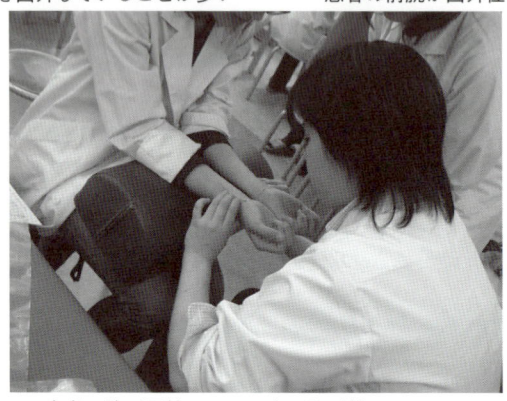

患者の腕が回外している上，脇が締まっている

図2-2　坐位における誤りやすい脈診肢位（上）とわるい肢位（下）

2）仰臥位の場合（図1-3，図2-1右上・左下）

（1）患者の体位

仰向けにし，枕を患者がもっとも楽な高さに調整し，全身の力を抜かせる．手は下腹部の上に自然にくるようにする．このとき，当然肘関節は屈曲した状態となる．その際，前腕には回内や回外などがみられることがあるが（図2-3），だれが行っても同一の診断結果を得るため，脈診姿勢を保たなければならない．ここでも施術者は，陽池穴に母指を当てる際に患者の前腕を中間位に正さなければならない（図2-4）．

（2）施術者の体位

施術者は患者の左半身側に位置する．これは右脳・左脳の理論に照らし合わせても，理に適っている．左右の聴覚の興奮を伝える神経線維は交叉するため，施術者が患者の右脳に訴えかけることができるからである．右脳は情動を司るといわれている．

両肩の力を抜き，無理のない体勢で，所定の位置に指を当てる．

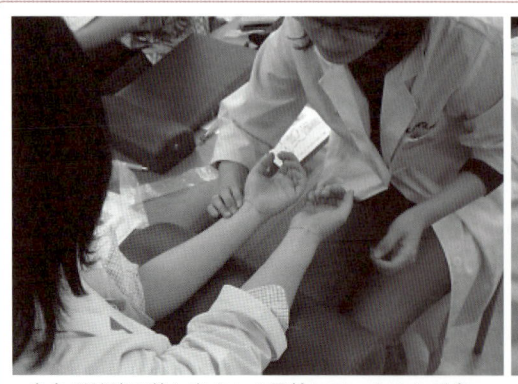

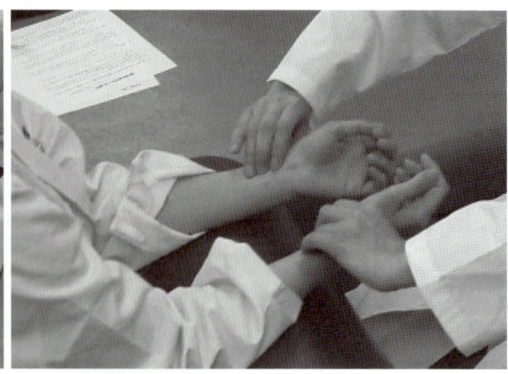

このとき，脈を診ると同時に相手の腹部や胸部の動きから呼吸運動を観察し，その呼吸に自分の呼吸を合わせる習慣をつけておく．多くの人にみられる腹式呼吸の場合は，吸気

患者の前腕が回内している　　　　　　　　患者の前腕が回外している

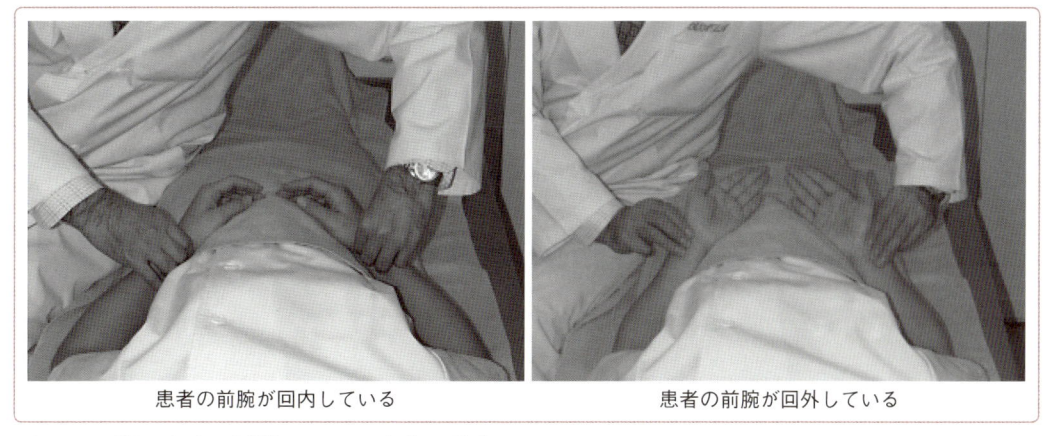

図2-3　誤りやすい脈診における患者の肢位

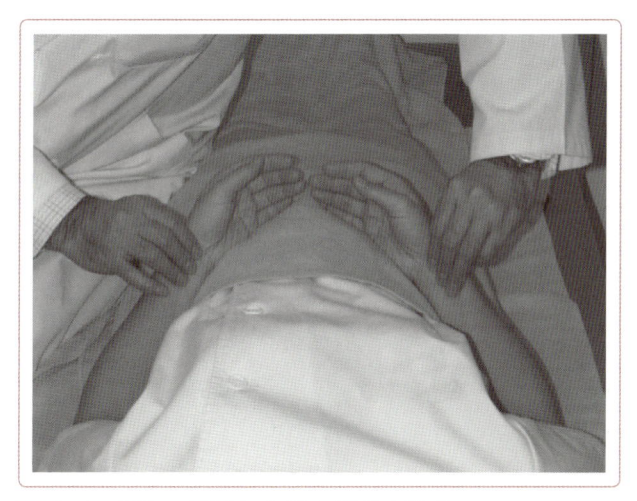

図2-4　正しい脈診における患者の肢位

時に腹部が膨らみ，呼気時に腹部が凹む．相手の腹部などの動きから呼吸をうかがうのは，相手に意識させないようにするためである．呼吸は意識的に調節できるものだからである．

　自律神経の支配を受けるほとんどの器官と同じように，心臓や動脈の拍動は意識でコントロールできない．しかし呼吸は，ふだんは意識していなくても自動運動を行っているものであるが，意識によっても自由に変えることができる．すなわち，呼吸は不随意運動と随意運動の架け橋とも呼べるものなのである．古来，多くの健康法に呼吸法が採用されてきたのも，その所以である．

　さて，この患者の自然な呼吸と施術者の呼吸を1つにすることで，患者と施術者の宇宙における一体感が生まれる．意識的に，2人の"気"の共通の場を作ることになる．まさに，「息が合う」，「気が合う」という身体ごと心を合わせた状態を人為的に作り出すことができる．

脈診法での利点はそれだけではない．この呼吸を一致させた状態で，自分の1呼吸数当たりの相手の脈拍数を数えると，相手の1呼吸数当たりの脈拍数を知ることができる．このときの自分の呼吸数は相手の呼吸数でもあるからである．

もちろん，これはあくまで脈診法上達のための訓練の一環として行うものである．第6章でくわしく述べるが，本書では祖脈の遅・数の診断を1分間当たりの脈拍数と"遅・数スケール"から設定している．

3）達成目標

患者が坐位と仰臥位のいずれの場合においても，設定された脈診の基本姿勢を保持できるようにする．意識しなくても，施術者と患者との位置関係と体位，肢位がいつも同一に設定できるようにしなければならない．

3 ステージB：脈診の習得方法

現代のように情報過多の時代，しかも皆がせっかちになったことが技術的な上達を妨げているように思える．あせらず，階段を上がるように順を追って，1つずつ設けられたステップを無理なく習得していくことが，結果的に脈診技術を身につける早道である．

前章で述べたように，習得法はステージAとBから成っている．ステージBの脈診の習得方法については6段階のステップ・アップ方式になっている．

次章から，練習法の実際について具体的にみていこう．

ステップ1：正しい脈診部への指の当て方（第3章へ）
ステップ2：指の圧の設定（軽按・中按・重按）（第4章へ）
ステップ3：祖脈診（浮・沈，遅・数）（第5章・第6章へ）
ステップ4：簡単な比較脈診（第7章へ）
ステップ5：寒熱を含めた虚実の判定（第8章へ）
ステップ6：六部定位による脈位脈状診（第9章へ）

第3章
ステップ１：正しい脈診部への指の当て方

① 脈診部位は「前腕の長さ」で決まる
② 脈診における「前腕の長さ」の諸説（１尺か？１尺１寸か？）
③ 「尺」と「前腕の長さ」
④ 脈診部位：「前腕の長さ」と「指幅」
⑤ 高骨と関上の位置
⑥ 脈診部位（寸・関・尺）に正しく指を置くために
⑦ 正しい関上の位置を，高骨を目安にして取れるようにする
⑧ 自分よりも小さな患者を診る際の工夫
　1）身長差が大きい場合の脈診
　2）脈診部位は手関節尺屈で広がる
⑨ 脈診姿勢（肘関節屈曲位）でも肘関節伸展位での前腕前側長がわかる！？
　1）患者の脈診姿勢について
　2）前腕計測におけるランドマークについて
　3）前腕外側の長さは肘屈曲位でも伸展位でも変わらない
⑩ 「双管脈」の存在を知る
⑪ イメージ的アプローチ
　1）前腕の長さが手・肘関節の屈伸により変化することを認識し，脈診部位を正しく設定する
　2）脈診部位に人体が投影されている
　3）脈診部位の五臓・経絡配当を覚える
⑫ 技術的アプローチ
　1）脈診部位を統一する
　2）患者の身長が自分より低い場合は，手関節の尺屈による脈診部位の伸長を利用する
　3）指腹で診ること
⑬ 感覚的アプローチ
　1）基本的な自己脈診の形
　2）自己脈診を習慣にする

1 脈診部位は「前腕の長さ」で決まる

　脈診の練習の中で，最も基本的かつ重要なことは，正しい脈診部にきちんと指を当てることである．ステップ1では，正しい脈診部への指の当て方を学ぶ．

　この第一歩ができないまま，次のステップに進んでいってしまうと，誤った習慣などがついてしまうことも多く，脈診の上達をかえって遅らせてしまう．正しい部位で脈を診なければ，正しい脈診ができるはずがない．まず，正しい部位を知ろう．

　手首における「六部定位脈診」は，施術者の示指を患者の寸に，同様に施術者の中指を患者の関，施術者の環指を患者の尺にそれぞれ置く．患者の右手首には施術者の左指を，患者の左手首には施術者の右指を当てることになる．この寸・関・尺の脈診部位は，前腕の長さに対する比率で規定される．したがって，脈診部位を定めるためには，脈診における前腕の長さを明確にしなければならない．この前腕の長さには，1尺2寸5分説，12寸説，11寸（1尺1寸）説，10寸説などがあるが，後述するように，本書では10寸（1尺）説を採用している．

　つまり，肘伸展位における前腕の長さを10寸として手関節横紋より2寸のうち，1分を除いた1寸9分の部位に脈診部として寸・関・尺を設定する．

　加えて，前腕は，肘関節や手関節の位置によって長さが変わることを知っていなくてはならない．すなわち，前腕の長さは肘関節伸展の状態から屈曲すると短くなる．同様に，手関節の伸展で長くなり，屈曲では短くなるということである．また，脈診部位は手関節の尺屈で長くなり，手関節の橈屈では短くなる．

2 脈診における「前腕の長さ」の諸説（1尺か？ 1尺1寸か？）

　現在の日本の（脈診）臨床では，前腕長を1尺（10寸）としてそのうち1寸9分を脈診部位とする[21-24]のが一般的であるが，脈診における前腕の長さには，諸説がある．

　すでに江戸時代初期の『難経本義大鈔』（1678年・森本玄閑）には，「愚按尺寸法孫思邈之説, 自肘中尺沢至魚際, 為一尺定脈之尺寸如此図是也. 難経之説為一尺一寸脈之尺寸. 又骨度篇之同身寸之法自肘至腕長一尺二寸五分也. 是脈法與同身寸之法為非同例者歟」[25]とあり，前腕の長さには，孫思邈の1尺説，『難経』の1尺1寸説，『霊枢』骨度篇の1尺2寸5分説があることが指摘されている．また，現代中国では12寸説[26, 27]がとられ，WHO/WPROでも12寸説が採用されている．

　著者らは『備急千金要方』（650年頃・孫思邈）に「古者八寸為尺」[28]と記載されていることに注目し，『霊枢』の時代の1尺が8寸であったと仮定してみた※．そうすると，『骨度篇』[29]でいう前腕の長さ1尺2寸5分は，10寸5分ということになるが，いずれにし

ても，10寸説と11寸説のどちらを採用するかが問題となる．

　同身寸を駆使して取穴の簡便法を創始した孫思邈は，『霊枢』骨度篇と大きく矛盾しない形で，前腕の長さを10寸に定めたと考えられる．

　※ただし，恥骨上縁から大腿骨内側上顆までを1尺8寸とするという『霊枢』骨度篇の記述もあることから，このころの寸尺の解釈は慎重を要する．ちなみに，骨度法の1尺は現代の曲尺の7寸7分8厘五毛に当たるとされている．

　岡本一抱は『脉法指南』（1720年）で，「手腕横紋より肘内の横紋に至りて一尺一寸として寸尺の脈位を量れりといえども誤りとす，取用ることなかれ．又わが朝半井家の切紙といえる書に於いて，かの一尺一寸の法に従い誤り，且つ関部を以て高骨の下に取る者は尤も誤れるなり」[30]と，孫思邈の10寸（1尺）説が正しく，『難経』の11寸（1尺1寸）説は誤りであることを明確にしている（図3-1-①・②）．

　著者らは10寸（1尺）説と11寸（1尺1寸）説のどちらを採用するべきかを前腕の長さと指幅の実測によって検討した結果，後述するように10寸（1尺）説が妥当であるという結論に達した．

　ここに孫思邈の10寸説をあげておく．

　「寸關尺也．凡人脩短不同，其形各異．有尺寸分三關之法，從肘腕中橫文至掌魚際後文，却而十分之，而入取九分，是為尺，從魚際後文却還度取十分之一，則是寸，寸十分之而入取九分之中，則寸口也．此處其骨自高．故云．陰得尺內一寸，陽得寸內九分．從寸口入却

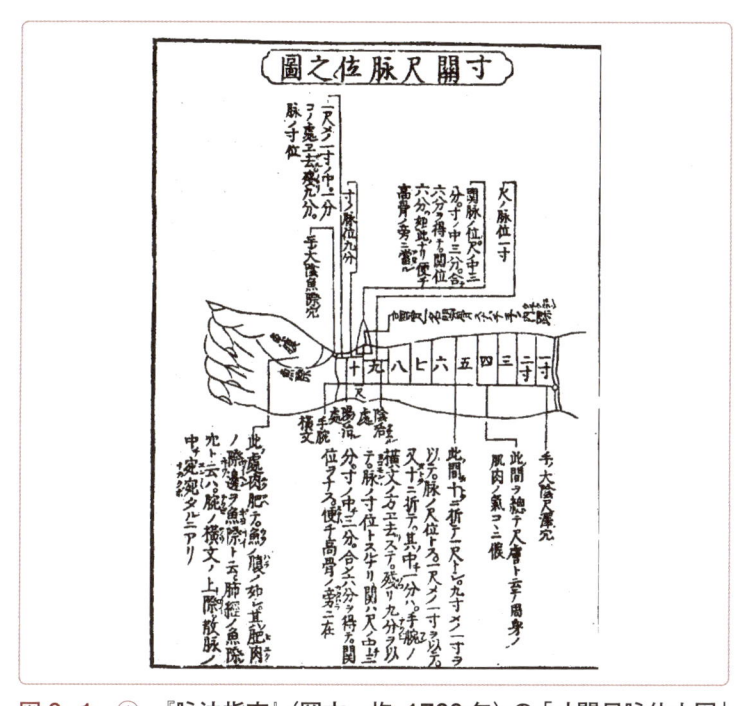

図3-1-①　『脉法指南』（岡本一抱，1720年）の「寸関尺脉位之図」

figure

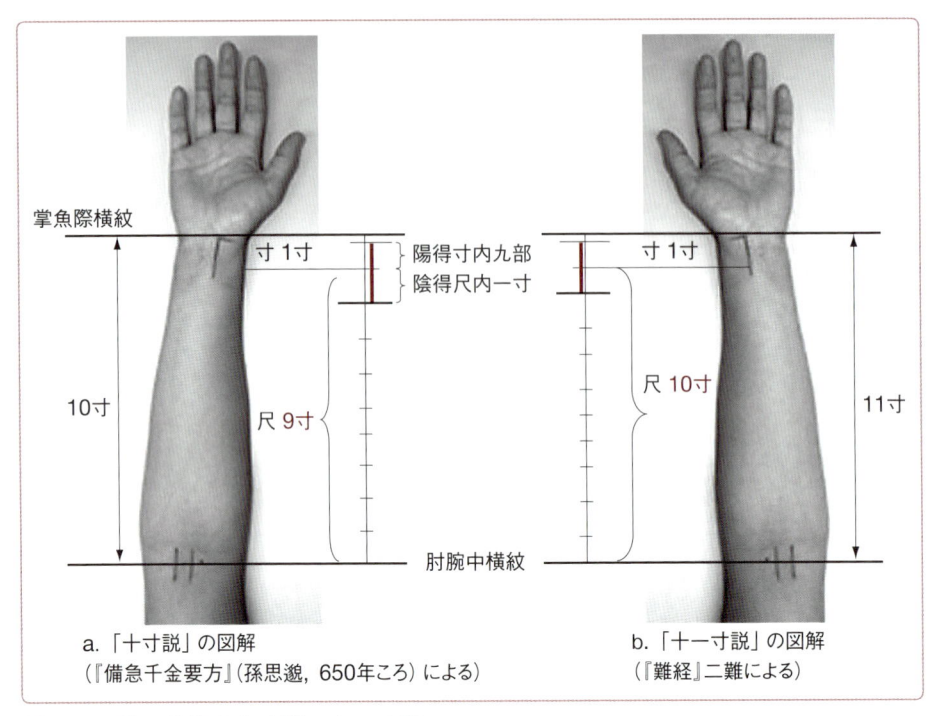

a.「十寸説」の図解
（『備急千金要方』(孫思邈, 650年ころ) による）

b.「十一寸説」の図解
（『難経』二難による）

図 3-1-② 前腕の十寸説・十一寸説

行六分為關分，從關分又入行六分為尺分．又曰，從魚際至高骨却行一寸，其中名曰寸口．從寸口至尺名曰尺澤，故曰尺寸．寸後尺前名曰關」[28]）すなわち，「肘腕の中の横紋より，掌の魚際の後紋に至り，却きて之を十分にして，入りて九分を取り，是れを尺と為す．魚際の後紋より却きて，還り度りて十分の一を取る，則ち是れ寸なり．寸を十分にして，入りて九分の中を取る．則ち寸口なり…」というのである．

前腕を 10 に分けてそのうち，肘よりの 9 が尺であり，手首よりの 1 が寸である．その寸を 10 に分けて肘よりの 9 が寸口である．

これを図示すると（図 3-2）のようになる．

3 「尺」と「前腕の長さ」

元来，脈診部位を決定する際の 1 尺は何をもとに設定されたのだろうか？

「尺」という漢字について，「象形：手の指の拇指と中指とを展げた形．上は手首，下は両指を展いた形である」[31]）というのが定説である．

世界最古の辞書とされる『説文解字』(100 年) には「十寸なり．人の手，十分を卻（しりぞ）きたる動脈を寸口と為す．十寸を尺と為す．」とある．これは，ほぼ同時代の『難経』の前腕における脈診部位の説明（二難：前腕を関で寸と尺に 2 分割している）と一致して

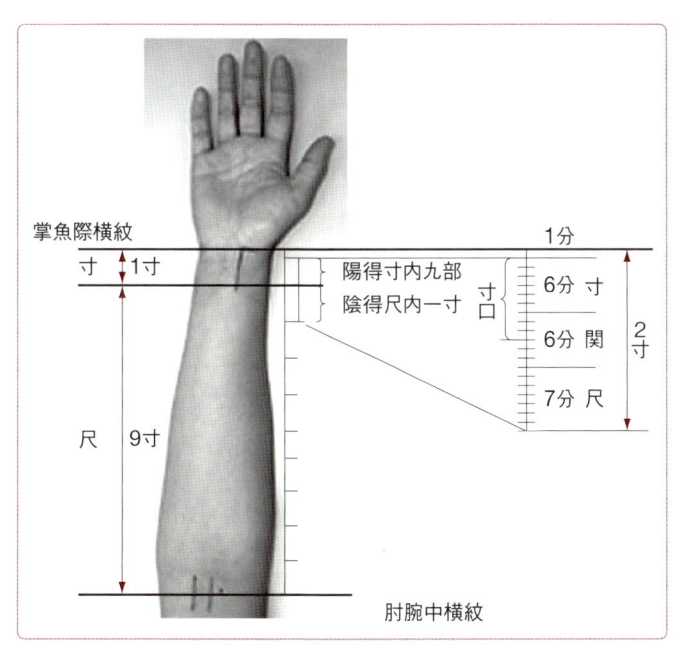

図3-2　孫思邈『備急千金要方』の十寸説

いる．

　しかし，この『説文解字』の説については，白川静が「尺・寸ともに人体の取るところを誤っている」[31)]と主張している．白川静は『説文解字』の完成は文字が成立してから約1,500年を経ていることやその著者，許慎が用いた資料は，わずかな金文が頼りであったことなどをあげ，「資料的には，甲骨文・金文をこそ信ずべきであり，『説文解字』の依拠した篆文は，古代文字が字形的に整理された最終の段階のもので，すでにその初形をうしなっているところが多い」[31)]と説いている．甲骨文字の発見は，20世紀になってからであり，金文も宋代（960〜1279年）になってからの出土が多いからである．

　さて，柴崎保三の『鍼灸医学体系③黄帝内経素問』では，「腕関節のところに中指を当て，母指を十分開いてその当たるところを検討すれば，それは概ね尺沢の位置である．つまり，関より尺沢までは丁度一尺あることになる」[32)]とし，手を広げた尺取形（手尺）と前腕の長さが同じであることを述べている．

　藤堂明保の著書『漢字文化の世界』には，「十本の指を並べた幅が，ちょうどうまい具合に尺とり形にひらいた手の長さに一致する．そこで 十寸 ＝ 一尺 という関係が生じる」[33)]とあり，現代では尺寸の関係においても十進法が当然と考えられている．

　では，尺取虫のように，手尺「尺取形」に手を広げた状態を1尺とすることは，前腕の長さとどんな関係があるのだろうか？　藤木俊朗は「『霊枢』骨度篇による前腕の長さ一尺二寸五分は，手の拡がりを一尺とするとよく合致する」[34)]と記載している．この説は柴崎の「腕関節から尺沢までは，尺取形に手を拡げた長さと同じ一尺である」[35)]という主張

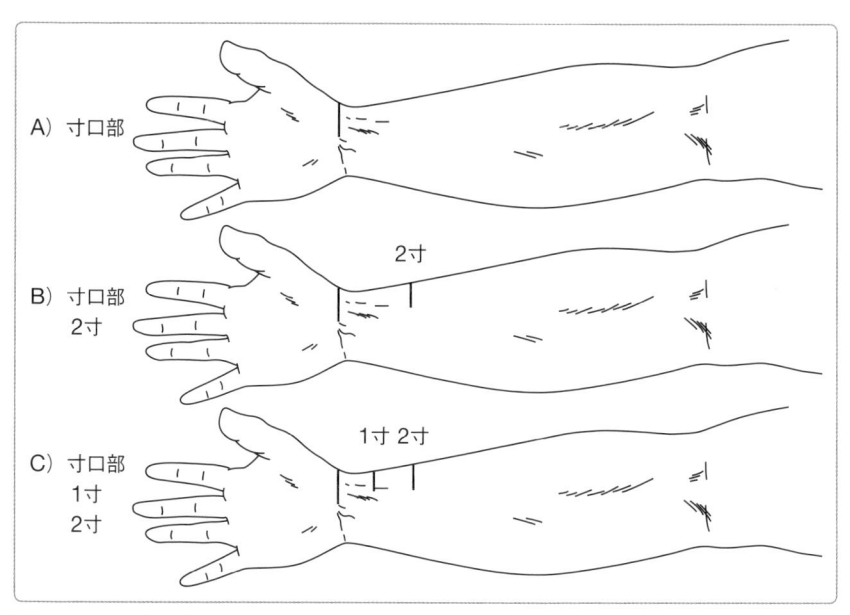

図3-10 脈診部位の目印

A) 寸口部

B) 寸口部
　　2寸

C) 寸口部
　　1寸
　　2寸

指尖が脈診部に正しく触れる場合

指尖が手関節よりに5mmずれた場合

手関節横紋から1寸のところに中指中央を当て，脈診部位（2寸）の3指をはめる

指尖が肘よりに5mmずれた場合

	示指	中指	薬指
1分	6分	6分	7分

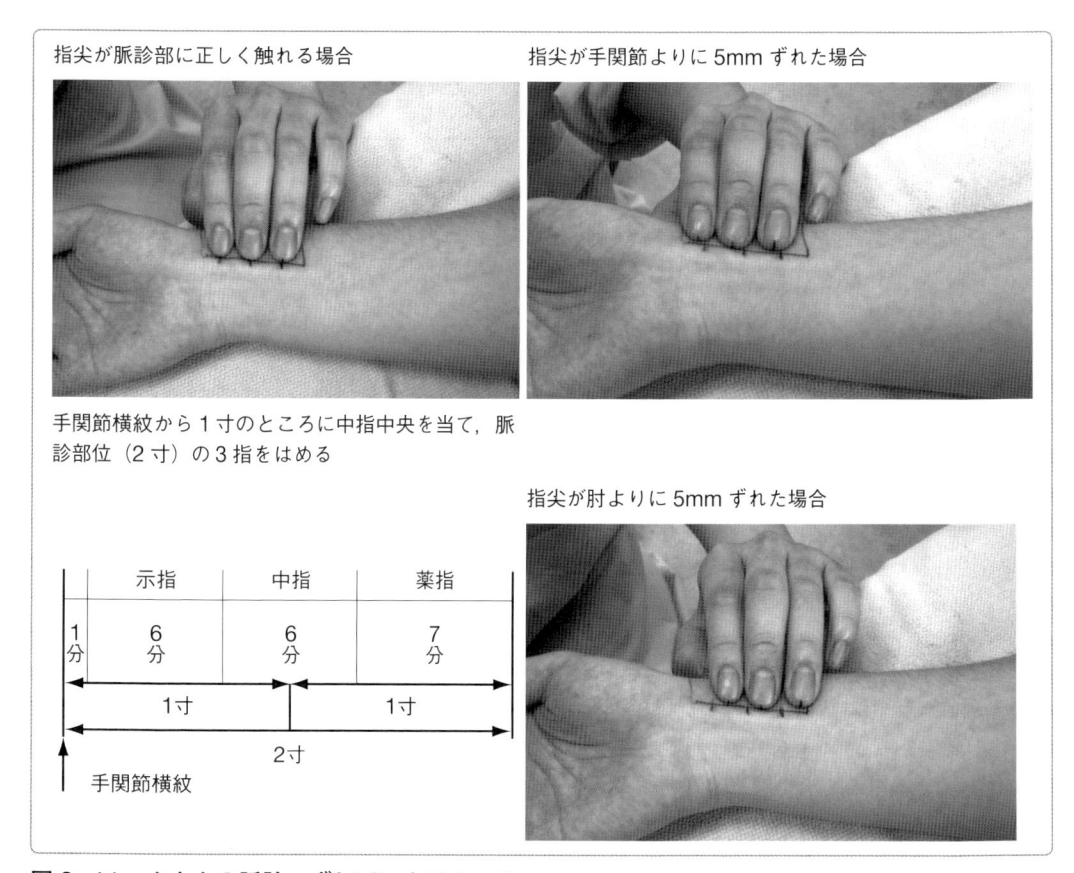

1寸　1寸
2寸
↑手関節横紋

図3-11 あなたの脈診，ずれていませんか？

で線分を引いておき，この線分を脈診部位の目印とする．肘関節を屈曲位にしても伸展位にしても，脈診部位が大きく変化しないからである．この脈診部位の目印を付けて練習することが，施術者間で指を当てる部位として統一する秘訣である．

2寸のうち，手関節横紋から1分を除いた1寸9分の部位に脈診部が設定され，1寸9分の内訳は，手関節横紋寄りの6分が寸口，次の6分が関上，最後の7分が尺中である（図3-9）．

つまり，手関節横紋から1寸の部位が関上の中央に一致する．

施術者は自分の中指の中央線を目印になった1寸上に置き，かつ示指，中指，薬指をそろえた3指を1寸9分の範囲に入れればよいのである（図3-10, 11）．

以下に，脈診部位に目印がある場合とない場合の指の当て方の精度について行った実験[10]を紹介しておく．

脈診部位に目印がある場合とない場合の指の当て方の精度について行った実験
【方法】
　日本鍼灸理療専門学校の脈診研究班に所属する47名（男性26名，女性21名），平均年齢31.1±9.2歳を脈診検者とした．

　あらかじめ計測係りが脈診検者の左手示指，中指，薬指の指尖中央にラインを引いておき，脈診検者が被験者の脈診部位（寸口・関上・尺中）に指を当てたときの手関節横紋から①示指中央まで，②中指中央まで，③薬指中央までの距離を計測した（図3-9）．

　被験者は肘関節伸展位での右前腕の長さ（手関節横紋〜肘関節の距離）が25cmのものとした．

　計測は，A) 手関節横紋以外に印のないもの，B) 手関節横紋，手関節横紋から2寸の距離に印のあるもの，C) 手関節横紋，手関節横紋から1寸および2寸の距離に印のあるもの，それぞれの場合について比較した（図3-10）．

　検者は脈診部位についての知識を習得した脈診訓練中の学生とした．

　得られた結果は有意水準を危険率5%以下とし，対応のあるt検定で行った．
【結果】
　脈診部位は手関節横紋から1分空けたところから寸口（6分）・関上（6分）・尺中（7分）である．前腕の長さが25cmのモデルの場合，①寸口の中央は手関節横紋から10mm，②関上の中央は手関節横紋から25mm，③尺中の中央は手関節横紋から41.3mmの位置に当たることになる．

　この場合，寸口中央に示指の中央が当たり，関上中央に中指の中央が当たり，尺中中央に薬指の中央が当たるのが正しい脈診部位ということになる．

寸口の中央に正しく示指を置いたもの（10.0±2.5mm）は，A）の手関節以外目印のない場合では16名（51.6％），B）の手関節横紋，手関節横紋から2寸の距離に印のある場合では26名（83.9％），C）の手関節横紋，手関節横紋から1寸および2寸の距離に印のある場合では29名（93.5％）であった．

関上の中央に正しく中指を置いたもの（25.0±2.5mm）は，A）では13名（41.9％），B）では24名（77.4％），C）では30名（96.8％）であった．

尺中の中央に正しく薬指を置いたもの（41.3±2.5mm）は，A）では9名（29.0％），B）では22名（71.0％），C）では24名（77.4％）であった．

①寸口における正しい位置からのずれの平均値はA）では3.5±4.5mm，B）では1.3±1.1mm，C）では1.2±0.8mmであり，A）とB），A）とC）間でおのおの有意な差がみられた（図3-12）．

②関上における正しい位置からのずれの平均値はA）では4.1±4.4mm，B）では1.7±1.4mm，C）では0.4±0.7mmであり，A）とB），A）とC）およびB）とC）間でおのおの有意な差がみられた（図3-13）．

③尺中における正しい位置からのずれの平均値はA）では4.5±3.8mm，B）では2.0

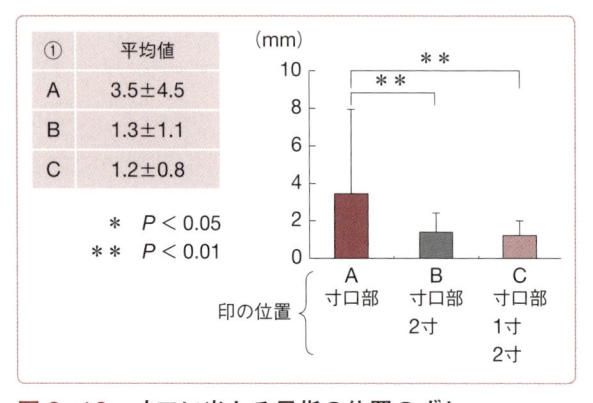

①	平均値
A	3.5±4.5
B	1.3±1.1
C	1.2±0.8

* $P<0.05$
** $P<0.01$

図3-12　寸口に当たる示指の位置のずれ

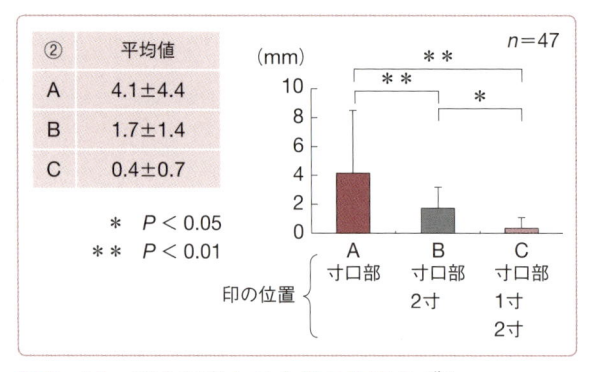

②	平均値
A	4.1±4.4
B	1.7±1.4
C	0.4±0.7

* $P<0.05$
** $P<0.01$

図3-13　関上に当たる中指の位置のずれ

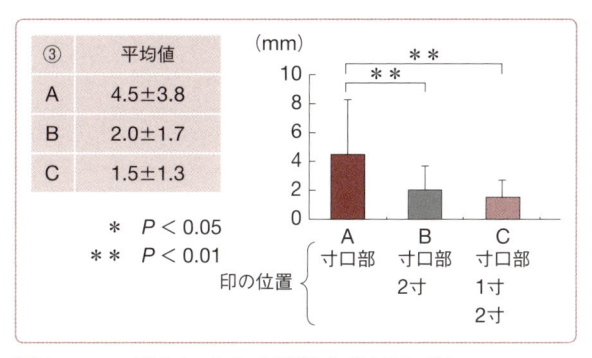

③	平均値
A	4.5±3.8
B	2.0±1.7
C	1.5±1.3

* $P < 0.05$
** $P < 0.01$

図3-14 尺中に当たる薬指の位置のずれ

±1.7mm，C）では 1.5±1.3mm であり，A）と B），A）と C）間でおのおの有意な差がみられた（図3-14）．

なお，C）における指の位置のずれは，寸・関・尺いずれにおいても脈診を行ううえで許容範囲であった．

これらのことから，施術者間で，指を当てる脈診部位を統一するためには，手関節横紋，1寸，2寸のところの3か所の目印が必要であることがわかる[10]．

7 正しい関上の位置を，高骨を目安にして取れるようにする

実験などで厳格に脈診部位を統一する場合は，前腕の長さを測定して3か所の目印を付けなくてはならない．しかし，忙しい臨床の現場や，その他，諸条件のため，脈診のつど目印をつけることが困難な場合がある．

そのようなときにも対応できるように，目をつぶっていても正しい脈診部位に指を置くことができるようにしておかなければならない．そのために，指だけで高骨と中指との位置関係を覚えておくとよいだろう．

まず，3か所を目印に示指・中指・薬指を正しく置く（図3-15のイ）．その指の位置を保持したまま指腹を皮膚面からゆっくりはずし，患者の橈骨の橈側に3指の中節骨が当たるように遠位指節関節を伸ばす（図3-15のロ）．橈骨の橈側に接している3指のうち，中指だけを残して，示指と薬指を橈骨から離す（図3-15のハ）．中指を皮膚との接点を変えずに，皮膚ごと橈骨に沿って上下左右に滑らせて，中指と高骨との位置関係を確認する（図3-15のニ・ホ）．再度，示指と薬指を元の位置に戻し，3指で同様に上下左右に滑らせて，3指と高骨との位置関係を覚えるようにする．

関上の位置は，高骨のもっとも高い部位よりも肘関節寄りになるが，その部位を指で覚えておけばよいわけである．自己脈診の際や相手が自分と同身寸の場合，この高骨の部位

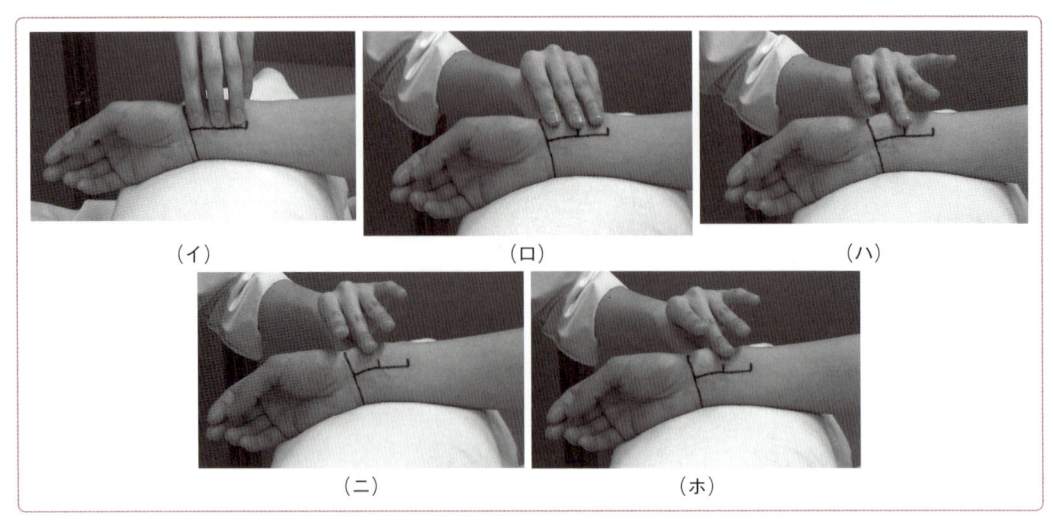

図 3-15　正しい関上の位置は高骨を目安に取る

が示指と中指の間にくることが多い．

8　自分よりも小さな患者を診る際の工夫

1）身長差が大きい場合の脈診

　さて，以上のことから，単に3指をそろえて脈診部位に当てると，施術者によって，また患者によって，脈診部位が異なってしまうことが確認できた．『医学節用集』，『診家枢要』，『脈法手引草』などが指摘してきたとおりだったのである．

　図3-16-①はその具体例である．身長155cmの女性と身長180cmの男性が，それぞれの前腕長を10寸として脈診部位を定め，自然に3指を並べた場合と，互いの脈診部位に3指を置いた場合の比較である．自己脈診をした場合には，軽くそろえて3指を並べると，同身寸の原則どおり脈診部位と一致するが，相手を脈診する場合は，脈診部位に差が生じることがわかる（図3-16-②）．したがって，脈診部位に単に3指をそろえて当てるのではなく，患者の前腕の長さを考慮して3指幅を調節する必要があることが明らかである．

　指の細い施術者が前腕の長い患者を診る場合は，指幅を広げることで脈診ができる．問題となるのは，逆に指の太い（身長の高い）施術者が，前腕の短い（身長の低い）患者を診る場合である．身長差が大きいと，いくら指をせばめても患者の脈診部位に指がはまらなくなることがあるからである．

2）脈診部位は手関節尺屈で広がる

　著者らは，手関節を尺屈させることで脈診部位が広がると考えた．そこで，患者の肘関

第3章 | ステップ1：正しい脈診部への指の当て方

施術者
　身長180cm　3指幅：58 mm

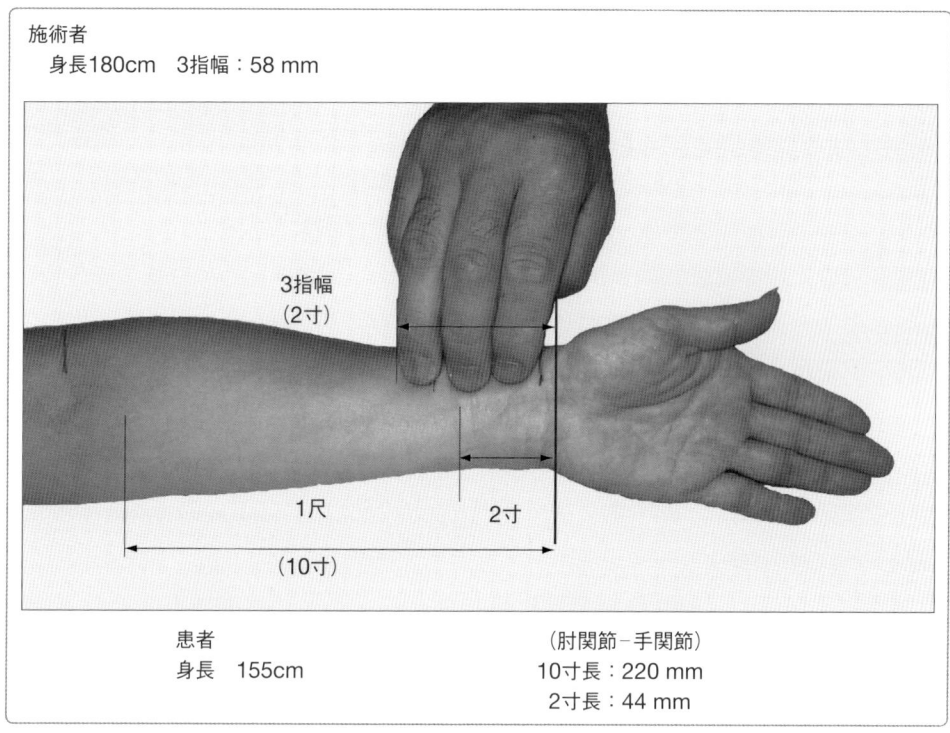

3指幅
（2寸）

1尺　　　2寸
（10寸）

患者
　身長　155cm

（肘関節－手関節）
10寸長：220 mm
2寸長：44 mm

図3-16-①　体格に差がある場合の脈診―指幅が大きい場合
「前腕」10寸長220mm，2寸長44mmの患者の脈診部位に「3指幅」58mmの施術者がそのまま指を当てると，患者の脈診部位2寸からはみ出してしまう．

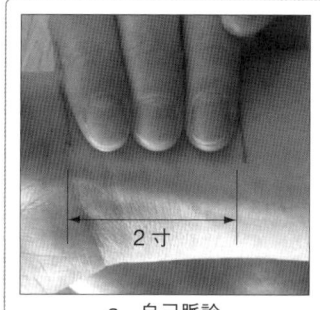

a. 自己脈診 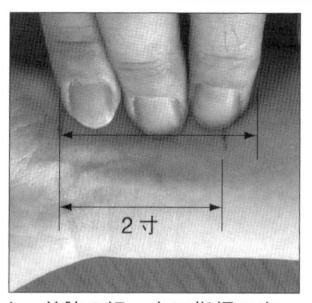　　　　b. 前腕の短い人に指幅の広い　　c. 前腕の短い人の2寸幅に指幅
　　　　　　　　　　　3指を当てた場合　　　　　　　　の広い3指を合わせた場合

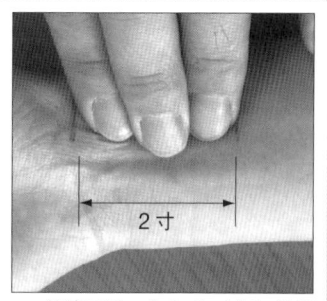

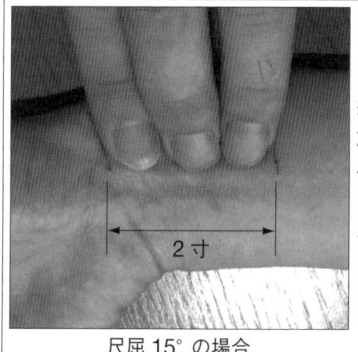

約3mm 高骨距離が延長し，施術者の3指が比較的楽に収まり，脈診時の緊張が緩和された．これは自然な手関節尺屈の範囲内であった．

尺屈15°の場合

図3-16-②　指幅の広い人が前腕の短い人を脈診した場合

51

節伸展位で手関節を脱力させ，違和感を感じない程度の自然な尺屈（自然尺屈）において以下の計測を行い検討した[8].

<u>計測Ⅰ</u>：男性10名（平均年齢26.7±8.0歳），女性11名（32.5±12.3歳）を被験者として，①手関節尺屈角度，②手関節-高骨距離を計測した．

<u>計測Ⅱ</u>：すでに脈位脈状診を指導教員から習得したと認められた男性2名，女性3名の施術者が，被験者に脈診訓練法で利用している浮・沈スケールおよび遅・数スケールを用いて祖脈（浮，沈，遅，数）を手関節尺屈0°と自然尺屈の2とおりで比較した．浮・沈スケール（第5章参照）とは軽按から重按までを5層に分け，寸・関・尺それぞれの部について，どの深さで脈を感じたかを表し，その分布によって浮沈を判定するものであり，また，遅・数スケール（第6章参照）とは1分間の脈拍数をもとに遅数を5段階で判定するものである．

<u>計測Ⅲ</u>：手関節の尺屈動作が血管抵抗に与える影響を超音波画像診断装置SSA-550A Nemio 20（東芝）を用いて計測した．つづいて，脈診部の橈骨動脈における流速を肘関節伸展位で手関節を尺屈0°から40°まで10°ごとに測定した．さらに，パルスドプラ法（血流速度の計測などに適した超音波検査法）で得られた包絡線（図3-17）により，末梢側の血管抵抗を表すパラメータ（媒介変数，助変数）であるPI（pulsatile index）を求め，手関節尺屈0°に対する変化率を比較した．

得られた結果は各群の平均±標準偏差（mean±S.D.）を求め，各群間の比較は有意水準を危険率5%以下とし，対応のあるt検定（2群間で平均に有意差があるかど

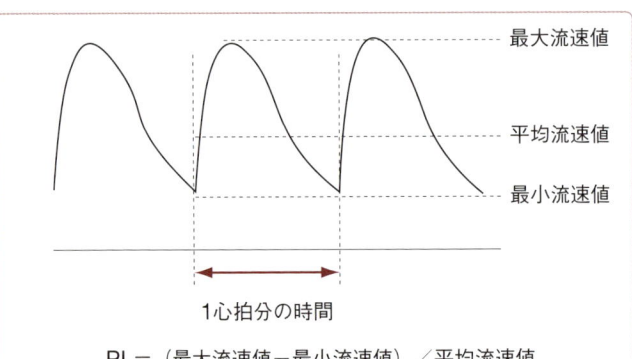

PI ＝（最大流速値−最小流速値）／平均流速値
RI ＝（最大流速値−最小流速値）／最大流速値

PI，RIともに末梢の血管抵抗を表す指標．
RIはパルスドプラ波形の拍動の評価法として世界的にもっとも多く使用されている指標である．RIが小さいとその部分より末梢側での血管抵抗が小さいと考えられ，逆に大きい場合には大きいと評価される．

図3-17　超音波画像(パルスドプラ法)による血管抵抗測定

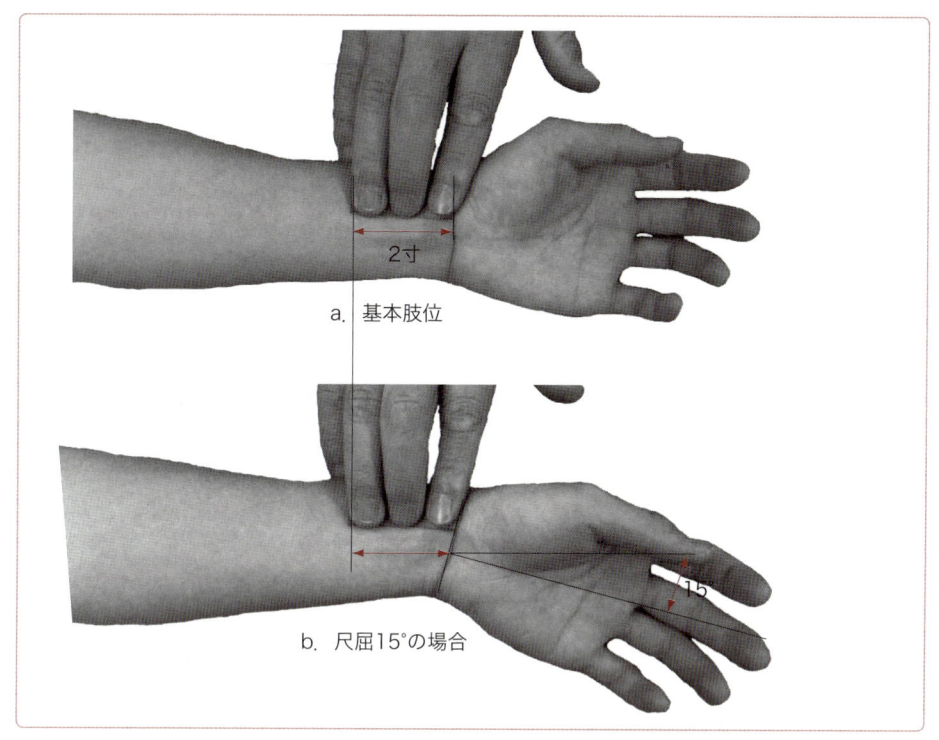

第3章 ステップ1：正しい脈診部への指の当て方

a. 基本肢位

b. 尺屈15°の場合

図3-18 リラックス状態での尺屈
　　　手関節～高骨の長さが約3mm延長し，施術者の3指が比較的楽に収まった．これはリラックス状態での手関節尺屈の範囲内であった．

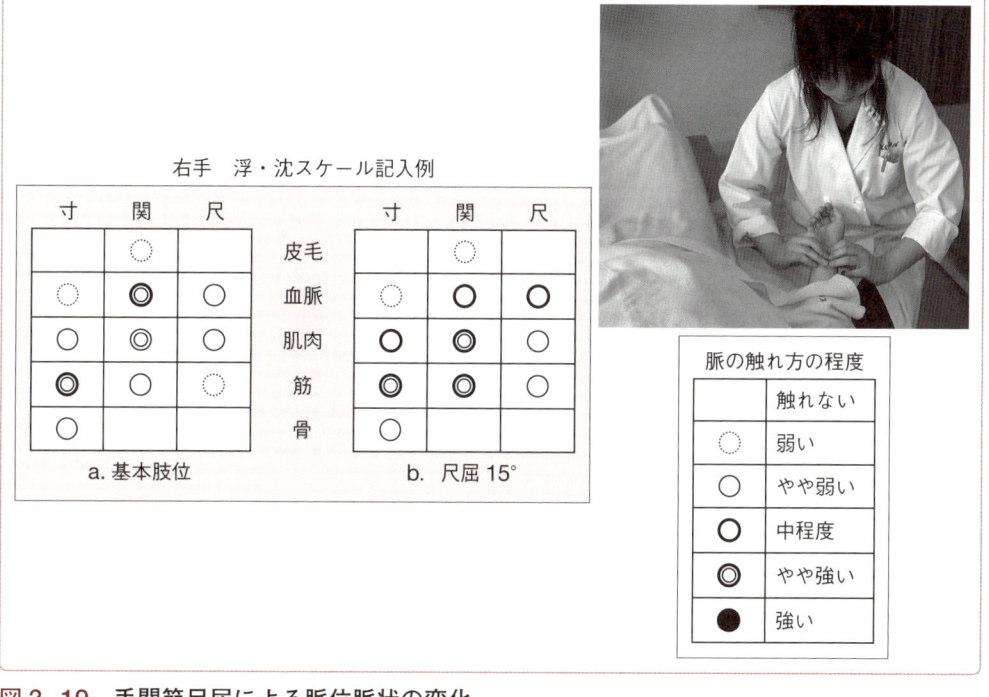

右手　浮・沈スケール記入例

寸	関	尺	
	◌		皮毛
○	◎	○	血脈
○	◎	○	肌肉
◉	○	◌	筋
○			骨

a. 基本肢位

寸	関	尺	
	◌		皮毛
◌	○	○	血脈
○	◎	○	肌肉
○	◎	○	筋
	○		骨

b. 尺屈15°

脈の触れ方の程度

	触れない
◌	弱い
○	やや弱い
○	中程度
◎	やや強い
●	強い

図3-19 手関節尺屈による脈位脈状の変化

| 超音波画像（パルスドプラ法）による血管抵抗値 PI・RI 測定 | 手関節 0°に対する尺屈時の PI の変化率（％） |

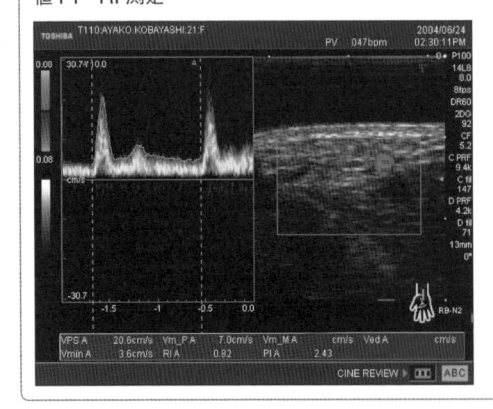

PI （n=10）

角度	変化率（％）
0°	100.0±8.4
5°	103.9±15.9
10°	101.5±7.0
15°	108.3±13.6
20°	108.2±14.3

図 3-20 手関節尺屈と血管抵抗値

うかの検定）で行った．

結果は次のようになった．

手関節-高骨距離は，手関節尺屈 0°では，男性 16.2±2.2mm，女性 14.6±3.1mm だったが，「自然尺屈」で，男性 19.3±2.3mm，女性 18.3±4.0mm となった．これは男性で約 20％，女性で 26％の伸長となり，ともに有意（$p < 0.001$）な変化であった．

尺屈角度が 0°と 15°の場合での比較を**図 3-18** に示す．このケースでは手関節から高骨の長さが約 3mm 伸長し，検者の指が比較的楽に収まっている．

また，尺屈 0°と自然尺屈の浮・沈スケール，遅・数スケールによる祖脈の脈診結果に違いはみられなかった．一例として**図 3-19** に自然尺屈が 22°であった被験者の浮・沈スケールを示す．この被験者では，尺屈 0°と自然尺屈ともにスケールでの判定は沈脈であった．遅・数スケールの判定（仰臥位）では，尺屈 0°で 70 回/分，自然尺屈で 71 回/分となり，結果はいずれの場合でも平脈であった．自然尺屈が 22°であった被験者の浮・沈スケール，遅・数スケールともに尺屈 0°，自然尺屈での判定は変わらず，少なくとも祖脈の判定結果にはまったく支障のないことが確認できた．

このことは自然尺屈での範囲内（尺屈 0°から 20°）であれば，脈診部位（橈骨動脈）の血管抵抗値 PI に大きな変化がなかったことからも裏付けられる（**図 3-20**）．

これらのことから，指幅の広い人が前腕の短い人を脈診する場合，自然尺屈を利用することで，体格差に伴う不自由さが解消できるということがわかる．

臨床経験の長い臨床家は無意識のうちに，患者の手関節が自然に尺屈位をとること利用し，その調整をして脈診を行っていると思われる（**図 3-21**）．

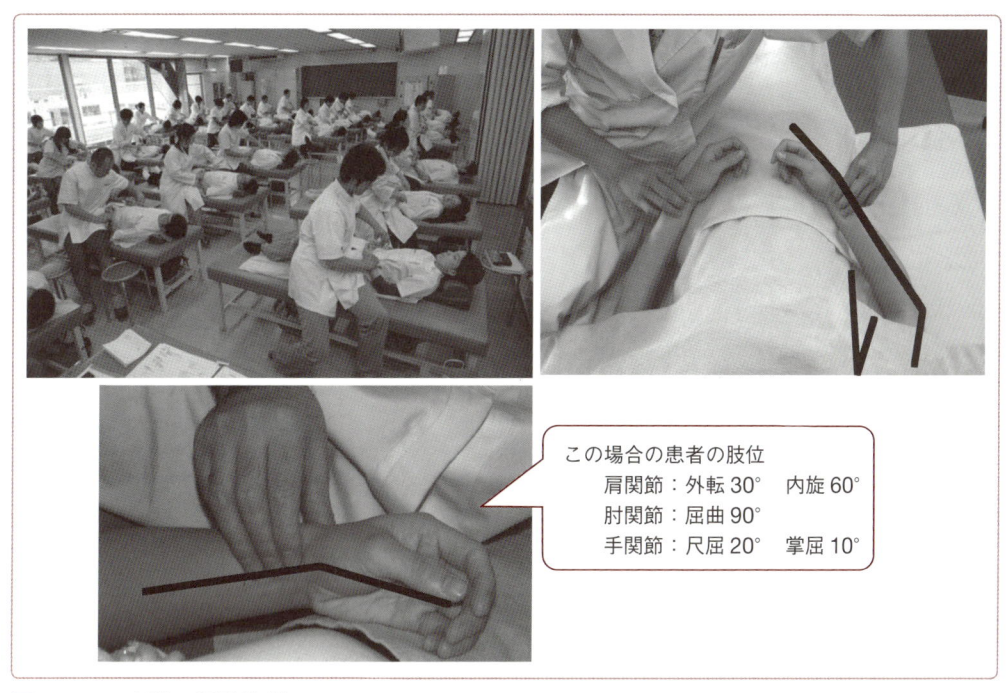

第3章 | ステップ1：正しい脈診部への指の当て方

図3-21　実際の脈診姿勢

この場合の患者の肢位
　肩関節：外転30°　内旋60°
　肘関節：屈曲90°
　手関節：尺屈20°　掌屈10°

❾ 脈診姿勢（肘関節屈曲位）でも肘関節伸展位での前腕前側長がわかる！？

1）患者の脈診姿勢について

　仰臥位で脈診する場合，患者の手は下腹部に自然にのせる．このとき，患者の前腕は中間位で肘関節は屈曲した状態となる（図1-3）．この脈診姿勢での前腕の長さを測定し，脈診部位決定の基準となる肘伸展位での前腕の長さと比較検討してみた[11]．

2）前腕計測におけるランドマークについて

　目視でき触知可能な肘の3つのランドマークは，①肘頭，②内側上顆，③外側上顆である．カパンディは「伸展位ではこれら3つのランドマークは水平線上に並ぶ…（中略）…屈曲位ではこれら3つのランドマークは，上腕の後面に接する垂直-前額面に二等辺三角形を形成する」[41]（図3-22）と述べ，これらはそれぞれヒューター（Hueter）線，ヒューター（Hueter）三角と呼ばれている．

　そこで，計測にあたり，このランドマークである肘頭と上腕骨外側上顆を利用した．

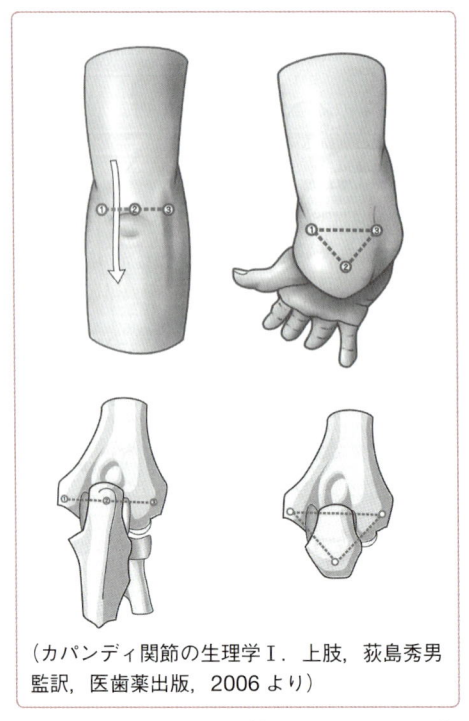

(カパンディ関節の生理学Ⅰ．上肢，荻島秀男監訳，医歯薬出版，2006より)

図3-22　ヒューター線とヒューター三角

3) 前腕外側の長さは肘屈曲位でも伸展位でも変わらない

　日本鍼灸理療専門学校学生30名（19～56歳，平均年齢31.5歳）の仰臥位，肘関節伸展位（0°）の状態での①前腕前側長（尺沢穴～太淵穴），②前腕外側長（上腕骨外側上顆～陽池穴），③前腕後側長（肘頭～尺骨茎状突起）距離を測定（図3-23）した後，著者らが実践している脈診訓練法における脈診姿勢である，「仰臥位，肘関節屈曲位」における④前腕前側（尺沢穴～太淵穴）距離，⑤前腕外側（上腕骨外側上顆～陽池穴）距離，⑥前腕後側（肘頭～尺骨茎状突起）距離について測定した（図3-24）．

　その結果，肘関節伸展位では，前腕前側が24.9±1.6cm（平均値±標準偏差），前腕外側が25.1±1.7cm，前腕後側が24.7±1.4cmとなり，相互に有意差は認められず，ほぼ同じ長さであることがわかった（図3-25）．

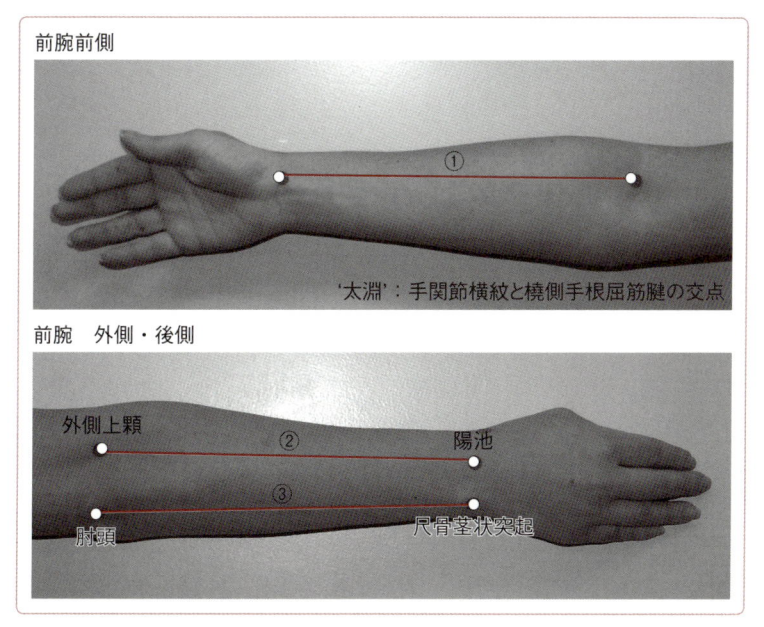

図 3-23 肘伸展位の測定

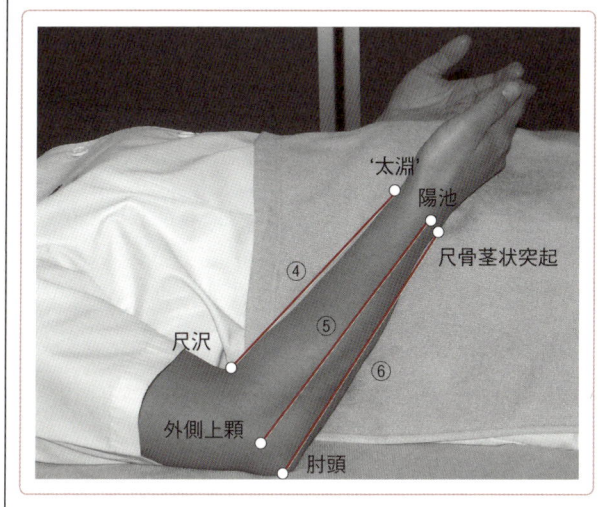

図 3-24 脈診肢位の測定

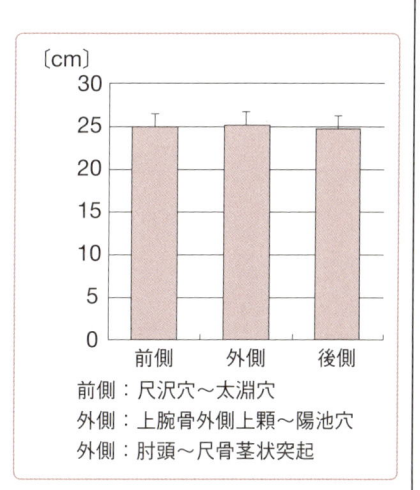

図 3-25 前腕の長さ〔肘関節伸展位〕
前側：尺沢穴～太淵穴
外側：上腕骨外側上顆～陽池穴
外側：肘頭～尺骨茎状突起

　従来，前腕前側の長さよりも前腕後側の長さのほうが長いと考えられてきたが，今回の実測により前腕の長さは，前側も後側も外側もすべて同じであることがわかった．つまり，『霊枢』の骨度法による前腕の長さ12寸5分は前側にも後側にも外側にも当てはまるため，経穴の取穴においてはこの点に留意したい．
　このことは，ヒューター線で外側上顆，肘頭，内側上顆が一直線に並ぶ（図3-22）ことからも当然といえば当然の結果であろう．

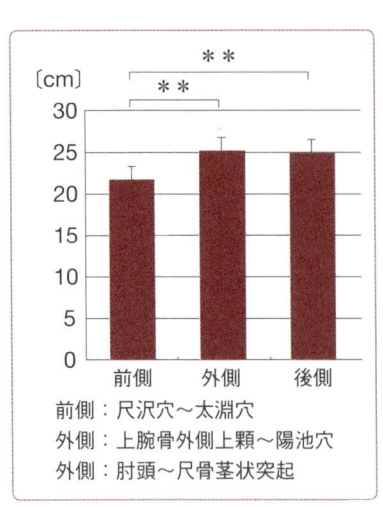

図3-26 前腕の長さ〔脈診肢位〕 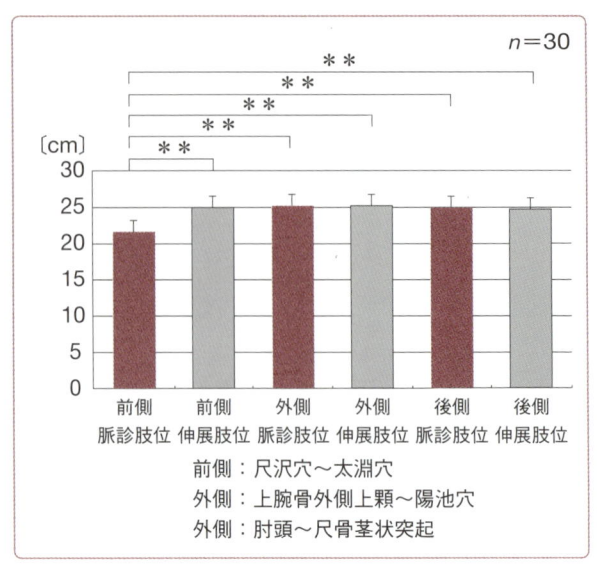　図3-27 前腕の前側・外側・後側の長さ

　一方，脈診肢位では前腕前側が21.6±1.6cm，前腕外側が25.1±1.6cm，前腕後側が24.9±1.4cmとなり，前腕前側と前腕後側，前腕前側と前腕外側との間に有意な差がみられた（図3-26）．なお，「前腕前側」については脈診肢位と肘関節伸展位の間に有意な差（$p<0.01$）がみられたが，前腕外側と前腕後側では変化はみられなかった（図3-27）．

　ここで注目したいのは，脈診肢位における前腕外側の長さが肘伸展位における前腕前側の長さとほぼ同じであることが今回の測定から明らかになったことである（図3-27）．

　脈診部位の決定は，肘を伸展した状態での前腕前側を基準にすることに変わりはない．しかし，実際の脈診肢位では肘屈曲の状態であるため，前腕前側の長さが短くなってしまい，そのままでは10等分して脈診部位を決めることができない．しかし，脈診肢位における前腕外側の長さが肘伸展位における前腕前側の長さと同じであることと，この長さは肘が屈曲しても変わらないことを利用することで簡便的に脈診部位を決定することができる．つまり，前腕外側の10分の2の長さが脈診部位の長さであると考えればよいことになる（図3-28）．

10 「双管脈」の存在を知る

　橈骨動脈は，手関節で浅掌枝を分岐する（図3-29）[12]．この枝分かれが手首より上に位置する場合には，寸口部に2本の動脈が存在することになる．明治鍼灸大学（現 明治国際医療大学）の山本らの報告では，3割強の人（91例中33例）の橈骨動脈がこのような形状を呈するとしている．山本らはこの形状を双管脈と呼び，脈診を行う上での注意点

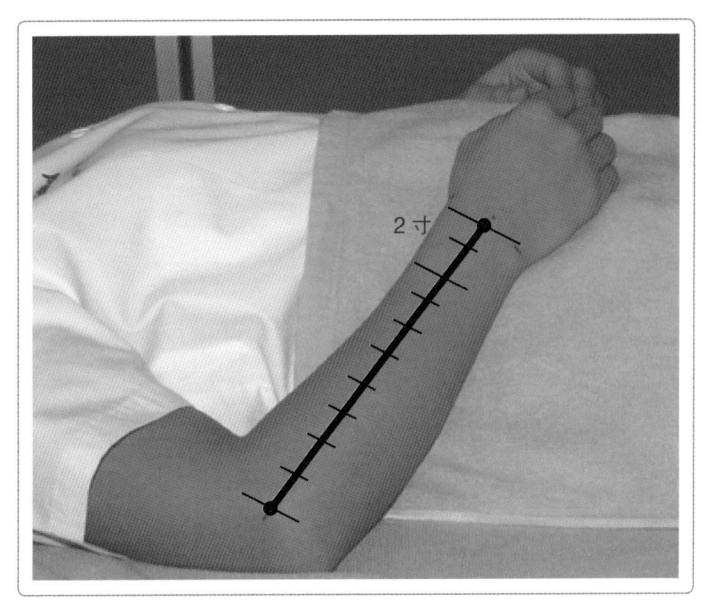

図 3-28　脈診部位決定の簡便法

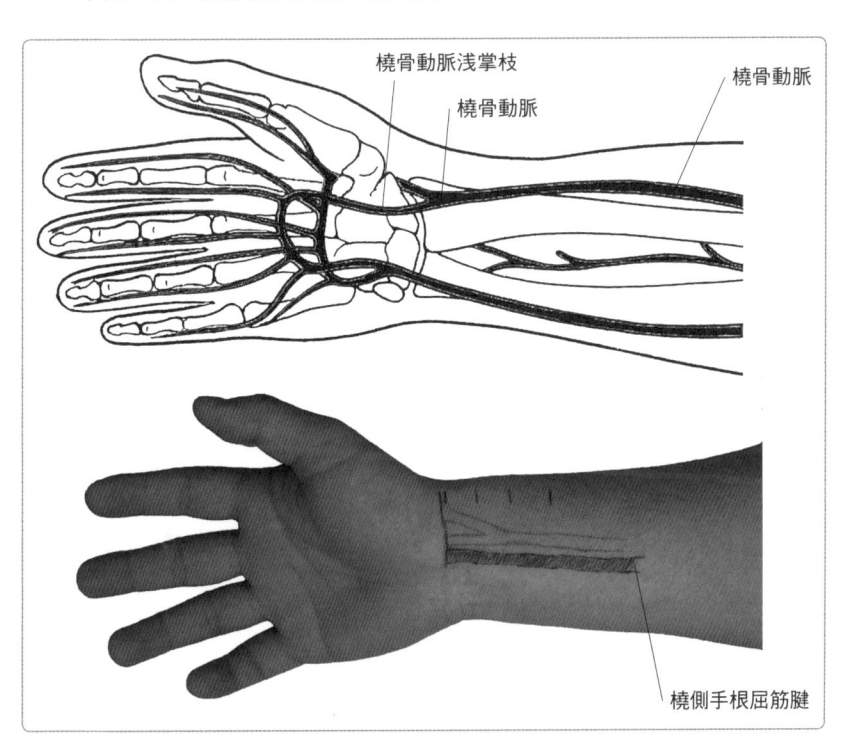

図 3-29　橈骨動脈の走行

として提起している[42]。

著者らの研究でも，指頭でていねいに探ってみると，手関節の近傍において，動脈が分かれていることが多くの人で観察されたため，超音波診断装置での確認を行い，双管脈が

42名中12名（28.6％）でみられたことを報告した[12]．

では，双管脈の人に対しては脈診を断念しないといけないのだろうか？

もし，この双管脈の人の脈診ができないというなら，ほぼ，3分の1の患者については，脈診が不可能となる．そうなれば，脈診法の存在意義も揺らいでしまうだろう．だが，古代から現代までの長い脈診の歴史のなかで，これまでこれについての問題が起こっていないことを考慮すると，双管脈も含めた脈診が可能だったということになる．

著者らは，このことについて検討してみた．

血管の分岐がどこで起こっているかの42名の被験者の内訳は次のようになった（図3-30)[12]．

①は正常分岐で，42名中30名（71.4％），84部位中66部位（78.6％），②～⑦は双管脈で，42名中12名（28.6％），84部位中18部位（21.4％）にみられた．しかし，このうち，関上と寸口の境界部よりも肘寄りで分岐するもの（④～⑦）は，84部位中わずか3部位（3.6％）だけであった．つまり，96.4％の者については，関上と寸口の境界部よりも手関節寄り（①～③）で分岐するということになる．双管脈の典型的な例を図3-31，32[12]に示した．

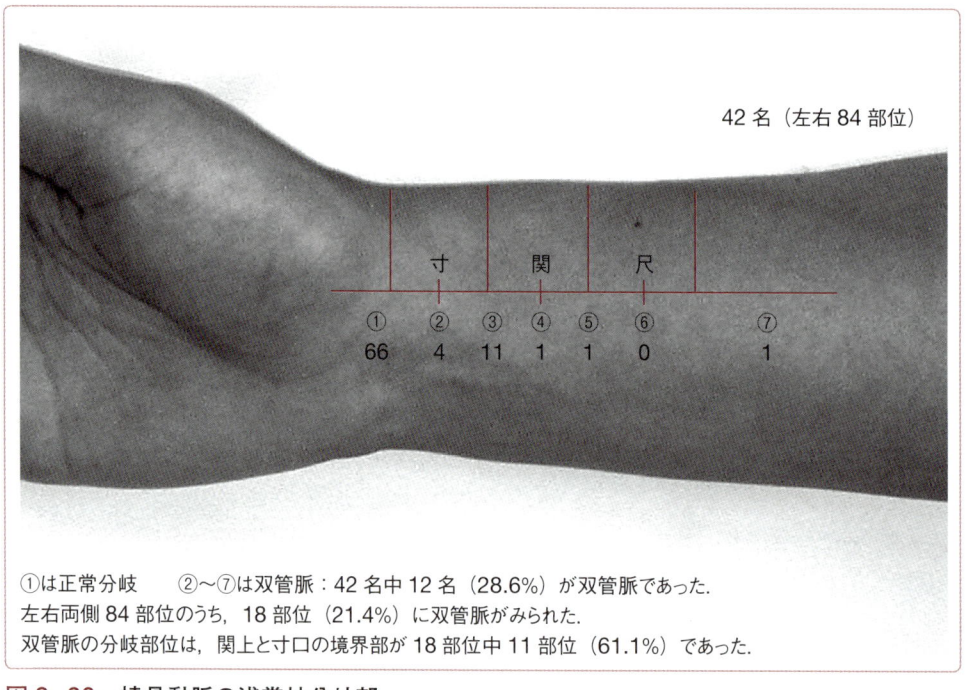

①は正常分岐　②～⑦は双管脈：42名中12名（28.6％）が双管脈であった．
左右両側84部位のうち，18部位（21.4％）に双管脈がみられた．
双管脈の分岐部位は，関上と寸口の境界部が18部位中11部位（61.1％）であった．

図3-30　橈骨動脈の浅掌枝分岐部

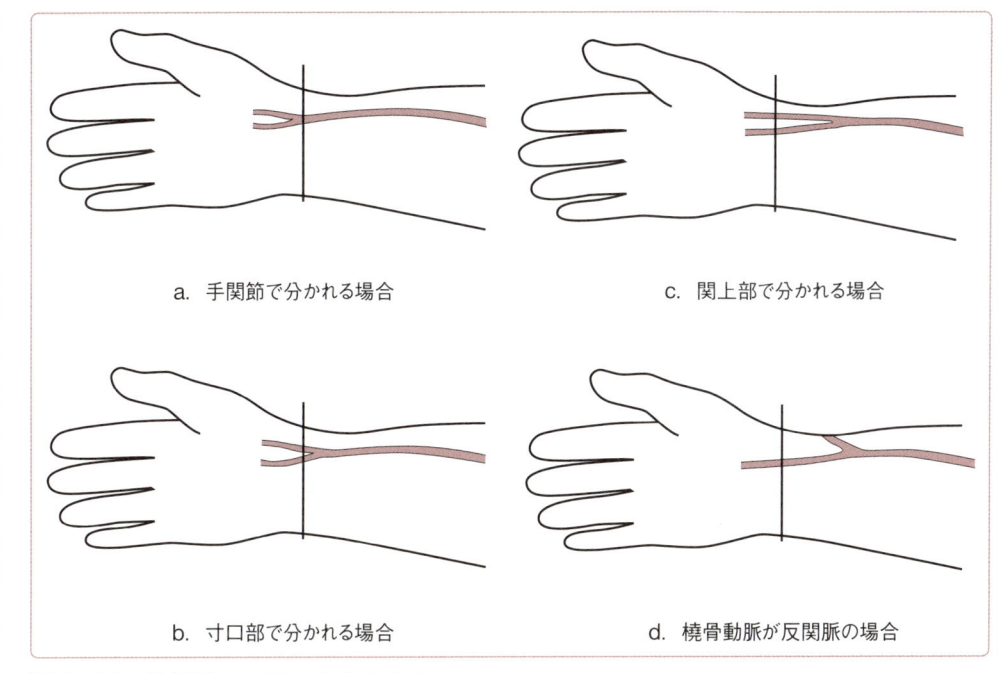

a. 手関節で分かれる場合
c. 関上部で分かれる場合
b. 寸口部で分かれる場合
d. 橈骨動脈が反関脈の場合

図 3-31　双管脈のいろいろなかたち

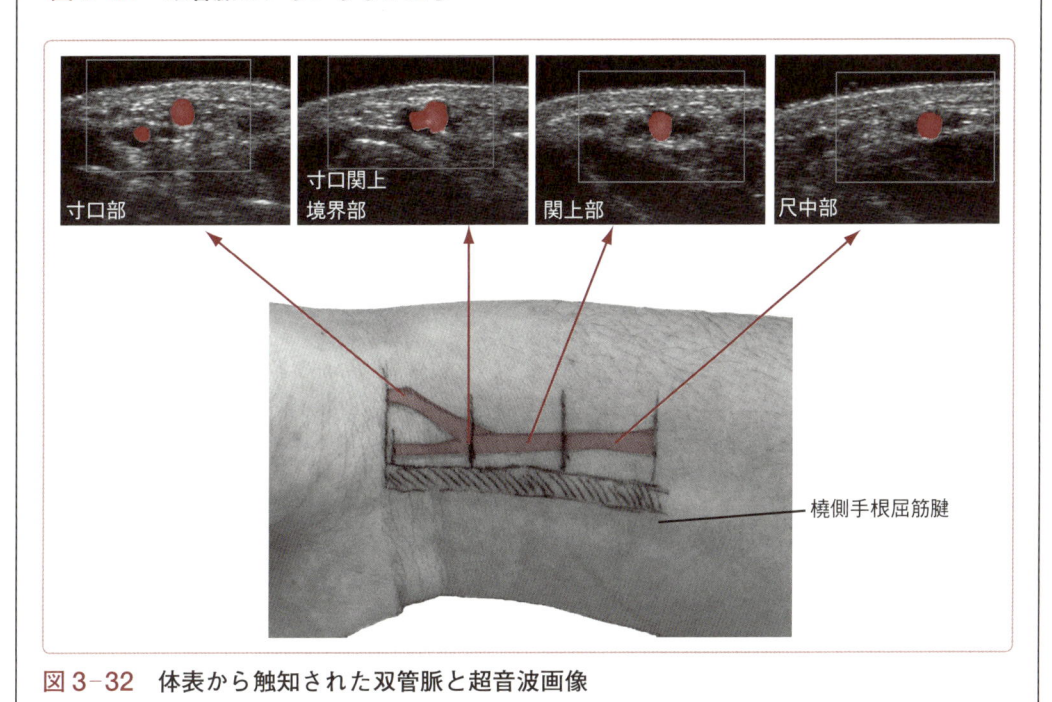

寸口部
寸口関上境界部
関上部
尺中部

橈側手根屈筋腱

図 3-32　体表から触知された双管脈と超音波画像

　著者らは，この双管脈の存在が，指頭で行う脈診結果の不一致の原因の1つとなることを確認するとともに，たとえ双管脈の人が対象であっても，指腹全体で脈診を行うことで，客観性と再現性のある精度の高い脈診が可能となり，同一患者（患者）に対して，複数の

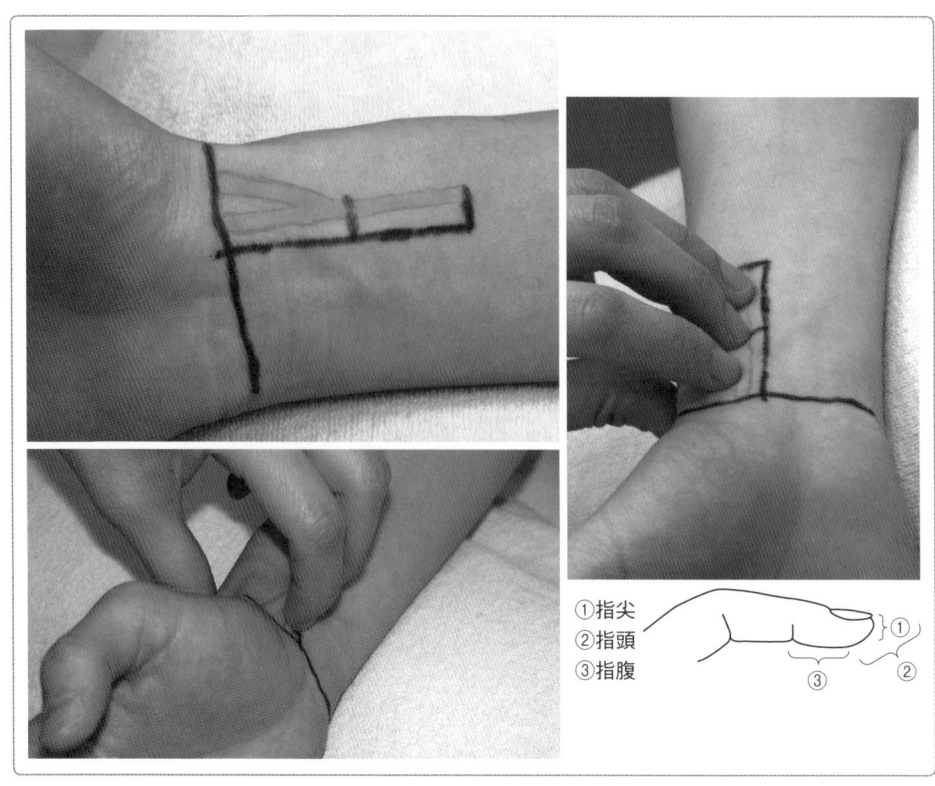

図3-33　双管脈の存在が指尖や指頭による脈診により起こると想定される誤りの原因：2本の血管のうち1本が押えられていない

施術者（施術者）間で統一された判定基準をもつことが可能となることも確認している[12]．

とはいえ，実際の脈診指導の初期の段階で双管脈の影響と思われる事象がみられたことがある．それは，初学者がもつ橈骨動脈がまっすぐに1本であるという先入観や，指尖部で脈診を行ったために2本の血管の一方のみ（多くは浅掌枝）を押えてしまうことによる脈診スケールの不一致であった．万一，指尖で一方の血管のみを圧迫し，血流を阻害してしまうと，その血管の拍動が触れにくくなると同時に，他方の血管の血流が増加する．結果として複数の訓練生の脈診スケールに相違がみられることになる．

図3-33は指尖や指頭で脈診を行ったときに起こると想定される模式図である．

双管脈の動脈を1本ずつ指頭で診て作成した脈診スケール図と2本同時に指腹で診て作成した脈診スケール図を比較した結果，1本ずつ診た場合は，内側（浅掌枝）と外側（橈骨動脈）のスケール図の形は各施術者間で異なっていたが，2本同時の場合では，2本の総和としてのスケール図は施術者間で一致していた（図3-34，35）．

これらのことから，脈診は指尖，指頭，指腹のいずれを用いて行ってもよいというわけではなく，かならず，指腹全体で行わねばならないということになる．

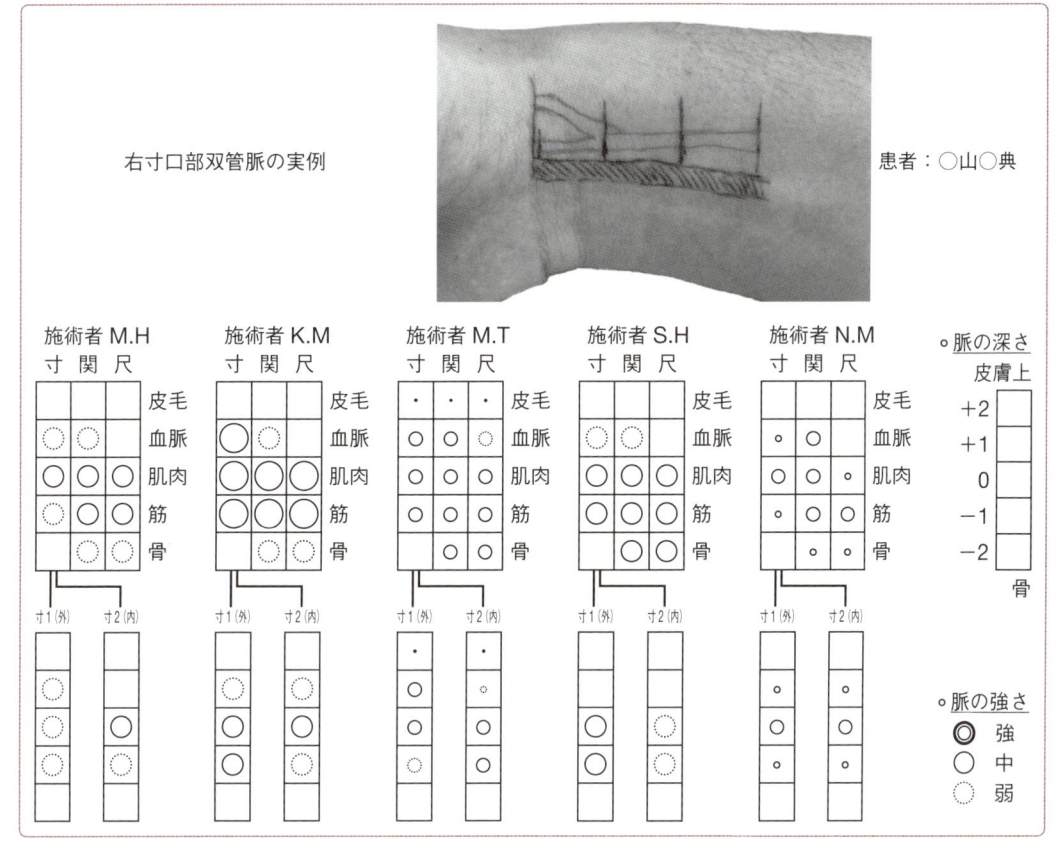

図3-34　双管脈の脈診は指腹で診ることで解消する

　指腹全体で脈診を行うことで，たとえ患者が双管脈であったとしても，その脈状を総和として診ることができ，脈診には何の支障もないということなのである．とはいえ，双管脈の存在とその認識をもったうえで，脈診を行うことも大切なことである．

11　イメージ的アプローチ

1）前腕の長さが手・肘関節の屈伸により変化することを認識し，脈診部位を正しく設定する

　脈診部位が患者の前腕の長さに応じることや，前腕の長さそのものが患者の肘の屈伸の状態で異なることに注意して，つねに正しい位置に脈診部位を設定できるようにする．
　前述したように，前腕の長さは，肘関節の伸展により長くなり，屈曲により短くなる．この変化を，肘に母指を置いた手尺をつくって確認しておく（図1-6）．
　この変化は肘に近づくほど大きく，手関節の近くではほとんど変化しない．肘関節伸展位の長さを10寸として，手関節横紋寄り2寸の位置に脈診部位を設定してしまえば，手

	001			002			003			005			006			007			008			009			010		
	総	外	内	総	外	内	総	外	内	総	外	内	総	外	内	総	外	内	総	外	内	総	外	内	総	外	内
施術者A													◦														
					○	◦		○		◦	◦		○		◦	○		○	○	○	○						
	○	○	○	○	○	○	○	○	○	○	○	○	○	○	○	○	○	○	○	○	○	○	○	○	○	○	◦
	○	○	○	○	○	○	○	○	○	○	○	○	○	○	○	○	○	○	○	○	○	○	○	○	○	○	◦
		○				○							○	○	○	○	○				◦	◦		○		◦	
施術者B																											
	○		○							○	○		○		○	○	○	○									
	○	○	○	○	○	○	○	○	○	○	○	○	○	○	○	○	○	○	○	○	○	○	○	○	○	○	◦
	○	○	○	○	○	○	○	○	○	○	○	○	○	○	○	○	○	○	○	○	○	○	○	○	○	○	
		○		○		○							○	○	○	○	○					○		○			
施術者C																											
	○		○	○	○					○	○		○		○	○		○	○	○	○						
	○	○	○	○	○	○	○	○	○	○	○	○	○	○	○	○	○	○	○	○	○	○	○	○	○	○	◦
	○	○	○	○	○	○	○	○	○	○	○	○	○	○	○	○	○	○	○	○		○	○	○	○	○	◦
		◦		◦		○							○	○	○	○	○					◦		○	◦	◦	
施術者D													◦		◦												
	○		○	○	○			◦		○	○		○	○	○	○	○	○	○	○	○						
	○	○	○	○	○	○	○	○	○	○	○	○	○	○	○	○	○	○	○	○	○	○	○	○	○	○	◦
	○	○	○	○	○	○	○	○	○	○	○	○	○	○	○	○	○	○	○	○		○	○	○	○	○	
		◦				◦							○		○	○	○					○		○			
施術者E													◦		◦												
	○		○	◦	○					◦	◦		○		○	○	○	○	◦	◦							
	○	○	○	○	○	○	○	○	○	○	○	○	○	○	○	○	○	○	○	○	◦	○	○	○	○	◦	◦
	○	○	○	○	○	○	○	○	○	○	○	○	○	○	○	○	○		○	○	◦	○	○	○	○	○	○
	◦	○		◦		○						◦	○	○	○	○	○					◦		◦	◦		

総：２本の総和　外：橈骨動脈　内：浅掌枝

(n=10)

図 3-35　5 名の施術者による脈診スケール図

首の位置に気をつければ，脈診部位の長さは，肘関節の屈伸によりまったく変化が起こらない．

脈診における前腕長に，1 尺 2 寸半説（『霊枢』骨度篇），1 尺 1 寸説（『難経』），1 尺（10 寸）説（『備急千金要方』）の各説があることを知ったうえで，3 指幅の長さと同身寸の原則から，10 寸説の妥当性を再認識することも大切なことである．

2）脈診部位に人体が投影されている

フラクタル理論でよく引き合いに出される図形に，コッホ曲線（図 3-36）がある．

コッホ曲線は，各辺を 3 等分して，真ん中の線分を，2 本の線分で正三角形の斜辺を作

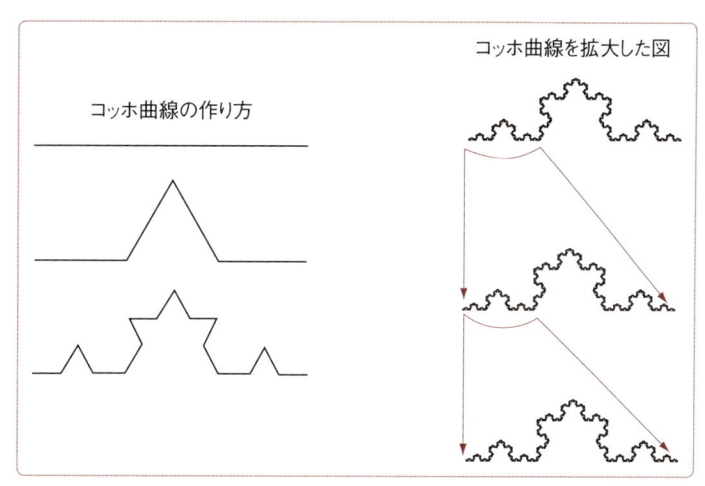

図 3-36 　全体が部分であり，部分が全体であるということ
　　　　　—大宇宙と小宇宙

るように置き換えるという操作を無限に繰り返していくことで得られる．
　コッホ曲線のどの一部分を拡大しても，もとのコッホ曲線と同じものになる．このような図形を自己相似な図形という．このほかにも自己相似な図形としてシェルピンスキーのカーペット，シェルピンスキーのギャスケットなどが有名であるが，これらに共通している性質は，全体が部分であり，部分が全体であるという点である．
　マンデルブロは，1975 年，自己相似性をもつ複雑な図形をフラクタルという名で総称することを提案した．
　余談になるが，健康な人間の脈が，実際は安静時でも一定ではなく，強さも脈拍数もフラクタル的な揺らぎをもっていることが知られている．そのため，急激な肉体運動や精神的な動揺があったとしても，その揺らぎをうまく吸収することができる．
　逆に，脈拍が等間隔に同じ強さの正確な脈を打っているような心臓は外部からの揺らぎに対する適応性が欠如しているため，何かのきっかけで心臓に負担がかかったりすると，突然大きく乱れ出し，場合によっては突然死の原因になったりするという．
　さて，フラクタル図形や，いくら細かい破片にしても全体を映し出すホログラムのように，東洋医学の気の思想は，部分は全体を映し出す．人間の身体も万物もすべて気で成り立っていることから，大宇宙と小宇宙（人間）の気の交流によって部分は全体となり，全体は部分でもあると考えられている．小宇宙の中にもっと小さな宇宙が縮図となって存在していることを利用したものが「天・地・人－小宇宙治療」である．「天・地・人－小宇宙治療」では，身体の各部位に人体を投影していくが，脈診部位における臓腑配当も，その原理から成っている．『素問識』（丹波元簡，1806 年）[43]では，前腕に三焦（上焦・中焦・下焦）を投影した図がみられる（図 1-21）．脈診では，この三焦（上焦・中焦・下焦）が，

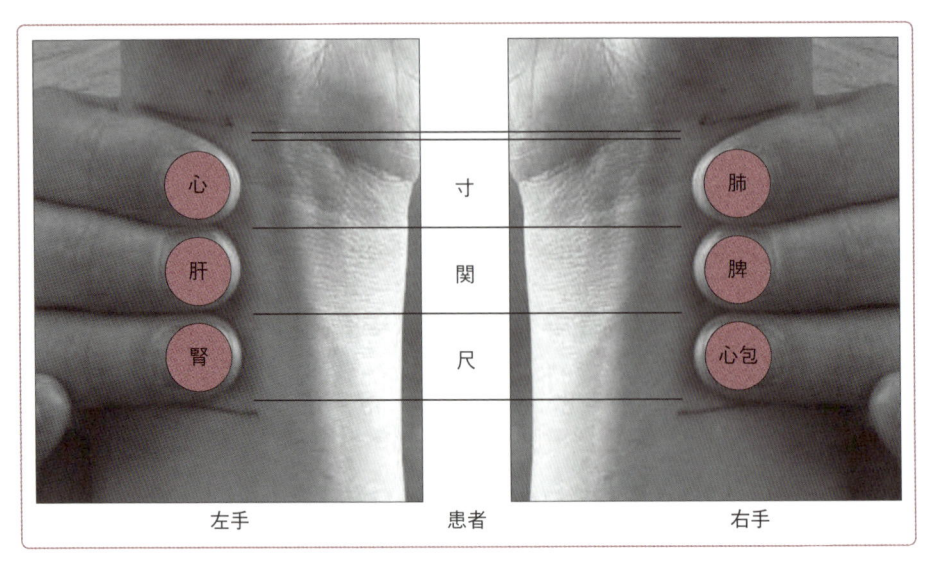

図 3-37　経絡配当を自分の指で覚える

手首の撓骨動脈拍動部に投影されているわけである．
　天・地・人における人（三焦）のうち，上焦は寸口，中焦は関上，下焦は尺中に対応する．上焦の臓は肺と心，中焦は脾と肝，下焦は左腎（腎）と右腎（心包）となる（図1-4）[18, 19]．寸口脈診においては，この対応をしっかりイメージすることが大切なことになる．

3）脈診部位の五臓・経絡配当を覚える

　重按における左右の寸・関・尺の五臓・経絡配当は早い段階から覚えておく（図1-5）．相手の手首の部位に置き換えないで，自分の指で覚えてしまうことが大切である（図3-37）．この順番を暗記して，その部位の経絡配当を思い出しているような段階では脈診を習得できるはずがない．頭で記憶するのではなく，条件反射的に指が覚えているようになるまで，繰り返し，繰り返し練習することが必須である．

12　技術的アプローチ

1）脈診部位を統一する

　脈診習得の第1歩は正しい指の位置と当て方を知ることである．
　肘関節を伸ばした状態の前腕の長さ（肘窩横紋から手関節横紋までの距離）を10寸として，手関節横紋よりの2寸のうち，手関節横紋から1分を除いた1寸9分の部位に脈診部（寸・関・尺）を設定する（図1-7）．
　施術者間で，指を当てる脈診部位をきっちり統一するためには，手関節横紋，1寸，2寸の3か所に水性ペンなどで目印をつけておくことが必要である．

目印によりつねに正しい位置に指を置くことができるようになったなら，次第に正しい関上の位置が高骨を目安にして取れるようにしていく．

指の位置と置き方をしっかり身につけるために，次のことを遵守する．

患者の右手の脈診部位には施術者の左手の示指・中指・薬指を置き，患者の左手には施術者の右手の示指・中指・薬指を置く．母指腹か母指指節間関節掌側を患者の陽池穴に当て，左右のバランスをとる．

示指が手根骨に当たらないように手関節横紋から1分空けて，3指を置いたなら，かならず指腹が皮膚面にぴったりと密着しているかをチェックする．そのうえで，指先が橈側手根屈筋腱に接して一直線に並んでいること，指が手関節横紋に並行に橈側手根屈筋腱に直角になっていることを確認する（図1-8）．

2) 患者の身長が自分より低い場合は，手関節の尺屈による脈診部位の伸長を利用する

脈診部位は患者の前腕の長さで決まることから，施術者は，脈診部位に単に3指をそろえて当てるのではなく，患者の体格によって3指幅を調節する必要がある．

指の細い施術者が前腕の長い患者を診る場合は，指幅を広げて正しい脈診部位に指を置けるように工夫をする．そして，指幅を広げても正確な脈診ができるように練習しておく．

逆に指の太い（身長の高い）施術者が前腕の長さの短い（身長の低い）患者を診る場合，いくら指をせばめても患者の脈診部位に指が入りきらないことがある．

このようなときには，自然尺屈を利用することで，体格差に伴う不自由さが解消できる．すでに述べたように自然尺屈により脈診部位が伸びるからである．

患者の手関節が自然に尺屈位をとることを利用し，その調整をして脈診を行うようにすることである．

3) 指腹で診ること

脈診を行う場合，指腹で診るべきなのか指頭で診るべきなのかということは，意見が割れるところである．『日本鍼灸医学』(経絡治療基礎編)には「脈診部に指をあてる時は，もっとも敏感部分をあてる．一般には指頭よりも指腹が敏感な人が多いが，これにこだわることはない．ただし，自分の指先の拍動を感じる人は，自分の脈か患者の脈か分からないことがあるので指腹で診るのがよい」[17]とある．

著者らは，指頭で診た場合に各施術者間で診断結果が不一致になることが多いというこれまでの指導経験から，すべて指腹全体で診ることに統一している．指頭での脈診結果の不一致の原因の1つに，双管脈の存在があることは先に述べたとおりである．

脈診の前段階として，患者の橈骨動脈が双管脈や反関の脈（脈が寸口をめぐらず陽明大

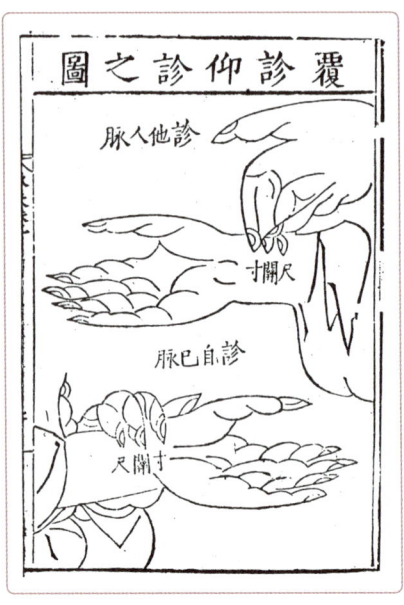

図 3-38 『図註王叔和脈訣』にみられる脈診図

腸経の側へ寄って走行する）か否かをチェックしておくとよい．反関の脈の場合は，その側の六部定位による脈診を断念する．双管脈であれば，程度にもよるが，指腹全体で脈診を行うことで六部定位脈診が可能である．

すでに述べたように，健常成人の3分の1に双管脈があるが，長い脈診の歴史のなかで，これまで何の支障も起こっていなかったことからも，あまり双管脈に神経質になる必要はなさそうである．たとえ双管脈であっても，指腹全体が脈状を総和として感受するからである[12]．

中国の古き時代でも脈診が指腹で行われていたと推測できる図が『図註王叔和脈訣』（張世賢，1510年）にある．「覆診仰診の圖」（図 3-38）[44]がそれである．これには，患者に対する脈診図「他人脈診」と自己に対する脈診図「自己脈診」が描かれているが，いずれの図からも遠位指節間関節が伸展していることがわかる．もし，指頭で脈診を行おうとすれば，遠位指節間関節を屈曲しなければならないはずである．

また，『難経集註』十八難の挿入図（図 3-39）[39]にみられる爪の長さにも注目したい．この手が患者のものだけと限定することはできない．もし，施術者がこの指の指頭で脈診を行おうとするとこの爪が邪魔になるが，指腹での脈診であれば支障ないだろう．

ここでも指腹で診るしかないと推測できるのである．

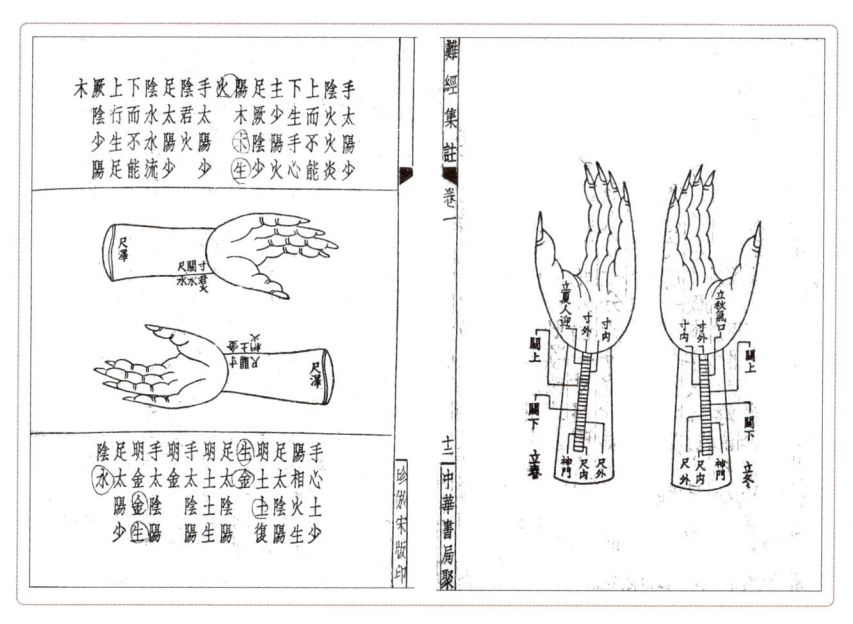

図 3-39 『難経集註』（十八難）にある挿入図

13 感覚的アプローチ

　脈診感覚を磨くために，自己脈診を習得し，日常の自分の体調の変化と脈の変化をリンクさせる．そのためには，毎日できるだけ自分の脈を診る習慣をつける．
　自己脈診の方法に，いわゆる脈診法を習得するこつが集約されているとも過言ではない．

1）基本的な自己脈診の形

　昔から脈診法を習得するうえで，自己脈診が活用されていたことは『図註王叔和脈訣』の「覆診仰診の圖」（図3-38）[44]に自己脈診が描かれていることからもうかがえる．しかし意外なことではあるが，これまで自分の脈を自分で診る自己脈診の具体的な方法について記載された書物がない．
　著者らは，自己脈診の形と方法を統一し，「脈診習得法」に取り入れている．
　自分の脈を診るときは，両手をいちどに診ることはできないので，右手の脈は左手で，左手の脈は右手で診ることになる．この場合に，陽池穴に母指球を当てる方法と陽池穴に母指（指腹や指節間関節部）を当てる方法の2方式を採用している．どちらの方法の利点も捨てがたいからである．
　陽池穴に母指球を当てる方法から説明する．例は右手の脈を左手で診る方法である．左手の脈を診る場合は，左右を逆にする．
　① 右手の陽池穴付近，やや尺側に左手の母指球を当てて，右手の脈診部位に左手の3

指の指腹を当てる．正しい脈診部位に正しく3指が当たっていることを最初にきちんと確認しておく．

② そのまま，自分の胸（やや左寄り）に右手掌の小指球が軽く当たるようにしておく．このとき，右手の母指球は胸板から離れている．留意したいのは，脈診部位が心臓の高さになるようにすることである．

③ 肩の力を抜いた自然な状態になっていること，すなわち手首が屈曲・伸展，外転・内転していないこと，前腕が回外・回内していないことなどを確認する．

④ その姿勢を保持したまま，母指球を利用して3指の指腹をゆっくり沈めていく．

⑤ 押す方向を少しずつ変えながら動脈を底におしつけてもっとも効率的に脈の拍動を止めることができる方向をみつける．その指の沈め方と方向が正しい脈診の圧の加え方である．

⑥ 3指の指腹を皮膚に密着させながら，皮膚から骨までの最短距離をまっすぐな圧を加えて，脈拍を止めることができるようにする．

⑦ 拍動が止まった位置からわずかに指を浮かべて，脈拍を確認してから皮膚から骨までの中央に指を止める．

⑧ そのまま圧をゆっくり抜いていき，皮膚の表面に触れた状態の脈を確認する．

⑨ いくども繰り返し行って，その指の沈め方，指の角度，および押圧の方向を覚える．

陽池穴に母指球を当てる自己脈診の方法は，少し練習すれば，だれでも皮膚に指を密着させるこつや，必要最小限の力で脈を止めるこつなどがつかめる利点がある．日常の自分の脈のチェックはこの方法で十分である．

図3-40は，よくみられるわるい例を示したものである．多いのは，右手が身体から離れ，前腕が回外してしまっている例である．

正しい例（図3-41）では，脈診部位が心臓の高さになり，前腕に無理な力が入っていない．

もう1つの自己脈診の方法は，陽池穴に母指腹や母指指節間関節部を当てて行う方法である．著者らは，この方法は，患者へ行う脈診法の習得のための補助として行うものであると位置づけている．単に自分の脈を診ることが目的であれば，母指球を当てる方法の方が優れているからだ．

陽池穴に母指腹や母指指節間関節部を当てて行う自己脈診は，他者へ行う脈診法の方法と共通するところが多いため，この自己脈診の方法の習得が脈診法の習得につながっていくものである．

この自己脈診では，母指球を当てる自己脈診の状態から，左手の肘を前に突き出すようにして3指の指腹を皮膚に密着させて圧を加えることになる（図3-42）．同じ自己脈診とはいっても，陽池穴に当てる部分が母指球か母指腹かでは形がまるで異なってしまうの

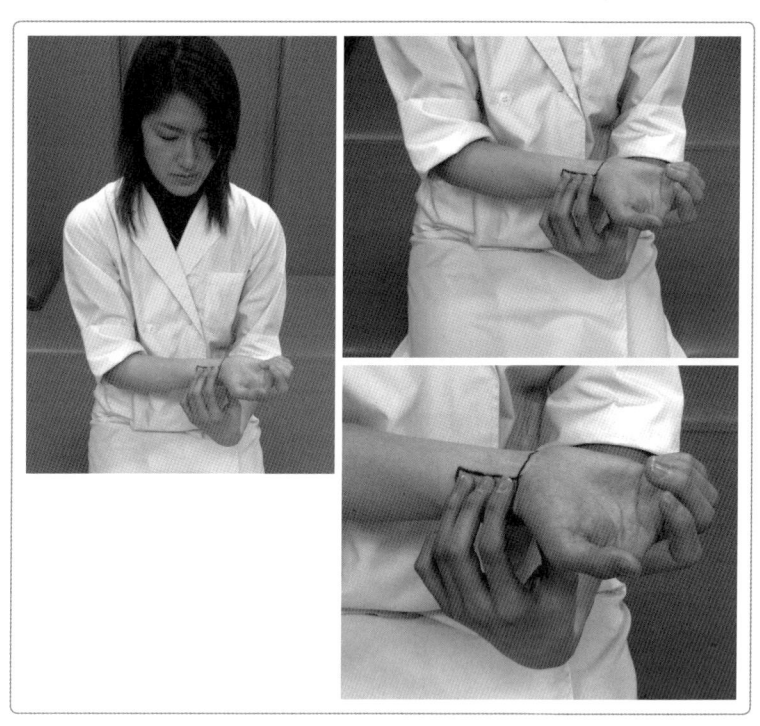

図3-40　一人脈診わるい例
　　　　右手が身体から離れ，前腕が回外している

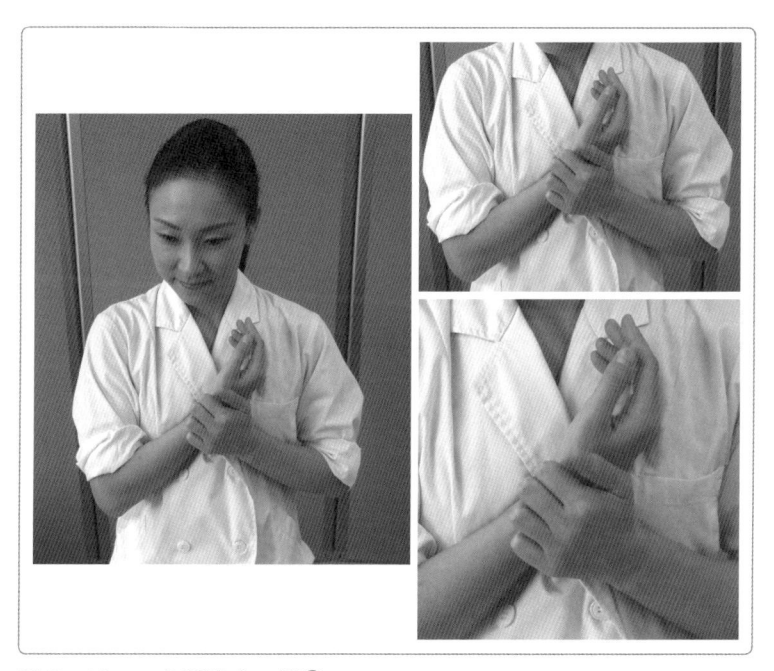

図3-41　一人脈診よい例①
　　　　脈診部位が心臓の高さになり，前腕に無理な力が入っていない

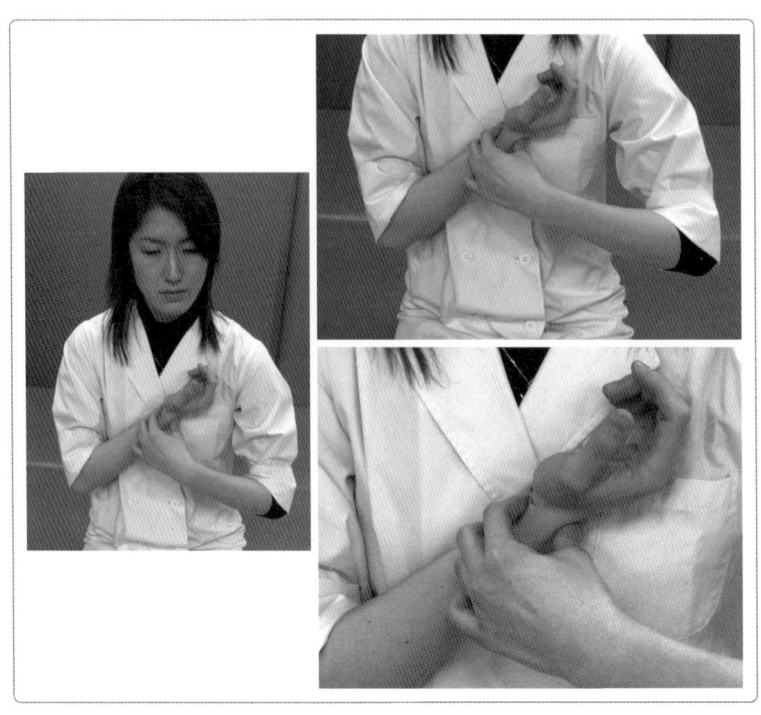

図3-42　一人脈診よい例②
　　　　同じ自己脈診でも，陽池穴に当てる部分が母指球か母指腹
　　　　かでは形が異なってしまう

である．

　初心者がはじめから陽池穴に母指腹を当てて自己脈診の練習を行うと，皮膚から骨までの最短距離にまっすぐな圧を加えて脈拍を止めることができるようになるまでに時間がかかる．しかし，陽池穴に母指球を当てる自己脈診のときに覚えた脈診部位の感覚と指の沈み方を，陽池穴に母指腹を当てる自己脈診においても再現できるように練習することで，脈診時の手首の使い方や指の圧のかけ方を学ぶことができるだろう．そして，そのコツが患者へ行う脈診法を正しく行う秘訣でもある．

　正しい自己脈診ができるようになってくると，押圧する方の指の感覚だけでなく，押圧される方の脈診部位の皮膚の感覚が同時に身についてくる．この正しく押圧されているときの脈診部位の皮膚感覚を養うことは，脈診を指導する側になったときにも非常に有効である．指導になれてくると，練習者が脈診部位に指を置いた時点で，その上手下手がわかるようになるからである．

2) 自己脈診を習慣にする

　自己脈診に習熟したなら，毎日できるだけ自分の脈を診る習慣をつけて，脈診感覚を磨く．

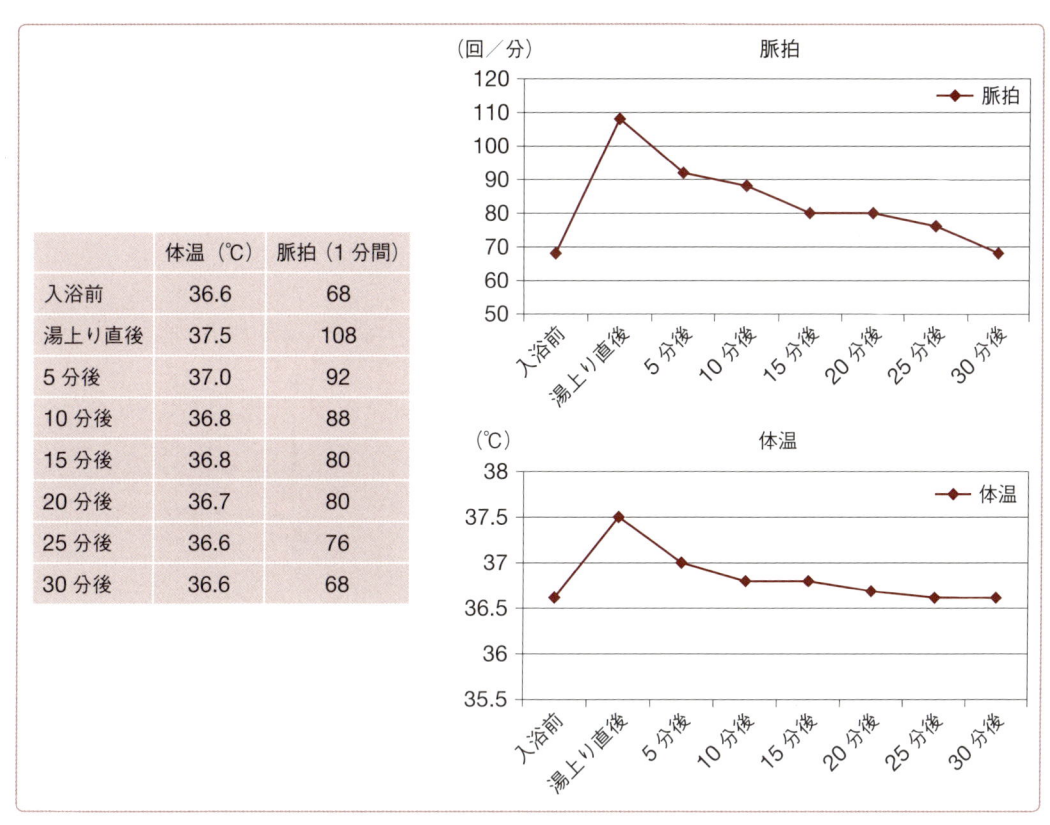

	体温（℃）	脈拍（1分間）
入浴前	36.6	68
湯上り直後	37.5	108
5分後	37.0	92
10分後	36.8	88
15分後	36.8	80
20分後	36.7	80
25分後	36.6	76
30分後	36.6	68

図3-43　脈は日常生活の中で変化している

　ふだんの自分の脈を知ると，脈が体調の変化とどのように関連しているのかがよくわかる．

　日常では，運動・食事・就寝・入浴・排泄・興奮などの前後の脈を比較する．あるいは，風邪のとき，疲れているとき，寝不足のとき，頭痛のとき，腹痛のとき，生理のとき，妊娠したときなどに自分の脈がどう変化するのかを確認することである．

　入浴を例にとると，入浴後の脈は熱のある状態を一時的に作り出す．

　入浴前の体温が平熱である場合でも，風呂上りでは体温が上がっている．著者の場合（2006年7月29日午後12時，耳式体温計により測定した例）は，入浴前36.6℃，坐位の脈拍数68拍であったものが，風呂上り直後に37.5℃（脈拍数108拍）に上昇，5分後37.0℃（脈拍数92拍），10分後36.8℃（脈拍数88拍），15分後36.8℃（脈拍数80拍），20分後36.7℃（脈拍数80拍），25分後36.6℃（脈拍数76拍），30分後36.6℃（脈拍数68拍）と時間を追うごとに平温，平脈に戻っていった（図3-43）．単純な祖脈の遅・数でさえ，日内変動のみならず，日常生活のなかで変化を起こしているのである．このような自己脈診による脈の変化の観察を習慣づけることこそが脈診法の上達の秘訣なのである．

第4章
ステップ2：指の圧の設定（軽按・中按・重按）

1. 脈診部位（寸・関・尺）の正しい深さを把握する
2. 脈診部位の深さと硬さは指の屈伸・開閉で異なる
3. 軽按・中按・重按
4. イメージ的アプローチ
5. 技術的アプローチ
   1) 脈の拍動を止める練習をする
   2) 安定した押圧動作を獲得する
   3) 「双手脈診法」を利用する
   4) 脈診部の深さの中央に指を止める練習をする（中按の圧を覚える）
   5) 寸・関・尺おのおのにおける軽按・中按・重按の圧を知る
   6) 左右の指の圧を均一にする
6. 感覚的アプローチ
   1) 軽按・中按・重按での脈の違いを認識する
   2) 自分の感覚の鈍い指を知る

指を当てる位置が決まったならば，次はその指の深さを決めることが必要である．

脈診部位とその深さを統一することが脈診法を習得するうえで，もっとも重要なことである．同一の部位の同一の深さに指がなければ，統一された脈診結果を得ることができないからだ．

1 脈診部位（寸・関・尺）の正しい深さを把握する

脈診部位における指の深さを習得する第1歩は，まず，脈診部位の表面から底までの深さを寸・関・尺おのおのについて把握することである．

底までの深さをしっかり把握できたならば，その真ん中に指を止めることが容易である．そこが中按の位置であり，その上の層が軽按，下の層が重按である．軽按の最浅層が皮膚に触れた層，重按の最深層が骨からわずかに浮かべた層となる．

祖脈における浮脈・沈脈という脈がどの深さにあるかなどについては次のステップで学ぶので，ここでは脈診部位の深さと指の圧の加え方を重点的に習得する．

❷ 脈診部位の深さと硬さは指の屈伸・開閉で異なる

　脈診部位の深さと硬さが，指の屈伸や開閉によって異なることはあまり知られていない．少林寺拳法（1947年，日本において宗　道臣によって創始）の基本技の1つに，鈎手守法がある．相手に手首をつかまれたときに，自分の全手指を伸ばして掌を張りながら，肘を横腹に付けて次の動作に移るための体勢をつくる方法であるが，このとき，重要なのは手指を伸ばして手を開くことである（図4-1）．そうすることによって「自分の腕を活かす」ことができるとされている．

　すべての手指を伸ばすと，手首部位にある筋肉が緊張すると同時に手首が太くなる．実際に自分の手首をもう片方の手でつかんだ状態で，全指を曲げた時と伸ばした時で手首がどのように変化しているのか確かめてみてほしい．脈診部位の深さと硬さが，指を閉じた状態（図4-2）と開いた状態（図4-3）では，まったく違うのだということを感じ取ることができるだろう．

　このような現象を把握できると，脈診時の患者の指と手首の状態をいつも一定にしておかなければならないことが認識できる．著者らは，患者に指の力を抜かせ，自然にやや屈曲した状態で診ることに決めている．自己脈診の場合も同様である．

　どうしても指の力が抜けないような緊張症の患者には，いちどグッと拳を握りしめさせてから，脱力させる．あるいは，パッと指と掌を開いてもらってから脱力させて，自然な状態をつくらせるなどの工夫が必要である．

　いずれにしても，脈診はいつも同一部位を同一肢位，同一姿勢で診るように努めるべき

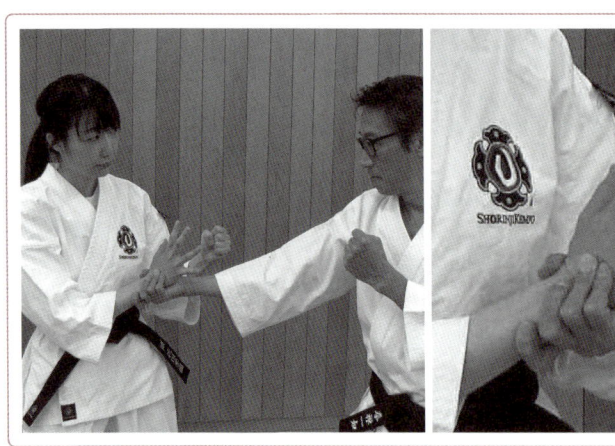

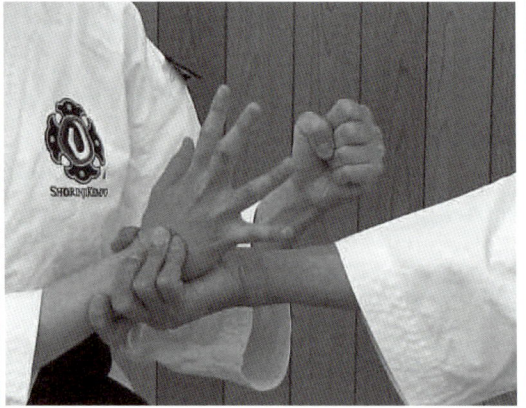

図4-1　鈎手守法

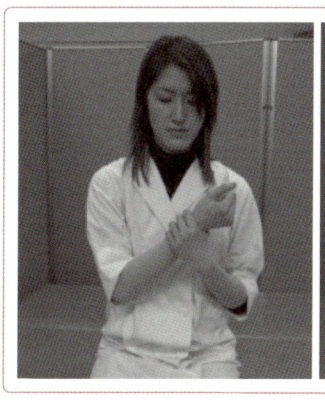

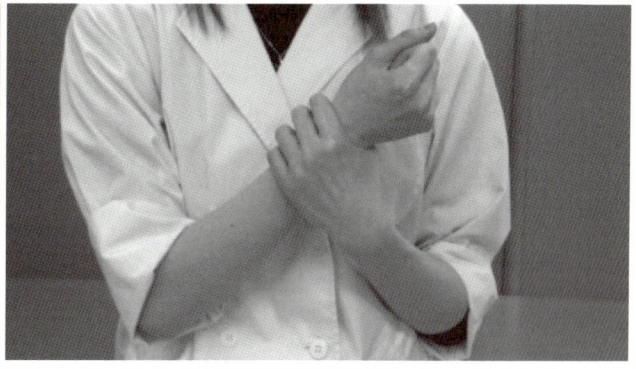

図 4-2　指を閉じれば手首は細くなる

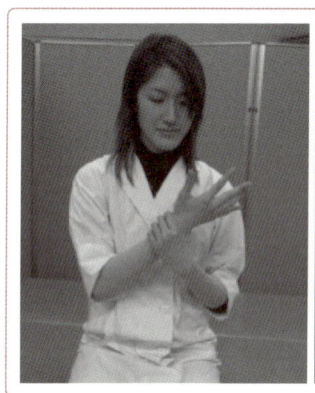

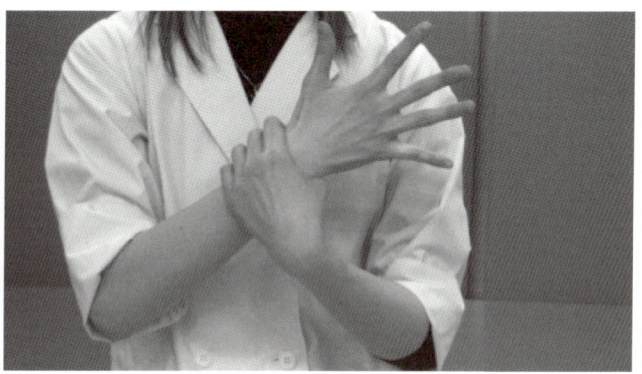

図 4-3　指を開けば手首は太くなる

である．

③ 軽按・中按・重按

　従来，日本の伝統鍼灸では指の圧のかけ方の3圧を「浮」・「中」・「沈」と呼称していた．ここでいう「浮」は浅い所を診るための「指を浮かべた圧」，「沈」は深い所を診るための「指を沈めた圧」という意味である．

　経絡治療学会では，この指の圧の「浮」・「中」・「沈」と脈状でいう浮脈・沈脈の「浮」・「沈」との混同をさけるために，指の圧の「浮」を「軽按」，「沈」を「重按」と呼ぶことになっている[17]．本書でも，「軽按」・「中按」・「重按」と呼ぶことにする．

④ イメージ的アプローチ

　脈診部位の表面から底までの深さを横断面（図 1-10）と矢状面（図 1-11）の両面か

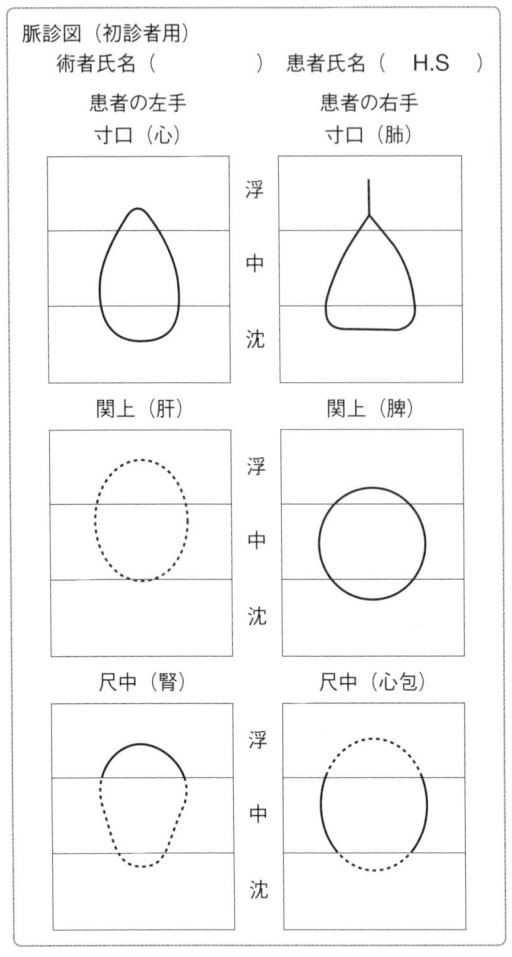

図4-4 「脈診図」の作成例（3層を全体としてとらえて記入する）

図4-5 「脈診図」の作成例（3層おのおのに記入する）

らイメージし，寸・関・尺おのおのについて深さの違いと指の沈み具合を習得する．その深さを軽按・中按・重按の3層で把握する．

　ここで感じた脈のイメージを横断面でとらえた脈診図に書き入れて，脈状を表現することができるようにする．

　このステップでの脈診図の作成練習は，最初のうちは，左右の寸・関・尺おのおのについて脈診図（図4-4）に描く練習を行う．

　作図に慣れてきたなら，次の段階として寸・関・尺おのおのについて軽按・中按・重按の3層の脈診図（図4-5）を作成して，より細かな情報を記録するようにしていく．そうすることで，軽按・中按・重按，それぞれの層で脈の感じ方が異なることを体得できるようになる．

5　技術的アプローチ

1）脈の拍動を止める練習をする

　脈診部の寸・関・尺のおのおのの深さ（脈幅）を把握するためには，必要最小限の圧を加えて3指の指腹で感じている動脈の拍動を完全に止めることができるようにしなければならない．その指の深さが脈診部の深さになるからである．

　ところが，この動脈の拍動を完全に止めるということはそう簡単ではない．

　寸・関・尺の3部で打っている拍動をすべて止めようとすると，どうしても指に力が入ってしまう．圧する指に力が入っていると，押圧されている患者の皮膚や結合組織，血管までもが緊張し，硬くなってしまう．この現象は押圧に対抗して起こる人体の自己防衛反応とも考えられるものであるが，そのような状態では正しい脈診はできない．

　すなわち，指の力を入れずに，しかも必要以上の圧を加えずに，拍動を止めることができなければならない．そのためには，指が動脈に向って垂直に皮膚表面から底までの最短距離を沈んでいくことや，3指が脈診部寸・関・尺の底に同時に着くことが必要となる．

2）安定した押圧動作を獲得する

　押圧中の動作が動揺することなく，安定した状態を保つこと．

　皮膚面に軽く触れた状態の指を，骨（脈診部位の底）まで沈めていくわけであるが，この時のスピードがつねに一定になっているように留意する．また，脈診部の皮膚に当てた指腹の面が，軽按→中按→重按と沈めていくなかで，つねにぴったり密着している状態であることも大切なことである．

3）「双手脈診法」を利用する

　脈の拍動を止めるときの指の力が抜けた状態での指腹の沈み方を習得するために，著者らは今村が提唱した双手脈診法[45]を利用している．今村式双手脈診法（図4-6）は，左右の指を重ねて脈診部位の皮膚に接している指の力を入れずに，圧を加えていく方法である．

　次に双手脈診法の実際を今村の言葉で引用させていただく．

　「脉手：脉手とは患者の脉を診る術者の手のこと．患者の右寸口部を診る時は脉手は左となる．

　圧迫手：圧迫手とは脉手の母指及び三指を圧迫及び三指を圧迫する術者の手のこと．

　① 脉手の母指を患者の陽池穴部に当て，脉手の示・中・環指を患者の寸関尺部に当てる．圧迫手の母指腹を脉手の母指指節間関節頭に当て，同じく圧迫手の示・中・環指の末節節間関節頭に当てる．

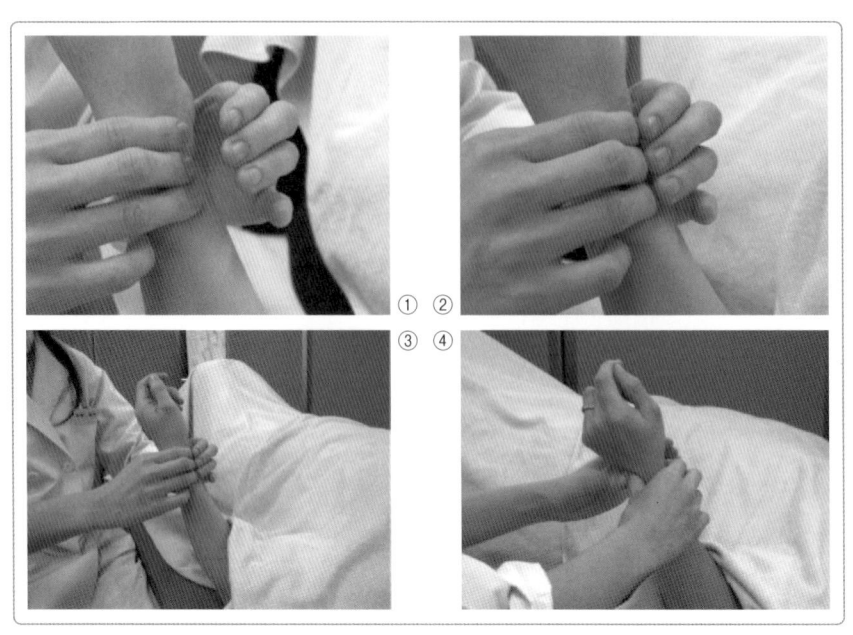

図4-6　双手脈診の方法

② 力を加える指（圧迫する指）は，脈手の母指（従って患者の陽池穴部を圧迫することになる）と，圧迫手の示・中・環指（従って脈手の示・中・環指を圧迫することになる）と，圧迫手の母指である（従って脈手の母指を圧迫することになる）
③ 反対に脈手の示・中・環指は患者の脈手に軽くおいたままで，決して指に力を入れない——脈を圧迫しないのである．
④ 場合によっては，脈手と圧迫手の母指の位置を逆にして脈診することもある．このときは母指の位置は陽谿穴附近になる．

要するに脈手及び圧迫手の母指と，圧迫手の三指で脈を診る積りでやればよいのである．

本法では六部同時に診ることはできないので，患者の反対側の脈診をするときは術者が位置を移動する必要がある」[45]

「双手脈診法」を用い，皮膚に接している指の力を完全に抜き，上から当てた指の圧をゆっくり加えていく．底までまっすぐに沈めていくと，それほど強い力を入れなくても，脈がピタリと止まることがわかる．

今度は，この左右の手を使って行う方法により習得した指の沈み方を片手だけで行えるように練習する．

最終的には，左右寸口部を同時に診ることができなければならない．そのためには，双手脈診法で，指腹の力を抜いた状態で指を沈めていく感覚，方向，力度などを体得し，そ

の方法をもう片方の手を使わないで再現できるようにする．自己脈診で習得した指や手首の使い方をここでも活かすことである．

4）脈診部の深さの中央に指を止める練習をする（中按の圧を覚える）

　脈診部位の深さを把握することができたならば，次に表面から底までの深さの中央に指を止める練習をする．底に沈めた指を中央と思える部位まで引き上げ，その脈状を覚える．こんどは皮膚の表面まで指を上げて，そこから中央まで沈める．そこで感じる脈状がさきほどの底から引き上げて診た脈状と同じでなければ，もういちど底からの中央までのアプローチを試みる．これを繰り返して，脈状が一致し，かつ皮膚の表面からの距離と底からの距離が同じになる部位を中央と設定する．そこが指の圧における中按の位置である．中按の層の厚さを深さ全体の約1/3に設定し，その上1/3が軽按，下1/3が重按である．そして，軽按の最浅層は皮膚に軽く触れた層，重按の最深層は動脈の拍動が止まっていた底からわずかに浮かべた層となる．著者らは，軽按，重按の診断にこの最浅層と最深層を重視している．次のステップである祖脈診「浮・沈」の習得に直接つながるものだからである．

　総按，すなわち3指同時に圧を加えながら六部全体の中按の位置をみつけたら，そこから浮位へあるいは沈位へと圧のかけ方を繰り返し練習し，軽按・中按・重按の圧を指腹に覚え込ませる．

5）寸・関・尺おのおのにおける軽按・中按・重按の圧を知る

　次に，六部全体ではなく，脈診部の寸・関・尺おのおのにおける軽按・中按・重按の圧の違いを指腹に覚え込ませる．示指，中指，薬指1本ずつ圧を加える単按という技術も併用するとよい．この場合も，各指腹を患者の脈診部位の皮膚に密着させることは同じである．

　底までの深さが，寸口よりも関上，関上よりも尺中と深くなる（図1-11）ため，当然，指を沈める強さ（深さ）も寸口よりも関上，関上よりも尺中と大きくなる．くわしくはステップ3の浮・沈の項で述べるが，脈診施術者は，この寸・関・尺の底までの深さの違いが，一般に知られているよりもずっと大きいことを認識していなければならない．

6）左右の指の圧を均一にする

　脈診時の指の沈め方を学ぶなかで習得しておきたいことは，左右の指を同時に沈めていくとき，左右の寸・関・尺のそれぞれの指の圧を均一とすることである．

　意識しなければ，右利きの施術者は右の指の圧が強くなり，左利きの施術者は左の指の圧が強くなってしまうものである．

右利きの施術者も左利きの施術者も左右の示指，中指，薬指の圧がそれぞれ同じになるように，是正しておくことが大切である．

❻ 感覚的アプローチ

1）軽按・中按・重按での脈の違いを認識する

　寸・関・尺おのおのを診る以前に，動脈全体を連続した1本の流れとして感じとることができる（図1-12）ようにする．そのうえで，指の圧が変わることで脈状が異なるということを認識する．また，その脈の変化が，指がどの深さになったときに起こるかを診る．その脈状が変わる深さが軽按・中按・重按の深さであるからである．

　中按の位置から軽按へ，また中按へ戻し，今度は重按へと圧を変えて，軽按・中按・重按での脈状を感じとる．

　脈の感じ方の典型的な例をあえて形と言葉で表すなら，軽按で「ぱこぱこ・ふわふわ」であった脈が，中按では「どくどく・ぱくぱく」という脈になり，重按では「つっつっ・しゅっしゅっ」という感じの脈に変わる（図4-7）．

　軽按での脈と重按での脈の違いは，陰陽の脈の違いでもある．軽按の脈は陽を，重按の脈は陰を表す．

　また，脈診感覚の訓練として，3つの指腹を横切る動脈の流れに沿った横方向（図4-8）と，指を突き上げてくる脈の縦方向（図4-9）の2つのベクトルに分けて診ることにも挑戦してみたい．

　指を突き上げてくる脈は，動脈の壁を垂直に押し上げる拍動である．軽按・中按・重按での脈の感じ方の違いは，この縦の脈の動きに専念して感じ取るとよくわかる．

　指を突き上げてくる脈動を各指で別々に感じることが，寸・関・尺の脈診である．この脈診感覚に慣れてきたならば，寸・関・尺のおのおのについて軽按・中按・重按での脈の違いを認識することができるようになっているはずである．

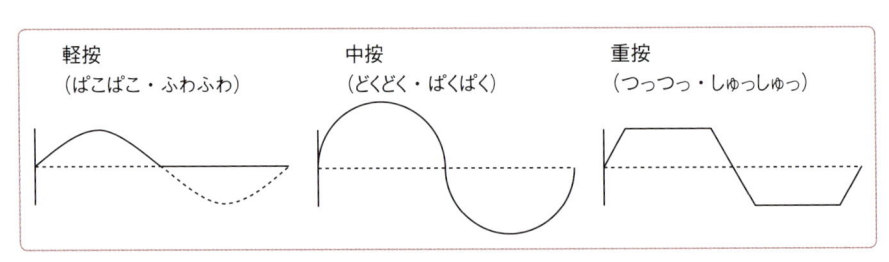

図4-7　按圧の深さによる脈状の変化の例

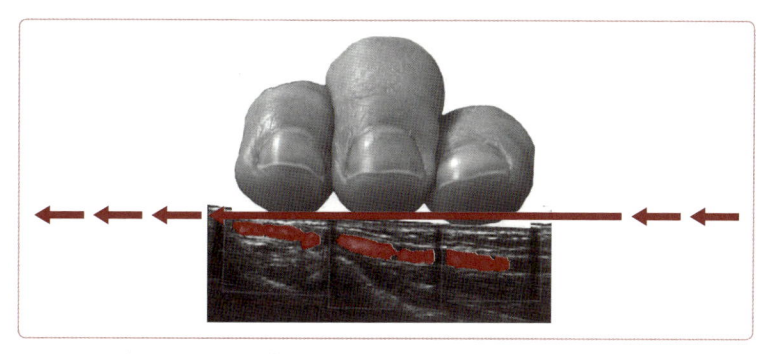

図4-8　動脈の流れを意識する脈診感覚訓練

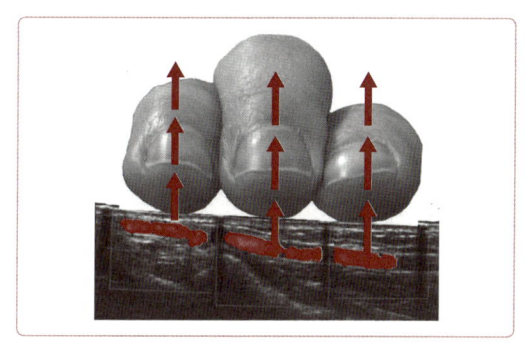

図4-9　指に対する動脈の拍動を意識する脈診感覚訓練

2）自分の感覚の鈍い指を知る

　個人差もあるが，人には敏感な指と鈍感な指があり，左右の示指，中指，薬指の指腹の感覚はすべて同じではない．

　寸・関・尺のおのおのにおける脈診を行うには，脈診時の自分の感覚の鈍い指を知ったうえで，それを考慮に入れた是正を行うことが必要になってくる．

　自分の鈍い指を知ったならば，日ごろからその指の感覚を鍛えていくとともにその指に集中して脈診練習を行うように心がける．この鈍感な指と他の指との感覚差を是正して診ることができるようにしていくことである．

第5章
ステップ3：
祖脈診の1（浮・沈）

1. 祖脈について
2. 再現性のある祖脈診をめざす
3. イメージ的アプローチと"浮・沈スケール"
4. 脈診図による視覚的把握
5. 浮・沈の深さの尺度―先人のとらえ方―
6. 寸・関・尺の深さの差を是正すること
7. 浮・沈スケール脈診図について
8. 浮・沈スケール脈診図の運用法
    1) 手順　2) 記入方法　3) 判定基準　4) 実例
9. 浮・沈スケール脈診図運用のメリット
10. 技術的アプローチ
11. 感覚的アプローチ
12. （付記）浮脈・沈脈を呈しているときの血管の位置について
    1) 同一人で脈状が浮いたり，沈んだりする
    2) 浮脈・沈脈の病理と人の感覚閾値(いきち)の特異性

　ステップ3は，祖脈（浮・沈，遅・数）の習得を目指す．ここでは練習方法を，祖脈（浮・沈）と祖脈（遅・数）に分けて記す．まず，祖脈の1として浮脈・沈脈について習得する．

❶ 祖脈について

　祖脈とは，脈の構成要素のことである．脈の構成要素には，脈の深さと脈の速さ，脈の強さ，脈の大きさ，脈の抵抗度，脈のリズムなどがあるが，そのうち，脈の深さ（浮・沈）と脈の速さ（遅・数）を四祖脈，それに，脈の強さ（虚・実）を加えて六祖脈と呼ばれている．

　祖脈は日本で生まれた用語であると思われるが，その概念は『三因極一病証方論（三因方）』（陳言，1174年）にみられる．『三因方』には「有博有約，博則二十四字，不濫絲毫，

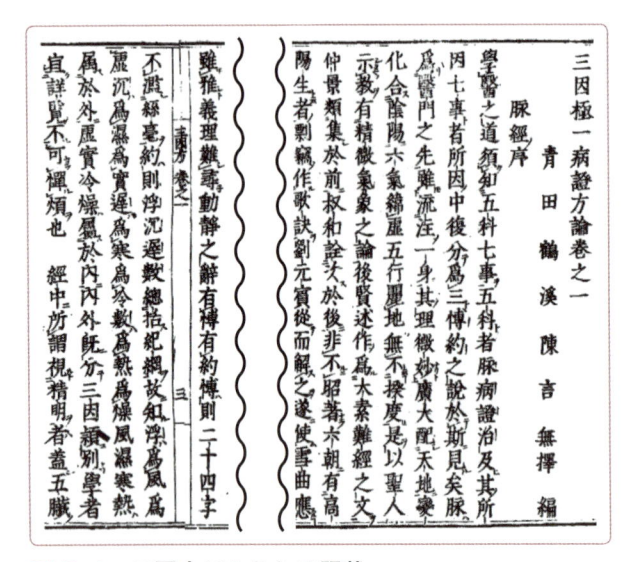

図 5-1　三因方にみられる記載

図 5-2　『鍼灸抜萃』の「祖脈」の記載

約則浮沈遅數，總括綱紀．故知浮爲風爲虛，沈爲濕爲實，遲爲寒爲冷，數爲熱爲燥．風濕寒熱屬於外，虛實冷燥屬於内」[46)]とある（図5-1）[46)]．脈診は博（ひろ）く診ても，約（つづ）めて診てもよい．博く診るとは24脈を診ることであり，約めて診るとは浮・沈・遅・数を診ることである．これは脈診を総括した綱紀であるというのである．ただし，続く「浮脈は風が原因で虚となる．沈は湿が原因で実となる．遅は寒が原因で冷となる．数は熱が原因で燥となる．風湿寒熱は外邪に属し，虚実冷燥は体内の状態に属す」という記載から，この総括綱紀脈診は，病因とそれによって起こる体の異常状態を判別する方法として用いられていたことがわかる．なお，『三因方』ではこれらの脈診を行う部位を，左関上の前1分の"人迎"と右関上の前1分の"気口"に規定している．

　祖脈という言葉が最初に登場するのは，江戸時代，喜運院子芮の編（1676年）による『鍼灸抜萃』（図5-2）[47)]である．ここでは，「（浮・沈・遅・数）此四ノ脉ヲ以テ一切ノ脉ノヲヤカタトスルナリ故ニ祖脉ト云祖ハヲヤカタトヨムユヘナリ」[47)]とあるように，"一切の脈のおやかた"として，祖脈（浮・沈，遅・数）を位置づけている．

　『増補脈論口訣』（著者不明，1683年）の「巻之二・四脉ノ辨察」にも，「當流四ノ脉ヲ第一ノ口訣トス．其ノ四ハ浮沉遅數也．此脉ニテ一千七百三十六病ヲ診知ル事明ナリ．四脉ヲ祖爲ト云事，是右ニ云ノ如七表八裏九道合テ二十四脉其外脉ノ姿多シトイヘドモ此四ノ脉ヲ以テ一切ノヲヤカタトスル也」[48)]と同様の記載がみられ，これ以降の日本では，「祖脈」は，脈状の要素，脈診における核として定着していく．

　現在でも浮・沈，遅・数を祖脈とする説がもっとも一般的である[49)]．

2 再現性のある祖脈診をめざす

　祖脈はもっとも基本になる脈状であり，従来比較的容易に習得できるとされ[50]，脈診に関する多くの書物も，はじめからできることが前提で話が進んでいく．しかし，本当に祖脈は特別な訓練なくしてもできることが当然だといえるのだろうか．浮・沈，遅・数の四祖脈でさえ，実際には，浮でも沈でもない「中」，遅でも数でもない「平」もあるので，少なくとも浮・中・沈と遅・平・数の3×3の9パターンの判別が必要になる．これを一般的に用いられている浮・やや浮・中・やや沈・沈と遅・やや遅・平・やや数・数となると，5×5の25パターンになり，診断すべきパターン数は，肝虚証・脾虚証・肺虚証・腎虚証の4パターン，あるいは寒熱を入れたとしても，8パターンになる六部定位脈診よりも多くなる．しかも，浮と中，中と沈，遅と平，平と数の境界が曖昧で，どこに線引きをしたらいいのかも，具体的な数値で記載された文献も見当たらない．そして実際に行ってみても，脈が極端な場合を除いて，祖脈がだれにでも簡単にできるものではないことを痛感せざるをえない．祖脈は簡単と，みくびったり，甘くみたりしてはいけない．

　著者らは祖脈診の再現性を目指して，すべての人が共有できるスケールの必要性を強く感じ，「祖脈診スケール」を作成することにした．

3 イメージ的アプローチと"浮・沈スケール"

　『脈経』の冒頭の章である「巻之一・脈形状指下秘訣第一」[51, 52]は，脈を24種類に分類し，その脈状について解説している．現在，経絡治療学会では，その後に加えられた脈を加えて，30種類の脈[17]を採用している．しかし，その基本となる脈が祖脈である．ここで，留意しておきたいことは，「祖脈でいう浮沈，遅数，虚実の脈は，脈状でいう脈とは少し意味が違う」[17]ということである．たとえば，24脈でいう浮脈は「これを挙げて有余，これを按じて不足」[51, 52]，沈脈は「これを挙げて不足，これを按じて有余」[51, 52]と定義付けられているが，ここで定義されている「浮脈」，「沈脈」は固有名詞としての脈状であり，脈の構成要素である祖脈としての「浮脈」，「沈脈」ではない．

　「祖脈」という言葉を最初に用いた『鍼灸抜萃』の「浮にして力あるは風」，「浮にして力なきは虚」，「沈にして力あるは積（しゃく）」，「沈にして力なきは気」[47]や『増補脈論口訣』の「浮にして力あるは風」，「浮にして力なきは虚」，「沈にして力あるは実」，「沈にして力なきは湿」[48]の記載からも，「浮」・「沈」と「虚（力なき）」・「実（力ある）」は別の要素として扱われている．

　これらから，浮・沈の判定は，虚実と切り離して判定するべきもので，脈が一番強く打っている部分が真ん中よりも上なのか下なのかで診るべきではないことがわかる．

すなわち，祖脈でいう浮脈，沈脈はすべての脈の祖，もとになるもの，構成要素としての脈をいうので，単純に脈位が浅いのか，深いのかを指しているにすぎない．

そのため，祖脈診の浮・沈の判定は，皮毛→骨までの深さ全体のなかで，脈は浮いているのか沈んでいるのかで行うべきであろう．浮いている脈を浮脈，沈んでいる脈を沈脈というのだ．

祖脈の浮・沈脈診を習得するためのイメージ的アプローチとしての練習は，脈診部位の寸・関・尺おのおのについて表面から底までの深さを5層で把握し，再現性のある浮・沈スケールの作成が確実に行えるようにすることである．

次から浮・沈スケールの作成経緯と運用の実際について述べていく．

4 脈診図による視覚的把握

祖脈の浮・沈の診断も極端な場合を除くと，以前は，著者ら脈診研究班での脈診の訓練を1年間毎日続けてきた脈診施術者でも毎回，同一患者における診断が，教員の出した正解と一致するのは困難であった．しかし，1998年度入学生のなかから，毎週テストを繰り返しているうち，2000年には毎回かならず合格する2人の学生施術者が出現した．この2人を選抜メンバーとして，祖脈診の代表として研究に当ってもらったが，2人の診断は毎回遅・数はもとより，浮・沈の診断の結果まで教員と同じであった．しかも興味深いことに2人に，個別に書いてもらった同一患者における脈診図は，ほとんど同じになっていたのである（図5-3）．

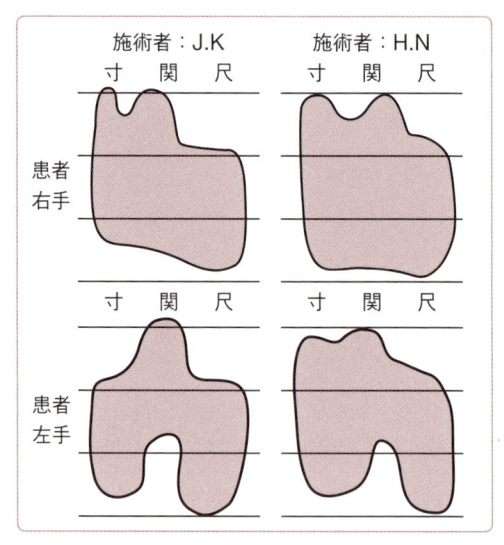

図5-3 選抜された2名の検者による同一被験者の記録表

これらの図は従来の脈診図に書き入れていたほかの脈診班員の脈図とは，まったく違うパターンを示していた．一般の学生脈診施術者が祖脈診の正解率の向上ができずに苦しむなかで，なぜ2人は百発百中当てることができるのか？

　実はこの図の描き方に毎回正解を出す2人の秘密があったのである．ではこの図は今までの脈診図とどこがどう違うというのか？

　実は，これまでの図では，寸・関・尺が別々に分断された状態で描かれていたが，この図では寸・関・尺の脈を連続したものとしてとらえられていた．

脈診図実用化の流れ

　これまでも脈診の結果を図示しようという試みは多くの先達によってなされてきた．その代表的なものは，脈診図として現在もっともよく使用されている本間祥白著『誰にもわかる経絡治療講話』のものである（図5-4）[53]．そのほかにも，指尖容積脈波計や橈骨動脈圧脈波計での波形を脈診に取り入れたものがある[54,55]．最近の中医学関係の書物[20,56]にも，この脈波計図に影響を受けた脈象図（図5-5）がみられるようになってきた．著者らも肩こりについて指尖容積脈波計を指標にした報告をし[57]，そのころから，校正脈波計を装備するなどの工夫を重ねながら指尖容積脈波の安定性と再現性を目指してきたが，客観性をもたせることがむずかしいとわかった．しかも，指尖容積脈波と数・遅以外の脈診の診断結果との間に有意な相関を見出すことはできなかった．それはともかくとして，脈波計による表示は脈のリズムを表現するのにはたしかに便利ではあるが，浮・沈についてはかならずしもわかりやすいとはいえない．これをもし，人の手で図示するとなる

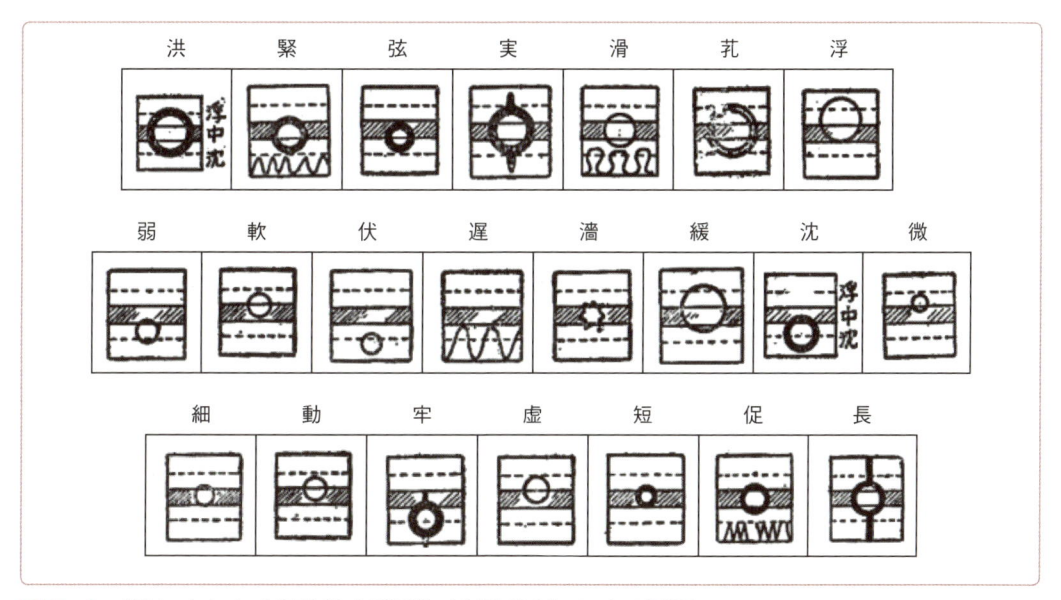

図5-4　『誰にもわかる経絡治療講話』（本間祥白）にみる脈図

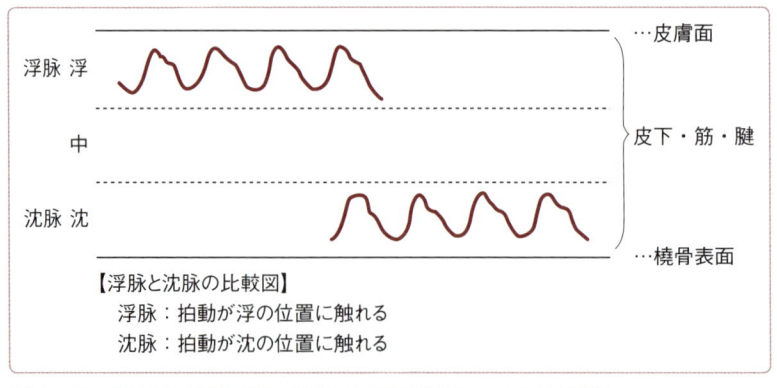

図5-5 『新中医診断学』（広東中医学院編）にみる脈図

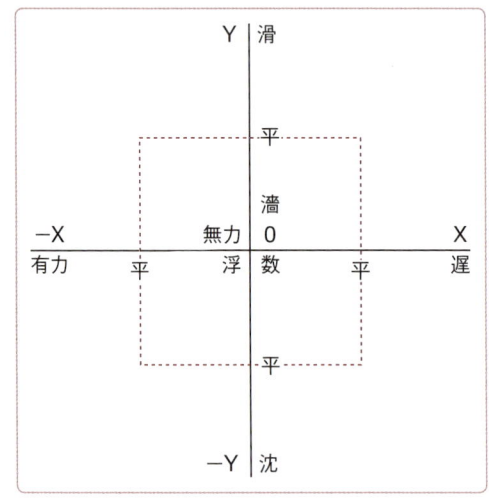

図5-6 井上雅文の脈図（脈状診の研究，自然社，1980より）

と少なくとも祖脈の診断ができることが前提となってくる．
　一方，井上雅文は『脈状診の研究』[58)]で脈の形状を脈図で表わすのではなく，座標のX軸とY軸に浮・沈，遅・数，滑・濇，虚・実を記入する方法（図5-6）を試み，24脈のうち19脈の表示に成功しているが，これも祖脈診が完全にできるというのが前提となっていて，そこから先の話である．つまり，初心者が用いることは困難といえる．
　したがって，いままでの脈診図のなかでもっとも脈の状態のイメージが把握しやすく，しかも実用的なものと考えられるのは，なんといっても本間らの考案したものだといえる．本間は24脈の脈状譜図をおのおの1つの図で現わし，この図を左右の寸・関・尺に当てはめることによって，六部定位脈診に応用し，基本証の脈がビジュアルに把握できるようにした（図5-4）[53)]．脈状を図示するという発想は古く，『察病指南』（施発，1241年）にその原型（図5-7）[59)]がみられ，同様のものが『増補脈論口訣』（図5-8）など，日本の

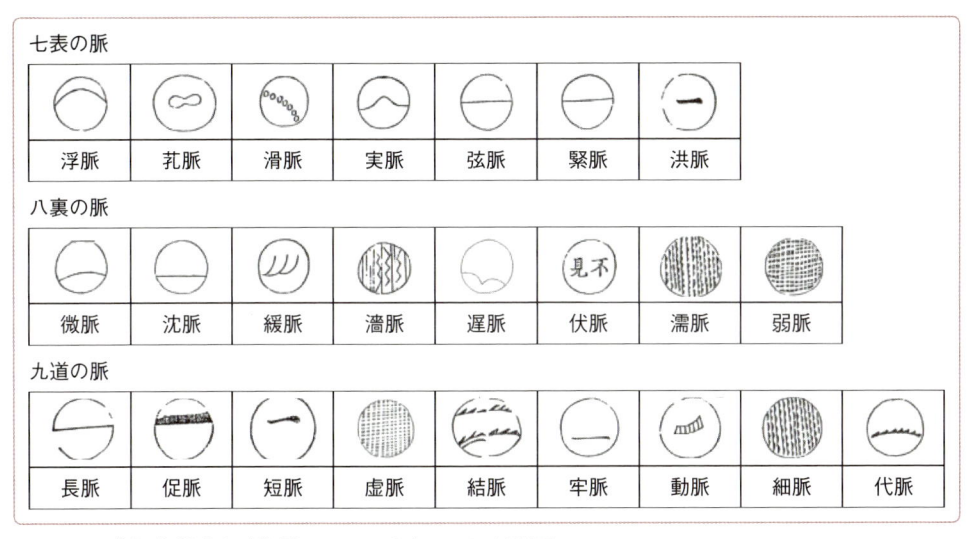

図 5-7 『察病指南』（施発, 1241 年）にみる脈図

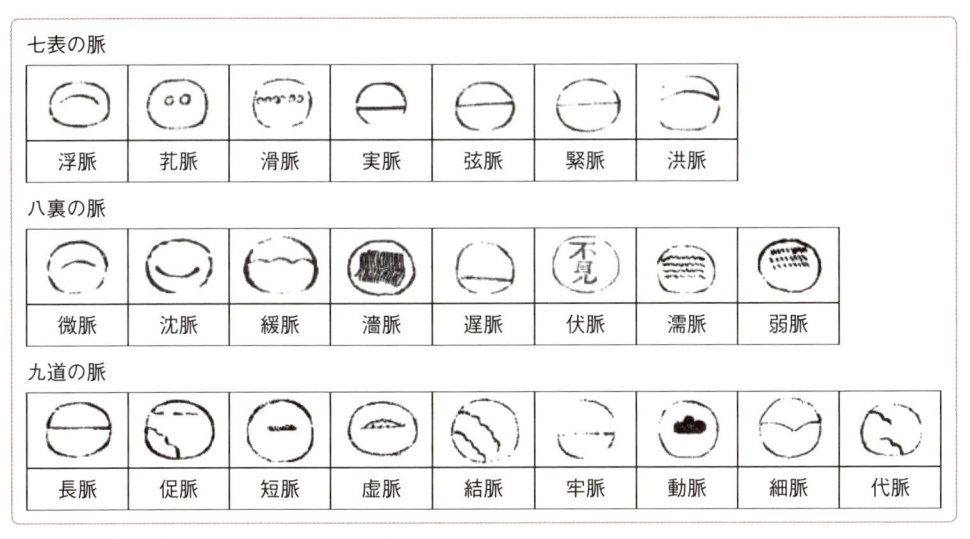

図 5-8 『増補脈論口訣』（作者不詳, 1683 年）にみる脈図

脈診書にも取り入れられている．

　本間らの図は，これらの脈診図の精度を上げて，浮（軽按）・中（中按）・沈（重按）の3層を表したもので，その実用性から広く普及し，その後の脈の解説書に大きな影響を与えた．山下詢の著した『脈診入門』は，脈診における研究書として好著として定評があるが，その図示法（図 5-9）[49]は本間の脈診図を踏襲している．

　山下詢は，浮・沈に関してこの脈診図を利用して次のような脈診の略図の作成法を記している（図 5-10）[49]．

　① 寸・関・尺の枡目をそれぞれ，浮・中・沈に3等分する．

　② 浮と中をもって浮部とし，沈と中をもって沈部として，中は両方に含まれるものと

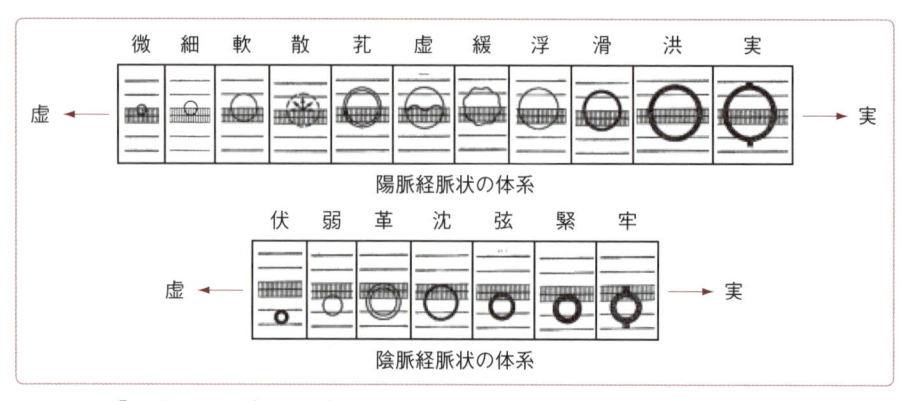

図5-9 『脈診入門』（山下詢）にみる脈図（医歯薬出版，1982年より）

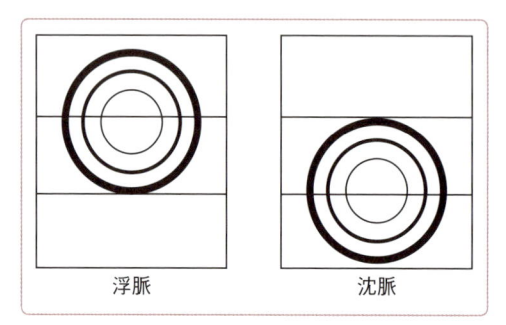

図5-10 山下の「脈診図」記入例（山下詢：脈診入門，医歯薬出版，1982より）

する．
③ 枡目の浮・中・沈をそれぞれ3等分して全体を9等分する．
④ 浮脈は上から数えて3.5のところを中心にした円とし，その直径を実脈は5，虚脈は3，中間脈は4としている．
⑤ 沈脈は下から数えて3.5のところを中心にした円とし，その直径を実脈は5，虚脈は3，中間脈は4としている．
⑥ いずれも実脈は太線，虚脈は細線で描く．

『脈診入門』では，浮・中・沈の3部に分ける方法として，このほか中を浮と沈の境界線と考える方法と菽法に基づいて脈の深さを5等分する方法をあげているが，その具体的な作図の方法は示されていない．しかし，これら従来の脈診図はいずれも前腕を輪切りにした断面の中で脈状をとらえようとしたものである．このイメージを，模式的に図示してみた（図5-11）．

これらの方法は，記述のむずかしい脈を視覚的に把握できるという画期的な表現法であるといえる．その意味でも高く評価できるものであり，著者ら研究班でも採用してきたものであるが，寸・関・尺を個々に描かなければならないので寸と関の間，関と尺の間で寸

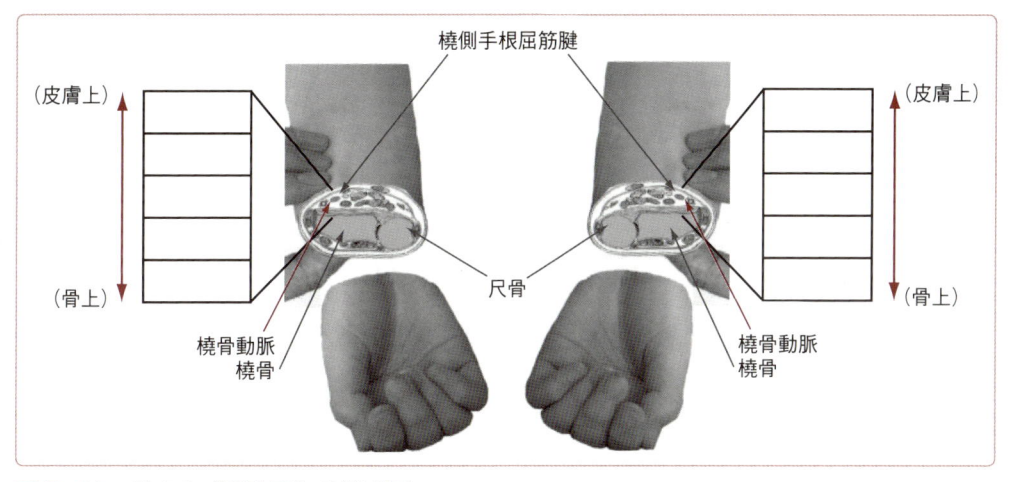

図 5-11　従来の「脈診図」の模式図

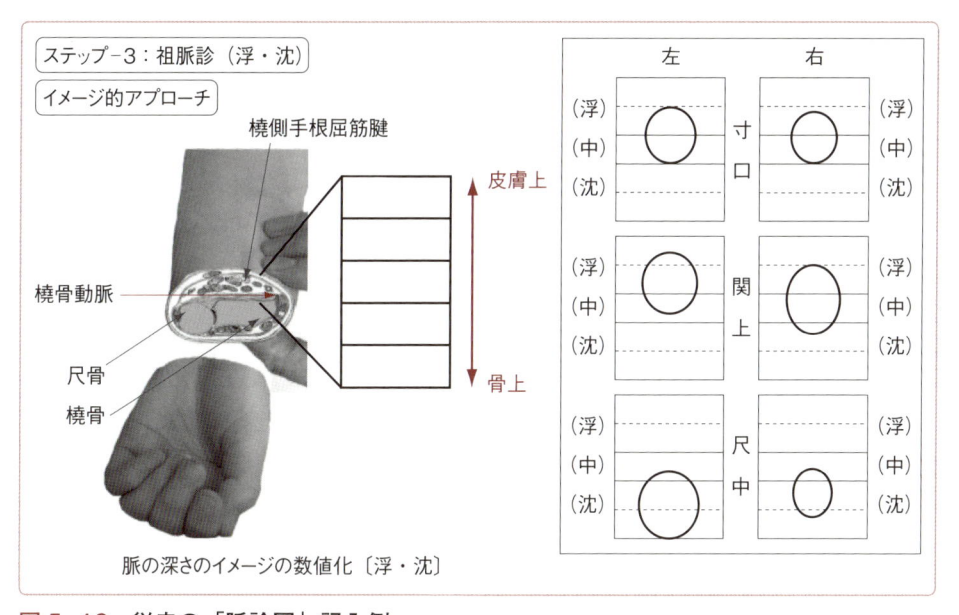

図 5-12　従来の「脈診図」記入例

断された連続性のない図になってしまうことが短所となっていた．すなわち，寸と関あるいは，関と尺で脈の深さが異なるなどの場合，全体としての浮・沈の判定に困ることになる．実は著者ら脈診班の浮・沈診断が不一致になる多くの場合は，患者の脈が寸では"浮"なのに，尺では"沈"を呈しているようなときであった．図 5-12 はその典型例である．

脈の全体像が把握できる脈診図の完成

　この難問を解決する糸口が，選抜メンバーの描いていた図であった．その図をくわしく分析した結果，1つの図のなかに寸・関・尺すべてを包含した全体脈が描かれていたものであることがわかった．それは3本の指で感じた寸・関・尺，それぞれの脈を，浮・沈の

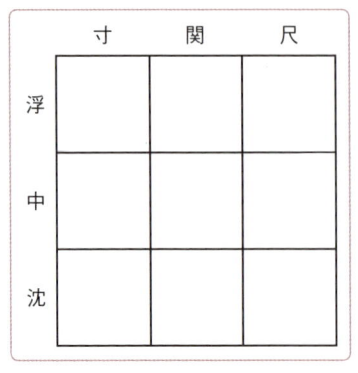

図 5-13　矢状断面をイメージした脈診図

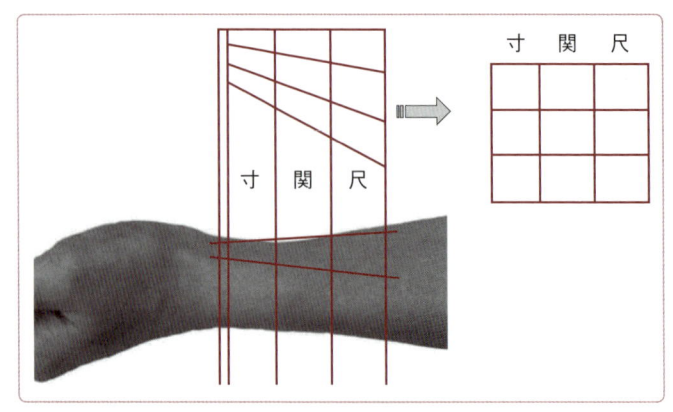

図 5-14　矢状断面でとらえる脈診図

位置を意識しながら1つの図のなかに描いていたのである（図 5-13）．この意味では，前腕の矢状面を模式的に表現したものといえる（図 5-14）．このように描けば，脈の全体像が把握できるので，脈の深さ，浮・沈の位置の総合的な判定が可能となるわけである．

　この図を作成する基本となっているテクニックは，患者の皮膚表面から骨までの深さをきっちりと把握してその中での脈の位置を判断することである．そして，さらにこの方法を発展させて普遍的にだれにでも運用できるようにするためにも，すべての施術者の認識を1つにできる共通のスケール・尺度が必要となったのである．

5　浮・沈の深さの尺度—先人のとらえ方—

　祖脈の浮・沈診断を行うためには，脈診部位の深さを知っておかねばならない．今村は寸口脈診部における局所解剖学の見地から，次のように論じている．

　「寸口脈診部の橈骨動脈は局所解剖学には表層から皮膚，皮下組織，前腕筋膜，橈骨動脈，長母指屈筋腱，方形回内筋，骨膜，橈骨となっている．故に橈骨動脈そのものが，前腕筋膜を破って皮膚，皮下組織に現れたり（浮上転移），逆に橈骨動脈そのものが，長母指屈筋腱や方形回内筋を破って骨部に沈下変位したりすることはあり得ないので，古典人は，浮脈のときは感覚（指頭原始感覚）的に脈があたかも皮膚または皮下組織にあるように感じ，また伏脈のときは，感覚的に脈が骨部にあるように感得したのであろう．」[60]

　脈診を行うものにとって感覚的なファクターが重要であることはいうまでもない．

　『難経』四難では「浮は陽なり，沈は陰なり．故に陰陽と曰う．・・・然るなり，此の言は六脈倶に動ずること有るにあらず．謂る浮・沈，長・短，滑・濇なり」[39, 40]と祖脈診のなかでも浮・沈の診断をもっとも重要なものと位置づけている．また，『難経』十八難に「脉に三部九候あり，おのおの何かをか之を主る．然るなり，三部は寸関尺なり，九候は浮中沈なり・・・伏は脉筋下を行くなり，浮は脉肉上にあって行くなり」[39, 40]とあり，伏脈は

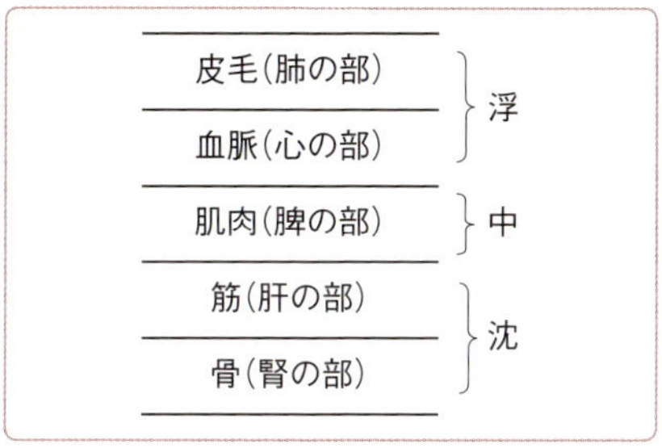

```
          皮毛(肺の部)
                        ┐浮
          血脈(心の部)
                        ┐中
          肌肉(脾の部)
          筋(肝の部)
                        ┐沈
          骨(腎の部)
```

図 5-15 「脈診図」の比較（改変）

筋（肝の部）の下を，浮脈は肌肉（脾の部）の上を流通するものだとしている．この記載から脈の浮中沈は皮毛（肺の部），血脈（心の部），肌肉（脾の部），筋（肝の部），骨（腎の部）の 5 層で診断する必要性を示唆している．

つまり，先人たちは浮・中・沈を，寸・関・尺の部で，5 層の深さを考慮して診断していたものと考えられる（図 5-15）．

❻ 寸・関・尺の深さの差を是正すること

『難経』五難に「脉に軽重あり．初めて脉を持するに三菽の重さの如く皮毛と相得るものは肺の部なり．六菽の重さの如く血脉と相得るものは心の部なり．九菽の重さの如く肌肉と相得るものは脾の部なり．十二菽の重さの如く筋と相得るものは肝の部なり．之を按じて骨に至り指を挙ぐれば来ること疾きものは腎の部なり」[39, 40]と脈診部にかける指の圧を，豆の重さにたとえて説明している．

井村はこの記載を寸・関・尺のそれぞれの臓の配当部位に対する圧のかけ方だとの解釈からその問題点を提起している．

「『増補脈論口訣』は押圧の強さを菽（豆）の重さにたとえている．つまり，皮毛（肺）は三菽，血脉（心）は六菽，肌肉（脾）は九菽，筋（肝）は十二菽，骨は十五菽の重さをそれぞれ取れと指示している．もっとも軽く按じるべき肺ともっとも強く按じるべき腎との比は 3：15 まさに五倍もの加圧を要することになる．また，左右六部の各押圧の強さはまったくのばらばらであり，この指示どおりの押圧を六部一度に加えるには六本の指の圧力をすべて変えねばならず，相当な困難が伴うであろう．それとも『口訣』の記述は古典に特有な単なるたとえにすぎず，実際には"寸関尺と次第に重く按じて"取ればよい，という程のことであろうか？ このように六部定位脈の検脈技法にも"曖昧さ"がつきまとうのである」[61]

そして，そのことをふまえたうえで，自身の考えを次のように述べている．

「この際いえることは，"寸口は軽く，関上はやや重く，尺中はかなり重く骨まで達し，

わずかに浮かして脈状をうかがう"といった取り方が正しいように思えるとしか記述できないのだ」[61]

　井村の考えは，これら菽法による寸・関・尺の深さの差は実際とはかけ離れている大袈裟な表現であるという説を前提としているように思える．では『難経』に記載されている菽法は，本当に根拠のない，たとえ話なのだろうか．

　そこで，著者らは前腕の寸口部の矢状面でのMRI画像（$n=6$）を撮り，検討してみた．

　図5-16は，そのMRI画像（東芝磁気共鳴イメージング装置FLEXART　財団法人東洋医学研究所付属クリニックにて撮影）の典型的な例であるが，この画像には皮膚から骨までの深さは寸よりも関，関よりも尺が明らかに深いことが示されている．これらのMRI画像を検討してみると，実際の脈診部，寸・関・尺の深さの差は，これまで多くの人が想像していたものよりも，かなり大きなものであることがわかる．左右の腕に深さの差こそ認められないが，たしかに『難経』の菽法でいう寸・関・尺の深さの比率のとおり，実際の寸・関・尺の脈診部の深さも尺中では寸口の5倍はあるだろう．

　『難経』などの古典が菽法として伝えたかったのは，実はこの驚くべき寸口部の深さの違いを現実としてしっかり認識することが脈診の習得には大切だということではないだろうか．そうであれば，その認識をもったうえで，この差を自分の指で是正して診られるようにしていかなければならないということになる．すなわち，示指・中指・薬指の3本の

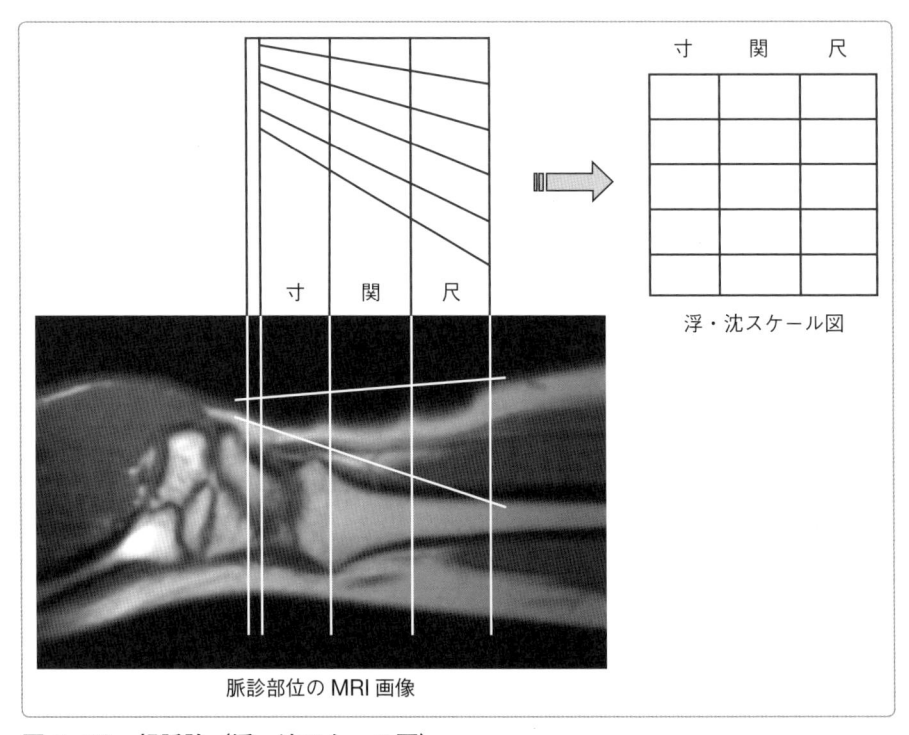

図5-16　祖脈診（浮・沈スケール図）

指を同時に沈めていって，最後は脈診部の底である骨に，いつも同時に到るようになるまで訓練をすることが必要となる．そのためには，同じ速度で指の圧をかけていってはいけないのはいうまでもない．

このように寸・関・尺おのおのの皮膚表面から骨までの深さを完全に自分の指に覚え込ませることが，浮沈脈診を習得するための第1歩となるのである．これがわかると，寸・関・尺の深さの差をイメージのなかで是正して，浮・沈のスケールとしてとらえることができるようになる（図5-17）．

7 浮・沈スケール脈診図について

以上のことなどから著者らが提唱したいのは，次にあげるような，寸・関・尺の3部を横軸に，①皮毛（肺）・②血脈（心）・③肌肉（脾）・④筋（肝）・⑤骨（腎）の気を伺う5つのイメージを縦軸にとった浮・沈スケール（図5-17）を使用し，脈診図を作成することである．それを決められた規則どおりに記入し，完成させると，同一患者に対しては，だれが脈診しても同じ図が得られ，その脈状について共通の認識をもつことができると考えられる．ただし，この場合前述したとおり，寸・関・尺の深さの差を是正する指の沈め方を習得していることを前提とする．

8 浮・沈スケール脈診図の運用法

著者らは浮・沈スケール脈診図の運用のための手順と記入法，および判定の基準を次のように決めている．

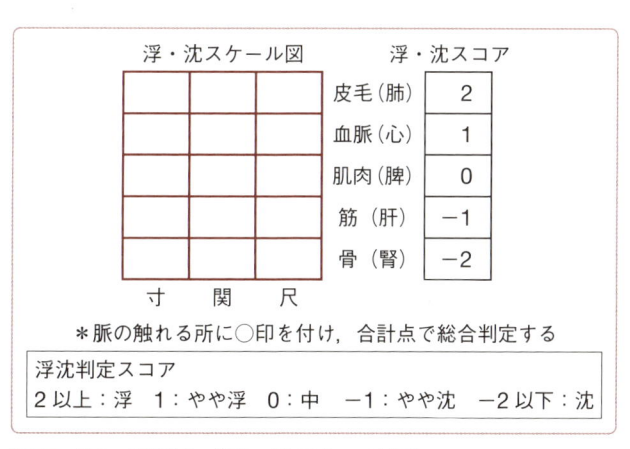

浮・沈スケール図	浮・沈スコア
	皮毛（肺）　2
	血脈（心）　1
	肌肉（脾）　0
	筋（肝）　−1
	骨（腎）　−2
寸　関　尺	

＊脈の触れる所に○印を付け，合計点で総合判定する

浮沈判定スコア
2以上：浮　1：やや浮　0：中　−1：やや沈　−2以下：沈

図5-17　祖脈診（浮・沈スケール図）

1）手順
(1) 両手の指をそれぞれ患者の寸・関・尺に正確に置く．
(2) 指を皮膚に触れる直前から骨に届くところ（脈が消えるところ）まで沈めていく．
(3) 再度，皮膚まで上げてきて脈診部の深さを把握する．
(4) 再度，圧を加えたり抜いたりして，脈診部の深さの中央のエリアで指を止める（脈が1番強いところを探すのではなく，あくまで真中）．
(5) 中央のエリアから上下をさらに2等分し，皮膚から骨までの距離を5層に分ける．上から①皮毛（肺）・②血脈（心）・③肌肉（脾）・④筋（肝）・⑤骨（腎）になる．
(6) 5層のおのおののエリアに指を止めて，感じた脈の拍動の有無を診断する．

2）記入方法
(1) 拍動を感じたエリアに○を記入していく．感じなかったエリアは空欄とする．
(2) ○の記入は，拍動が各エリアにおいて感じるか，感じないかだけの記録とし，その強さは問わない．
(3) スケールの○の分布で脈全体の浮・中・沈の判定を行う．

3）判定基準
(1) ①皮毛（肺）のエリアの○は1つ「＋2点」，②血脈（心）のエリアの○は1つ「＋1点」，④筋（肝）のエリアの○は1つ「－1点」，⑤骨（腎）のエリアの○は1つ「－2点」として数え，その数の合計点数を算出する．なお，③肌肉（脾）のエリアの○の数は数えない．
(2) 合計点数が「＋2点以上」を"浮"，「0点」を"中"，「－2点以下」を"沈"とする．
(3) 「＋1点」を"やや浮"とする．ただし①皮毛（肺）のエリアに1つ以上○があり，かつ，⑤骨（腎）のエリアに1つも○がない場合は"浮"とする．
(4) 「－1点」を"やや沈"とする．ただし⑤骨（腎）のエリアに1つ以上○があり，かつ，①皮毛（肺）のエリアに1つも○がない場合は"沈"とする．

※（補足）
第8章で述べる浮・沈スケールⅡ（図8-1）では，◎表層（皮膚上）・①皮毛（肺）・②血脈（心）・③肌肉（脾）・④筋（肝）・⑤骨（腎）・⑥深層（骨下）の合計7層になる．この場合は，◎表層（皮膚上）のエリアの○は1つ「＋2点」，⑥深層（骨下）のエリアの○は1つ「－2点」とする．

4）実例
選抜メンバーの描いた図（図5-3）を浮・沈スケール脈診図に入れ込むと図5-18の

ようになる．この例では，左図が合計点数＋2点となり"浮"，右図は＋1点で"やや浮"となる．

著者らが脈診習得法に浮・沈スケールの記入練習を取り入れるようになってからは，施術者間での祖脈（浮・沈）の診断が安定し，再現性，および客観性をもつものとなってきた．

図5-19は，ステップ3：祖脈診の1（浮・沈）を習得した3名の学生による浮・沈スケールの記入例である．この例のように，浮・沈スケールに記入させると，学習者の間で脈診結果がそろうだけでなく，学習者が共通の認識をもつことも可能になる．患者の脈の拍動位置の分布を，全体像で把握することも容易である．

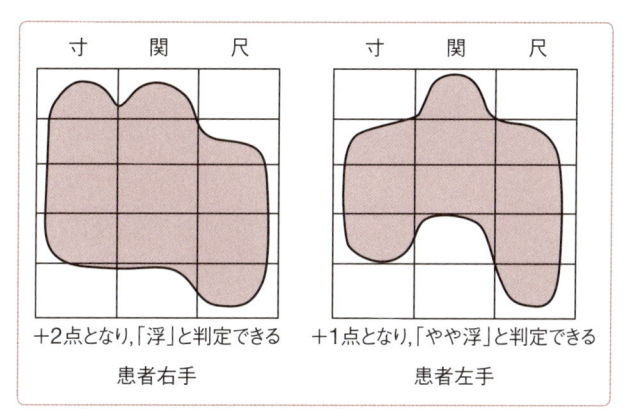

図5-18 「脈診」：浮・沈スケールの実例

図5-19 同一被験者に対し3名の検者が作製した浮・沈スケール図

9 浮・沈スケール脈診図運用のメリット

(1) 施術者間で，同一患者の脈に対して，統一された認識を共有できる．
(2) 脈の拍動位置の分布が視覚的に見ることができる．つまり，脈の全体像が総合的に把握できる．
(3) 数値での判断が可能になったので，診断結果を施術者間でそろえることができる．
(4) 施術者間で異なる診断結果が出たときは，どのエリアの診断が原因か具体的に検討できる．
(5) 左右スケール図により，六部定位脈診にも応用できる．
(6) 以上のことなどから，再現性のある学習や指導が可能となる．

記入された浮・沈スケールから，脈の浮・沈での位置を全体として視覚的に把握することができるだけでなく，脈診の未熟者に指導する場合も，どこが違っているのかがわかるので，適切な指導を行うことができる．

そして，この浮・沈スケールに習熟することで，次のステップである比較脈診の習得が容易になる．

10 技術的アプローチ

ここでの課題は，ステップ 1 で習得した自己脈診での指の方向と沈め方を応用して，相手の脈を取れるようにすることと，ステップ 2 で習得した 3 層（軽按・中按・重按）の指の圧のかけ方を 5 層（肺の部・心の部・脾の部・肝の部・腎の部）に細分化して習熟することである．

(1) 正しい脈診部位に正しく 3 指が当たっていることを確認する．
(2) 相手の手首が屈曲・伸展，外転・内転がしていないこと，前腕が回外・回内していないこと，力を抜いた自然な状態になっていることなどを確認する．
(3) 自分の手首・肘・肩を用いて陽池穴に当てた母指を支点として，てこのように 3 指を沈めていく．指腹の力を抜いた状態で，指を押し込むのではなく，水に浮かんだピンポン玉を沈めていく感じで行う．
(4) 圧す方向を少しずつ変えながら動脈を底に圧し付けてもっとも効率的に脈の拍動を止めることができる方向をみつけ，その動作をスムーズにできるようにする．
(5) 3 指の指腹を皮膚に密着させながら，皮膚から骨までの最短距離を骨に対しまっすぐな圧を加えて，必要最小限の力で脈拍を止めることができるようにする．

この場合，3 指の指腹と動脈との接点が変化しないようにつねに指の同じ部位で脈を感じるようにする．

（6）拍動が止まった位置からほんのわずかに指を浮かべた深さが最深層（第5層：腎）の層である．
（7）さらに指を浮かべて，皮膚から骨までの中央に指を止める．
（8）さらに圧をゆっくり抜いていき，皮膚の表面に触れただけの状態にする．その層が最浅層（第1層：肺）の層である．
（9）再度，皮膚から骨までの中央まで指を沈める．その中央の層が第3層：肌肉（脾）の層である．
（10）皮膚表面の皮毛・肺（第1層目）と骨・腎（第5層目），および中央の肌肉・脾（第3層目）の深さが設定できたならば，第2層目と第4層目の設定は簡単であろう．第2層は第1層（表面）と第3層（中央）の間，第4層は第5層（底のわずかに上）と第3層（中央）の間にあるからだ．

指の沈め方が正しく，圧が上手に設定できると，相手に不快感を与えないように圧を加えることができ，指を離しても脈診部位に指跡が残らないようになる．

これらが習得できたならば，脈会（太淵穴）へ接触鍼をしたり，百会穴などの頭部に置鍼したりして脈を診る．あるいは，腹部に散鍼，接触鍼，あるいは腹部4穴（中脘・左右の天枢・関元）への切皮置鍼などを行った場合の術前，術後における脈の変化を観察してみよう．

刺鍼による脈の変化と，圧痛や愁訴の変化と相関するということがわかるはずである．

脈状に従う刺法では，浮脈の刺鍼は浅刺，沈脈の刺鍼は深刺となる．

たとえば，極端に浮いた脈のときに，腹部に浅い刺鍼（接触鍼）をしてみると，腹部にあった圧痛が消失，軽減すると同時に浮脈が改善され，平定してくる．

⑪ 感覚的アプローチ

脈診習得のうえで，自分の指の感覚の精度を上げる努力をすることも大切なことである．この段階から，感覚練習を取り入れていく．

簡単にできる方法として，鍼体を母指と示指，母指と中指，母指と薬指の間でつまみ，太さの識別ができる訓練を行う．

鍼体を母指と示指の間でつまみながら鍼体を転がしてみて，識別を試みる．同様に母指と中指，母指と薬指でも行う．そのなかで鈍い指があったならば，その指の感覚を重点的に鍛えていく．この練習は自分の感覚の鈍い指をみつけ，是正するのにも有効である．

訓練は，鍼柄の方をカラーテープで隠して行う．あるいは目を閉じて行うなどの工夫が必要であるが，0番鍼（14号鍼・0.14mm）と1番鍼（16号鍼・0.16mm），1番鍼と2番

鍼（18号鍼・0.18mm）のように鍼の1番（1号）の差を識別できると，0.02mmの差を把握できていることになる．それが，さほどむずかしいものではないことからも，人間のもつ感覚がいかに精微なものであるかが実感できるだろう．

12 （付記）浮脈・沈脈を呈しているときの血管の位置について

1）同一人で脈状が浮いたり，沈んだりする

　臨床を行っていると，体調その他の理由により同一人で脈状が，浮を呈したり，沈を呈したりすることが経験される．では，このようなとき，寸口部における橈骨動脈の位置は解剖学的に変化しているのかという疑問が沸くだろう．

　著者らは，このことについて超音波診断装置を用いて計測し，比較検討した[15]．

　本研究の趣旨を説明し，同意を得た学生71名を被験者とした．脈診経験5年以上の検者3名が祖脈診を行い，被験者を「沈脈」，「中脈」，「浮脈」に分類した．そのうち，明らかに「浮脈」または「沈脈」を呈している19名（男13名，女6名，平均年齢31.3±8.5歳）を選び，2009年4月から1年間にわたり，脈診および超音波診断装置を用いた計測を行った．脈診は検者2名が左関上部に行い，浮・沈スケール図（図5-17）に記入し，浮・沈の判定を行った．そのなかで，浮・沈が平素と変化したと確認できた7名（男5名，女2名，平均年齢32.7±10.9歳）について，左手関節横紋上1寸の位置での①皮膚表面から血管表面（橈骨動脈），②血管径，③皮膚表面から骨表面の距離を超音波診断装置により計測した（図5-20）．

　そして，以下の結果を得た．

1. 習熟した脈診検者間で，すべての被験者の「脈診スケール図（浮・沈スケール図）」はほぼ一致していた．図5-19はその1例である．被験者に対する脈診では，3名の検者間で強弱に若干の差はみられるものの，ほぼ同一の部位で脈を触知していた．
2. 浮・沈スケール図は脈の深さを①肺（皮毛），②心（血脈），③脾（肌肉），④肝（筋），⑤腎（骨）の5層に分け，脈を感じるところに印をつける．印の数を浮沈スコアで表し，その合計点により総合判定することで，浮脈，沈脈が数値化され，異なる検者間での比較検討が容易となった．
3. 71名への脈診の結果，浮脈であったものが6名，沈脈であったものが13名，中脈であったものが52名であった．
4. 超音波診断装置の結果から平素，浮脈を呈する者（$n=6$）は，解剖学的に血管の位置が浅く（平均値±標準偏差：2.4±1.0mm），沈脈を呈する者（$n=13$）は血管の位置（2.9±1.1mm）が深い傾向がみられた．ちなみにBMIの平均値は浮脈グルー

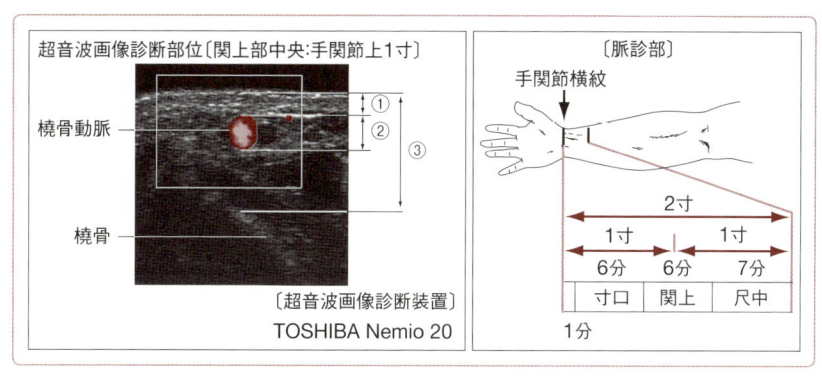

図 5-20　超音波診断装置による橈骨動脈の計測
〔関上部中央：手関節の上1寸〕

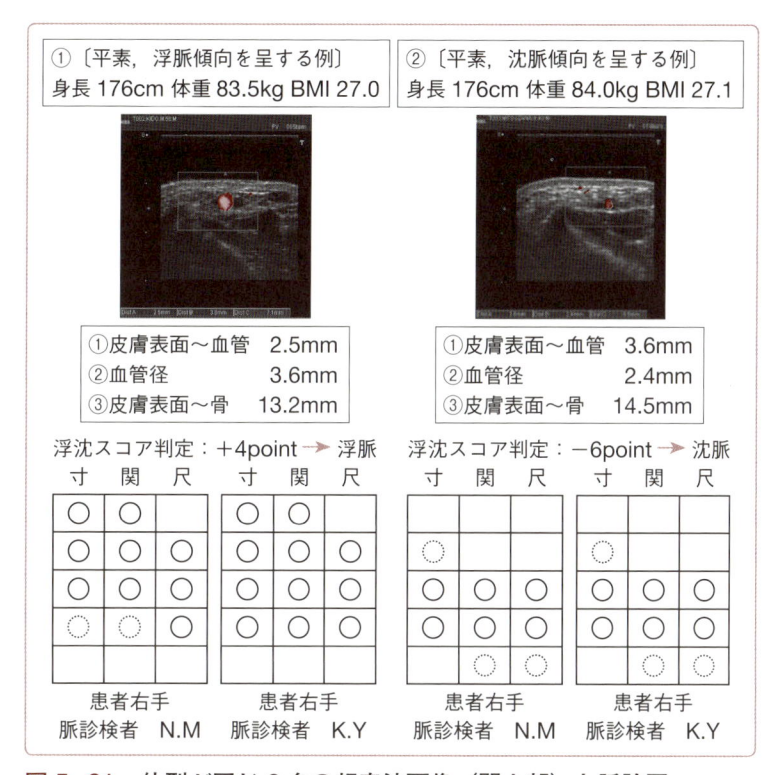

図 5-21　体型が同じ2名の超音波画像（関上部）と脈診図
―「浮脈」・「沈脈」の例―

プは22.7，沈脈グループでは24.2であった．しかし，それぞれのグループにやせも肥満も存在しており，やせ型は浮脈，肥満型は沈脈を呈する傾向はあるものの，体型は浮，沈を分別する決定的な条件ではなかった．

図 5-21は身長と体重がほぼ同じ，BMIが27の体型2人の被験者で，平素の脈状が浮脈と沈脈を呈する例である．①の例は浮沈スコアの判定が4で浮脈，②の例では「-6」で沈脈となる．このケースでは皮膚表面から血管までの距離は浮脈の人

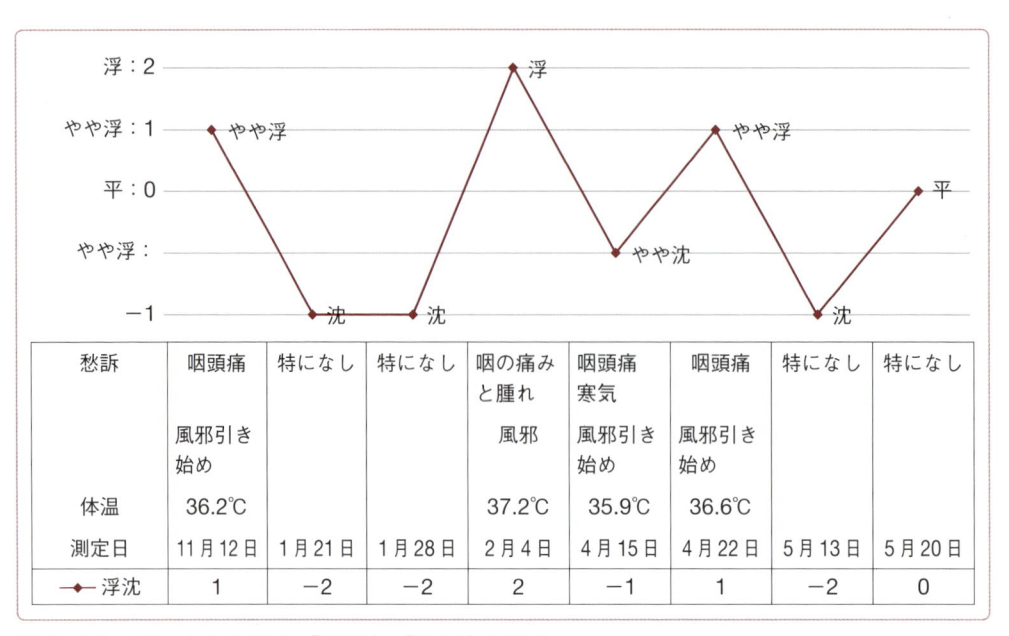

図 5-22 同一人における「浮脈」・「沈脈」の変化
　　　　平素(健康時)は「沈脈」であるが、感冒時に「浮脈」がみられた例(26歳女性)

で 2.5 mm，沈脈の人で 3.6 mm であった．このことから浮・沈スケール図で示された脈の触れる位置と幅について超音波画像においても同様の結果が確認された．

5. 19名の被験者のなかで，脈診図において平素，沈脈である者が，明らかな浮脈を呈すること，あるいはその逆の場合があることが7名に観察された．26歳女性の被験者の例では健康時には沈脈であるが，風邪を引きやすく，風邪気味のときには浮脈となる傾向にあった（図 5-22）．

6. 脈診図において浮，沈の明らかな変化がみられた7名の超音波診断装置による計測（mm）では，①皮膚表面から血管（橈骨動脈），②血管径，③皮膚表面から骨表面の距離は次のとおりであった．

　　浮脈のとき，① 1.9±0.3，② 2.8±0.4，③ 11.3±2.2
　　沈脈のとき，① 2.1±0.5，② 2.7±0.4，③ 11.6±2.4

いずれにおいても有意な差はみられなかった．

2）浮脈・沈脈の病理と人の感覚閾値(いきち)の特異性

体質等により脈状が浮傾向の人，沈傾向の人，数傾向の人，遅傾向の人が存在する．しかし，これらは恒常的なものではなく，平素，浮を呈している人が沈になったり，沈の人が浮になったりというように，そのときの体調その他によって脈状は変化する．遅・数についても同様である．つまり，同一人でも浮脈になることもあれば沈脈にもなるということである．今回は，感冒や発熱等の体調の変化に伴い，脈の浮・沈が変化する例が確かめ

られた．

　『三因方』の「浮為風為虛，沈為濕為實，遲為寒為冷，數為熱為燥．風濕寒熱屬于外，虛實冷燥屬于內」[46]という記載は，「浮は風となし虛となす．沈は湿となし実となす．遲は寒となし冷となす．数は熱となし燥となす．風湿寒熱は外に属し，虚実冷燥は内に属す」とも解釈できる．

　『鍼灸抜萃』によると，「浮にして力あるは風」，「浮にして力なきは虛」，「沈にして力あるは積（しゃく）」，「沈にして力なきは気」というように，浮脈・沈脈に虚・実を加味して病因・病理を表している[47]．『増補脈論口訣』（著者不明，1683年）では，「浮にして力あるは風」，「浮にして力なきは虚」と「浮」については『鍼灸抜萃』と共通しているが，沈については「沈にして力あるは実」，「沈にして力なきは湿」である[48]という．また，浮は中風，陽，表，皮膚，虚，一切の風証を示し，沈は湿，陰，裏，実，臓を示している[48]ともある．

　これらを整理してみると，『日本鍼灸医学』（経絡治療・基礎編）の記載のとおり，浮は気が陽経に多く集まっているときに現れ，浮実であれば外邪によるもの，浮虚であれば陰虚によるものであり，沈は気が陰経や臓腑に多くなっているときに現れ，沈実であれば血や熱の停滞によるもの，沈虚であれば水が多いか，陽気が少なく寒が多くなっている[17]という祖脈の病理が理解できるであろう．

　すなわち，祖脈診は日常の健康管理の指標として有用な情報を提供するものであり，それによって施術者は患者の病位や病勢を知ることができ，刺鍼法を決定することができる．

　これらのことから，人が体質的な浮，沈から逸脱した脈状を呈している場合には，何らかの変調をきたしているということが考えられ，臨床においてはふだんから脈診を行い，その人の脈を指で覚えることが確かな治療につながるといえよう．

　また，複数の脈診施術者間で共通の脈診スケール図（浮・沈スケール図）が作成され，同一患者において明らかな浮・沈の変化が認められたにもかかわらず，超音波診断装置では血管の位置の変化を確認できなかったことは，人の感覚閾値の特異性を示しているものと考えられる．つまり，超音波診断装置では判別できないほどの微細な変化を脈診施術者の指は感じ取っていたことになり，その感覚の習得には訓練が必要であることが示唆された．

第6章
ステップ3：
祖脈診の2（遅・数）

- ① 遅・数スケールの必要性
- ② 患者呼吸説による診断の不都合
- ③ 遅・数スケールの作成
- ④ イメージ的アプローチ
    - 1）脈拍数が坐位と仰臥位で異なることを学ぶ
    - 2）自分の呼吸を患者の呼吸に合わせて診る
    - 3）遅・数スケールを運用して遅・数の判定を行う
    - 4）達成目標
- ⑤ 技術的アプローチ
    - 1）ふだんの自分の呼吸を把握し，安定させる
    - 2）自己脈診により，1分間の自分の脈拍数と呼吸数を同時に数える
    - 3）自分の1呼吸当たりの患者の脈拍数を計り，遅・数を判断する
    - 4）体位による患者の脈拍数以外の脈状の変化を把握する
    - 5）達成目標
- ⑥ 感覚的アプローチ
    - 1）時間感覚を身につける
    - 2）1分間当たりの脈拍数推定の練習
    - 3）達成目標

　前章で，祖脈（浮・沈，遅・数）のうち，浮脈と沈脈を学習したので，この章では祖脈の2として遅脈・数脈の習得を目標とする．

① 遅・数スケールの必要性

　祖脈の診断が簡単ではないことは，浮・沈の診断を目指すなかで述べてきた．
　祖脈診の遅・数については，『素問』平人気象論第十八に「平人の脈は，1呼に2拍，1吸に2拍，つまり1呼吸（1息）に4拍，息と息の間（呼吸定息）に1拍，合計5拍となっ

ている」[62, 63]とあることから，現代の多くの脈診書が「遅脈は1呼吸に3拍以下，数脈は6拍以上」と1呼吸当たりの脈拍数を基準に遅脈・数脈の判定をしている．しかし，いまだこの1呼吸が術者のものを指すのか，患者のものを指すのかが明確になっていないのが現状である．なぜなら，患者の呼吸を基準とする説をとる文献[58, 64, 65]と，施術者の呼吸を基準とする文献[66, 67]があり，いまのところ統一見解は存在していない．

そのうえ，祖脈としての遅・数の判別は，遅・やや遅・平・やや数・数の5つに分類する方法が一般的に用いられているが，そのおのおのの境界を具体的な数値で記載した文献はない．

ここでも，だれもが共通して認識できる基準となるべき遅・数スケールが必要なのである．

2 患者呼吸説による診断の不都合

『難経』十四難に「至の脈の一呼に再たび至るを平といい，三たび至るを離経といい，四たび至るを奪精といい，五たび至るを死といい，六たび至るを命絶という．これ至の脈なり」[39, 40]と記載されている．すなわち，1呼吸に4〜5回（呼気に2回，吸気に2回，計4回．呼気と吸気の間に1回を入れると5回）が平脈，6回が離経脈（正常から離れたもの），8回が奪精脈（精気が奪われた状態），10回が死脈（予後不良），12回が命絶脈（かならず死ぬ）という．

著者らは，健康成人の呼吸数と脈拍数を，坐位で安静5分後，坐位で安静10分後，仰臥位で安静5分後，仰臥位で安静10分後，仰臥位で安静15分後と測定したなかで，**表6－1**にみられるような脈拍数と呼吸数のパターンを示す人が少なくないことを発見した．

これらの患者の遅・数を1呼吸当たりの脈拍数から判定すると，A女性の場合，坐位の5分後ではやや数（5.5），10分後は数（6.7），仰臥位の5分後は数（9.8：『難経』十四難によると《奪精》），10分後はやや遅（3.8），15分後は数（13.0：『難経』十四難によると《命絶》）になる．もちろん，この患者は現在でもいたって健康である．

B女性についても同様で，坐位で10分，仰臥位で15分の安静をとっている間に，平(4.6)，平(4.1)，数(7.5)，数(9.4：『難経』十四難によると《奪精》），数(11.3：『難経』十四難によると《死脈》）と脈診結果が一定ではなくなってしまう．

以前の練習時，これらの患者に対し，脈診施術者間で遅・数の脈診結果が不一致であったのは，この実測値をみれば当然の結果ともいえる．当初，著者らは遅・数の診断のために，自分の呼吸を患者の呼吸に一致させることから始めた．この方法は患者と呼吸を通して共通の意識の場をもつことができるため，患者との気の一体感を実感することができ，さらに自分の呼吸を基準にして脈を数えることができるので，非常に容易に遅・数の診断

表6-1 脈拍数と呼吸数（脈拍数/呼吸数）の測定例

A女性（34歳）

坐位：5分後	坐位：10分後	仰臥位：5分後	仰臥位：10分後	仰臥位：15分後
66/12 (5.5)	67/10 (6.7)	59/6 (9.8)	65/17 (3.8)	65/5 (13.0)

B女性（40歳）

坐位：5分後	坐位：10分後	仰臥位：5分後	仰臥位：10分後	仰臥位：15分後
88/19 (4.6)	86/21 (4.1)	75/10 (7.5)	75/8 (9.4)	79/7 (11.3)

ができる．ただし，この方法では，実際には患者の1呼吸当たりの脈を数えていることになってしまう．そのため，A女性やB女性を診た場合，安静5分後，安静10分後，安静15分後で遅・数の脈診結果が異なってしまうわけである．

これらの例のように，体位ごとの脈拍数が安定しているものの，呼吸数は不安定な患者も多い．このことから，患者の呼吸数での遅・数の判定は，信頼性に乏しいことになる．

『素問』平人気象論篇第十八にある「平人の呼吸をもとにして，病人の呼吸を調べなければならないので，医師は常に平人（健康）でないといけない」[62, 63]の記載や，『黄帝内経概論』の「呼吸を時間の尺度として病人の脈搏の遅速を測定するには，測定する人の呼吸が健康状態のものでなければならない．医師の呼吸を時間の尺度として用いたのである．……正確な時間の尺度がなかった当時において，健康人の呼吸と病人の脈搏というまったく関連のない2つの現象を結びあわせて，脈搏の遅速を測定する基準としたことは，偉大な発明と言わざるを得ない」[68]の記載はこのようなことを踏まえていたのかもしれない．

ちなみに，患者呼吸説の根拠ともいうべき『難経』二十一難の「人の形病みて脈の病まざるは，病まざるものあるのに非ざるなり．息数の脈数に応ぜざるを謂うなり」[39, 40]は脈診の仕方を述べたものというより，患者の重症度や予後判定についての記載だと考えられる．

これらのことから，著者らは施術者の呼吸で診るように統一することにした．この治療者は平人，すなわち健康でないといけないことから，一般の健康人の1分間の呼吸から換算すれば，1分間の脈拍数で，遅脈，平脈，数脈の基準を設定できることになる．

実際に著者らが提唱する遅・数スケール（後述）を適応して遅・数判定を行うと，たとえばAの女性の場合，坐位66（平），坐位67（平），仰臥位59（平），仰臥位65（平），仰臥位65（平）となる．同様に，Bの女性の場合は，坐位88（やや数），坐位86（やや数），仰臥位75（やや数），仰臥位75（やや数），仰臥位79（やや数）となり，すべての診断結果が一致する．

3 遅・数スケールの作成

「遅脈は1呼吸に3拍以下，数脈は6拍以上」と1呼吸当たりの脈拍数が書かれた文献は多くあるが，1分間の具体的な数値で記載されているものは少ない．例外として，岡部素道が「平人の脈は，1分間に72動，1呼吸中に4動の脈をいう．呼吸は1分間に18が普通である．数脈は1呼吸に6動以上のもの，遅脈は1呼吸に3動以下のものをいう．脈の遅数を定める規準は医者の呼吸や脈動を規準とすることを忘れてはならない」[66]，「数脈は1分間に72動以上のもので，80，90，100以上のものをいう．遅脈は1分間に72動以下で，60，50，40などをいう」[66] と1分間当たりの具体的な数値を示している．しかし，この説に従うと，数脈は1呼吸に6動以上であるから，18回/分の呼吸数から考えると，1分間に108動以上としなければならない．同様に遅脈は1分間に54動以下となる．

しかし，数脈の108以上という規準は，現実的にはすこし高い設定に思われる．ちなみに木下晴都によると，1分間に60以下は遅脈，90以上は数脈とみている[69]．

現代西洋医学の生理学では，橈骨動脈などの浅在性の動脈の拍動を脈拍といい，脈拍数は心拍数に一致する．この心拍数と呼吸数は，生理学の成書によって思いのほか，まちまちで，安静時の1分間の成人呼吸数が，「16〜20回」[70,71]，「12〜20回」[72]，「14〜16回」[73]，「15〜17回」[74,75] となっている．また，1分間の成人心拍数についても，「約70回」[71,72,74]，「65〜85回」[73]，「60〜70回」[75] などがある．また，これらの生理学書には，患者の体位についての記載がなく，統一された基準といえるものはない．また，これは東洋医学の古典についてもいえることであるが，脈拍数が患者の坐位時なのか，仰臥位時なのかはまったく述べられていない．著者らは脈診の訓練のなかで，脈拍数が患者の体位によって変動するものであることを知った．その確認のために，「説明同意」を得た日本鍼灸理療専門学校在学生のうち健康成人476名（男性248名，女性228名，平均年齢30.9 ± 8.6歳）を患者に実験を行った結果，以下の成績を得た[16]．なお，統計学的処理は分散分析ANOVAと対応のあるt検定を行った．

実験1
【方法】
(1) 被験者99名の1分間当たりの呼吸数と脈拍数を，坐位で安静5分後，10分後，仰臥位で安静5分後，10分後，15分後に測定した．
(2) 脈診検者は2人1組になり，被験者の左右おのおのの手首の橈骨動脈の脈を計測した．1人は脈診を行うとみせて，被験者の腹部や胸部の動きから，呼吸数を測った．被験者に呼吸の意識をさせないためである．

(3) 他の検者は脈拍測定の直後，耳式体温計（テルモ社製：ミミッピヒカリ）により被験者の体温を測定，記録した．

【結果】
(1) 体位ごとの脈拍数が安定しているのにもかかわらず，呼吸数の方は不安定で，諸条件によって大きく変動することがあった．図 6-1 はその典型例である．
(2) 健康成人（$n = 99$，平均年齢 30.3 ± 8.1 歳）の呼吸数は，坐位で安静 5 分後（15.7 ± 4.0 回 / 分），10 分後（14.9 ± 4.0 回 / 分），仰臥位で安静 5 分後（14.5 ± 4.1 回 / 分），10 分後（13.9 ± 4.0 回 / 分），15 分後（14.2 ± 4.1 回 / 分）で，坐位安静 5 分後と仰臥位安静 10 分後の間に有意な（$p = 0.044$）変化はあったものの，標準偏差が大きかった（図 6-1）[16]．
(3) 脈拍数は，坐位になって安静 5 分後，仰臥位になって安静 5 分後でほぼ安定し，それぞれの体位においては 5 分後，10 分後，15 分後の測定値の間に有意な差はなかった（図 6-2）[16]．
(4) 健康成人（$n = 99$，平均年齢 30.3 ± 8.1 歳）の仰臥位（安静 5 分後）の脈拍数（65.3 ± 9.3 回 / 分）は，坐位（安静 5 分後）の脈拍数（73.2 ± 9.2 回 / 分）よりも有意（$p < 0.0001$）に少なかった（図 6-2）[16]．
(5) 健康成人（$n = 99$，平均年齢 30.3 ± 8.3 歳）の安静 5 分後における体温は，坐位（36.3 ± 0.5 度），仰臥位（36.3 ± 0.5 度）で，体位の変換による有意な変化はなかった（図 6-3）[16]．

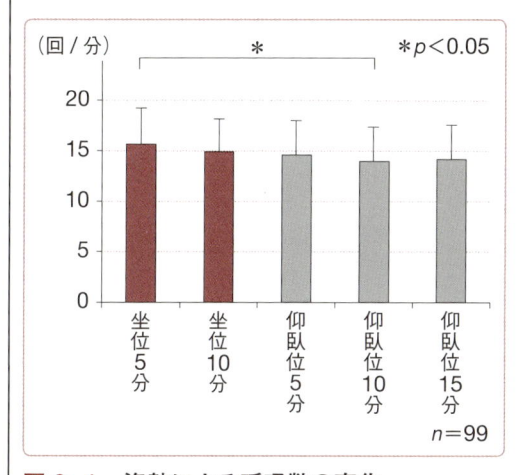

図 6-1 姿勢による呼吸数の変化

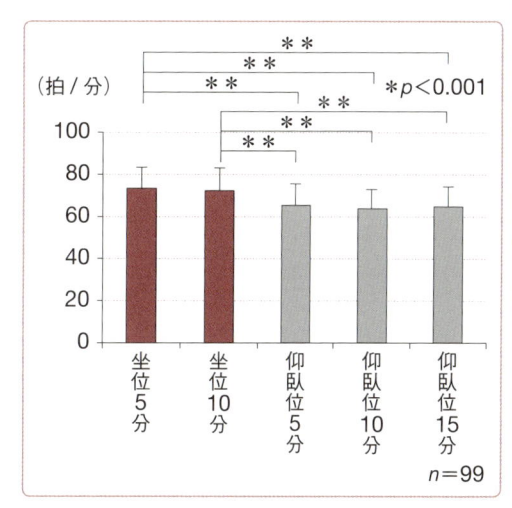

図 6-2 姿勢による脈拍数の変化
（同じ姿勢では安静 5 分以降で一定となる）

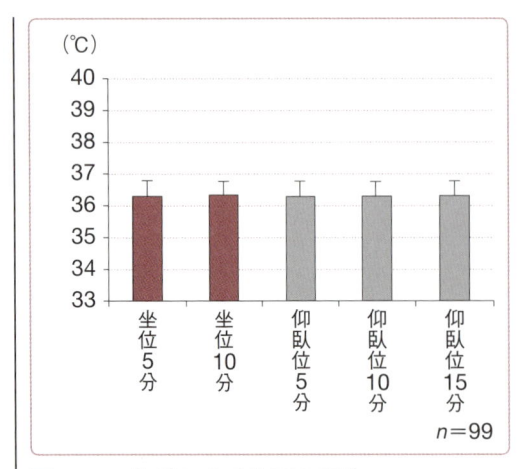

図 6-3　姿勢による体温の変化
　　　　（体温は姿勢で変わらない）

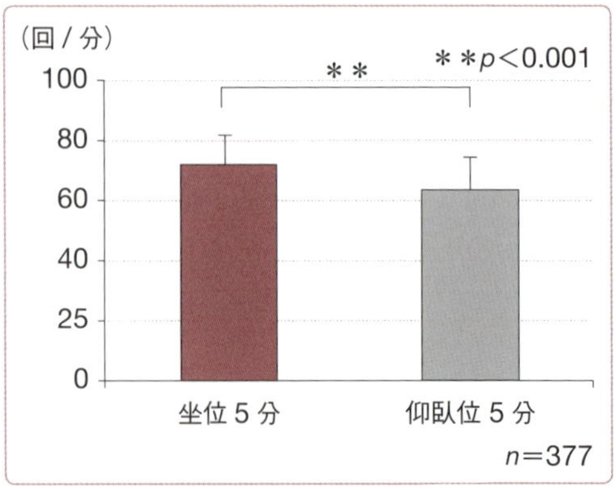

図 6-4　各姿勢における脈拍数の比較

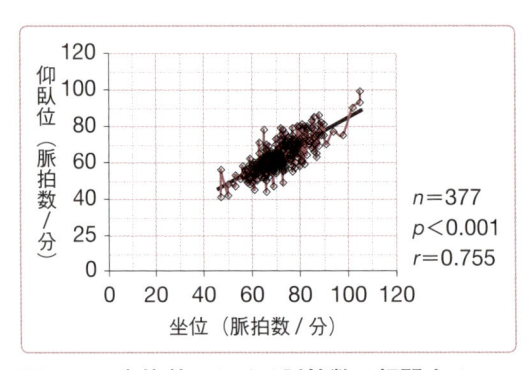

図 6-5　各姿勢における脈拍数は相関する

実験 2
【方法】
　実験 1 で得られた結果を踏まえて，1 分間当たりの呼吸数と脈拍数を，坐位安静 5 分後，仰臥位安静 5 分後の測定例数を増やすことにし，被験者 377 名の測定値を得た．
【結果】
(1) 健康成人（$n = 377$，平均年齢 31.1 ± 8.6 歳）の仰臥位（安静 5 分後）の脈拍数（63.3 ± 8.7 回／分）は，坐位（安静 5 分後）の脈拍数（71.3 ± 9.1 回／分）よりも有意（$p < 0.0001$）に少なかった（図 6-4）[16]．

(2) 仰臥位（安静 5 分後）の脈拍数（63.3 ± 8.7 回／分）と，坐位（安静 5 分後）の脈拍数（71.3 ± 9.1 回／分）の間にはきわめて有意（$p < 0.0001$）な相関（$r = 0.755$）が認められた（図 6-5）[16]．

(3) 健康成人（$n = 377$，平均年齢 31.1 ± 8.6 歳）の脈拍数の分布では，坐位で 64 〜 80 回／分の人が全体の 67.9 %，仰臥位で 56 〜 72 回／分の人が全体の

坐位

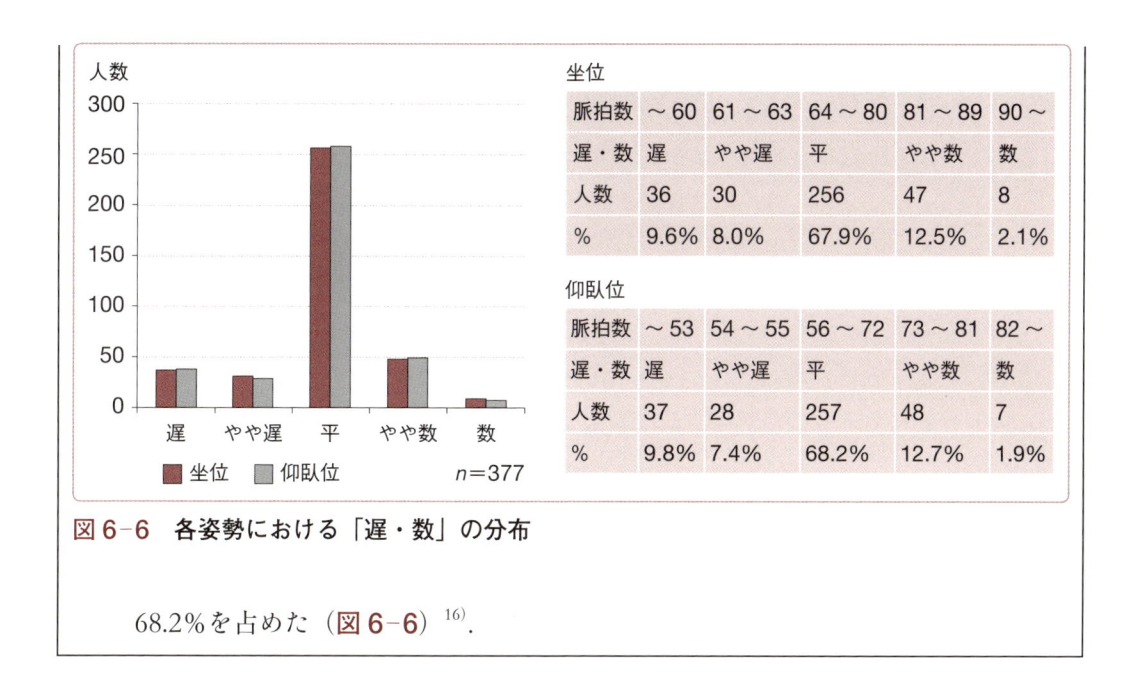

脈拍数	～60	61～63	64～80	81～89	90～
遅・数	遅	やや遅	平	やや数	数
人数	36	30	256	47	8
%	9.6%	8.0%	67.9%	12.5%	2.1%

仰臥位

脈拍数	～53	54～55	56～72	73～81	82～
遅・数	遅	やや遅	平	やや数	数
人数	37	28	257	48	7
%	9.8%	7.4%	68.2%	12.7%	1.9%

図6-6　各姿勢における「遅・数」の分布

68.2%を占めた（図6-6）[16]．

　これらのことから，患者の体位によって，スケールを変えなければならないことが示唆される．つまり，坐位におけるスケールと仰臥位におけるスケールが必要となる．
　さて，一般臨床の場では，坐位安静か，仰臥位安静の患者の脈を，坐位か立位の治療者の呼吸で計ることになる．そこで著者らは遅・数の基準を，この測定結果から，"成人の1分間の仰臥位安静時呼吸数は12回，心拍数60回，坐位で呼吸数16回，心拍数70回"[73]，"成人の1分間の安静時呼吸数は12～20回，平均18回であり，心拍数の約1/4に当たる"[73]，"心拍数が60/分以下のものを徐脈，100/分以上のものを頻脈とする"[71]等を考慮に入れて，坐位では16×4＝64回から16×5＝80回を平脈とし，15×6＝90回以上を数脈，20×3＝60回以下を遅脈というように定めた．
　この数値は，どこかに線引きをしなければスケールとならないため設定したもので，あくまで参考となる目安数値である．脈拍数は年齢，生活環境，日内変動，性周期等によっても異なり，東洋医学のファジー性からみても，基準値はつねに固定的なものとは限らない．当然，その個人の普段の脈拍数を考慮して，修正しなければならない．これは体温でも同様で，正常直腸体温は36.2～37.5℃（腋窩では0.8～1℃低い）である[71]が，個人差があるので，その人の健康時の体温から発熱かどうかの判断が必要な場合がある．
　なお，平脈に含まれない81～89回をやや数，61～63回をやや遅と定めることにした．
　また，同様に仰臥位でのスケールは56～72回を平脈とし，82回以上を数脈，53回以下を遅脈と定めた．
　著者らが作成した坐位用，および仰臥位用の遅・数スケールは表6-2のとおりである．

表6-2　坐位用・仰臥位用　遅・数スケール

【遅・数スケール（坐位用）】

遅脈	やや遅脈	平脈	やや数脈	数脈
60回以下/分	61〜63回/分	64〜80回/分	81〜89回/分	90回以上/分

【遅・数スケール（仰臥位用）】

遅脈	やや遅脈	平脈	やや数脈	数脈
53回以下/分	54〜55回/分	56〜72回/分	73〜81回/分	82回以上/分

1分間当たりの脈拍数がわかると，この遅・数スケールから遅・数の判定ができる．

4　イメージ的アプローチ

1）脈拍数が坐位と仰臥位で異なることを学ぶ

　被験者（患者）の体位が坐位から仰臥位，仰臥位から坐位の変化に伴い，そのおのおのの体位における脈拍数を数えて記録する．並行して自己脈診によっても，この体位による脈拍数の変化を確認しておく．

　坐位と仰臥位おのおのの体位で自己脈診を行い，その脈状の違いをみる．

　このような体験を繰り返すことで，脈拍数が坐位と仰臥位で異なるということを体で理解する．

2）自分の呼吸を患者の呼吸に合わせて診る

　次に，自分の呼吸を患者の呼吸に合わせた状態で1呼吸の脈拍数を数えて，患者の呼吸数からの遅・数の状態を把握する練習を行う．第2章でも述べたとおり，意識的に患者の呼吸に術者の呼吸を合わせることで，患者と術者の一体感が生まれ，2人の気の共通の場を作り出すことができる．

　この呼吸を一致させた状態で，自分の1呼吸数当たりの相手の脈拍数を数えると，相手の1呼吸数当たりの脈拍数を知ることができる．

　しかし，この方法は脈診法上達の過程のなかのイメージ的トレーニングの1つとして行うものであり，実際の祖脈の遅・数の診断は，1分間当たりの脈拍数と遅・数スケールから算出されるということを忘れてはならない．

3）遅・数スケールを運用して遅・数の判定を行う

　次に行う練習は，呼吸とは別に，実際の脈拍数を時計，ストップウォッチを用いて測定することで，脈の速さを具体的に把握することである．この練習は，相手がいない場合，

自己脈診によっても可能である．

　具体的には，15秒間の脈拍数を計り，その値を4倍して1分間の脈拍数を知る．

　それを遅・数スケールに照らし合わせ，坐位での遅・数判定と仰臥位での判定を行う．

　このように正解がわかったならば，その判定と自分の感覚での遅・数の判定とを一致させるように練習していく．

4）達成目標

達成目標は以下のとおりである．

　① 遅・数スケールを用い，実際の脈拍数から遅・数の判定ができるようにする．
　② 自分の坐位，仰臥位おのおのにおける平常の脈拍数の認識，把握ができていること．

5 技術的アプローチ

1）ふだんの自分の呼吸を把握し，安定させる

　今度は，患者の呼吸に合わせるのではなく，自分の呼吸をつねに一定にしておくようにする．自然な自分の呼吸数を把握し，その呼吸数を安定させておく．呼吸数を12呼吸/分にしておくと1呼吸が5秒間になり，15呼吸/分にしておくと1呼吸が4秒間になる．

2）自己脈診により，1分間の自分の脈拍数と呼吸数を同時に数える

　自己脈診により，吸気時に何拍，呼気時に何拍というように数える．これは，簡単にできるだろう．次の課題は，1分間の自分の脈拍数と呼吸数を同時に数えることができるようにすることである．脈拍数だけや呼吸数だけを数えるのはたやすいが，脈拍数と呼吸数を同時に数えるとなると集中力が要求される．これができるようになると，自分の身体の呼吸数と脈拍数の関係をリアルタイムで把握できる．

　最初は，むずかしいと思えるかもしれないが，慣れてくると，いつの間にかできるようになっているから不思議である．

3）自分の1呼吸当たりの患者の脈拍数を計り，遅・数を判断する

　"遅脈は1呼吸に3拍以下，数脈は6拍以上"という原則に適応できるようにしておくと，自分の1呼吸当たりの患者の脈拍数から，遅・数が判定できるようになる．

4）体位による患者の脈拍数以外の脈状の変化を把握する

　患者の坐位での脈と仰臥位における脈拍数以外の脈状の違いを観察する．すなわち，坐位では仰臥位に比較して速くなるだけでなく，強くなったり，大きくなったりするなどの

脈状の変化が起こることなどを把握する．

5) 達成目標
達成目標は以下のとおりである．
① 自分の1呼吸の脈拍数からをみて，脈拍数/分を当てることができる．
② 姿勢による脈状の変化が起こることを把握し，その変化に惑わされずに遅・数の判定ができる．
③ 遅・数スケールをみないで，実際の脈拍数から遅・数の判定ができる．つまり，この段階では遅・数スケールの具体的な数値を覚えていることが必要条件となる（表6-3）．

表6-3 【参考】自分の呼吸数と患者の脈拍数の換算表

自分の呼吸数	（一呼吸当たり）	12呼吸/分	13呼吸/分	14呼吸/分	15呼吸/分	16呼吸/分
患者の脈拍数	3拍	36拍	39拍	42拍	45拍	48拍
	4拍	48拍	52拍	56拍	60拍	64拍
	5拍	60拍	65拍	70拍	75拍	80拍
	6拍	72拍	78拍	84拍	90拍	96拍
	7拍	84拍	91拍	98拍	105拍	112拍
	8拍	96拍	104拍	112拍	120拍	128拍

6 感覚的アプローチ

1) 時間感覚を身につける
15秒，30秒，1分間がそれぞれどれくらいの時間であるのかを当てる練習を行う．これが的中するようになったならば，次に4秒間または5秒間がどれくらいの時間であるのかを当てることができるようにする．

2) 1分間当たりの脈拍数推定の練習
実際の臨床では，患者の脈を1分間も診ていることは実用的ではない．
長く診ていると患者が嫌がることがあるのは，脈診部を握り締めるようになるからである[17]が，あまり長いと，患者はどこかわるいところがあるから入念に診るのではないかと邪推して不安になり，それが脈に現れてくる[76]という．そうであるならば，施術者が1呼吸で患者の脈を診て，1分間当たりの脈拍数を当てることができるようになるか，あ

るいは15秒間の脈拍数を計り，1分間当たりの脈拍数に換算することが必要となる．

ここでは，1呼吸当たりの患者の脈から脈拍数/分を当てる練習をしてみよう．

そのためには，以下の点に留意する必要がある．

　① 突き上げが強い脈だと，実際よりも速く感じる．
　② 静かな小さい脈だと，実際よりも遅く感じる．
　③ 自分の脈を1呼吸診て，脈拍数を当てる練習を日ごろから心がける．
　④ なるべくたくさんの人の脈を診る．
　⑤ 術者は自分の呼吸のリズムを知っておく．
　⑥ 自分の体調をいつも整えておく．

1分間当たりの脈拍数がおおよそ当たるようになると，遅・数スケールから，遅脈・やや遅脈・平脈・やや数脈・数脈が判定できる．

そして，この方法に統一すれば，たいてい施術者の遅・数診断の結果をそろえることができる．

3）達成目標

達成目標は以下のとおりである．

　① 自分の感覚で設定した15秒間の脈拍数を数え，1分間当たりの脈拍数を当てることができる（15秒間の脈拍数×4）．
　② 自分の感覚で設定した4秒間または5秒間の脈拍数を数え，1分間当たりの脈拍数を当てることができる（4秒間の脈拍数×15，5秒間の脈拍数×12）．

これらのことが確実に習得できたならば，次のステップへと進んでいくことになるが，この段階の習得で，患者の祖脈が確実に弁別できるようになっている．そして，この祖脈の診断が高度な脈状の弁別の習得につながっていく．なぜなら，多くの脈状はこの祖脈の組み合わせで成り立っているからである．

第7章

ステップ4：
簡単な比較脈診

1. 経絡治療における脈診
2. 比較脈診と六部定位脈診
3. 脈の虚実
4. 六部定位の配当について
5. 総按と単按
6. 各指の知覚は独立している
7. イメージ的アプローチ
   1) 脈診部位に人体が投影されている
   2) 脈診部位の五臓・経絡配当を覚える
   3) 寸・関・尺のおのおので虚実をみる
   4) 脈診部位の深さを5層に分け，その最深層で診る
   5) 基本証の虚の部位のパターンを覚える
   6) 留意事項
8. 技術的アプローチ
   1) 重按における六部定位の比較脈診で虚の部位をみつける
   2) 基本証を立てる
   3) 立てた証の正誤を確認する
9. 感覚的アプローチ
   1) 自己脈診によって自分の体調や症状と基本証との関係を把握する
   2) ゴルフボールを用いて行う脈の左右差の判定訓練法
10. （付記）比較脈診の意義と有用性の確認

　ステップ4は，簡単な比較脈診の習得である．比較脈診とは，脈差診とも呼ばれ，六部定位の脈状のうち虚実のみを診る方法である．
　東洋医学では，すべての疾患が臓の精気の虚から始まるとされており，肝虚証，脾虚証，肺虚証，腎虚証を基本証として考えられている．この証を立てるのに必要なものが比較脈診である．経絡治療では，もっとも初歩的な脈診と位置付けられているものであるが，本

治法を行ううえで大切な脈診法である．

1　経絡治療における脈診

　経絡治療では，基本証を肝虚証（血の不足），脾虚証（気・血・津液の不足），肺虚証（気の不足），腎虚証（津液の不足）の4つとしている[17]．それは『素問』調経論篇第六十二の「百病之生皆有虚実．今夫子乃言有余有五不足亦有五，何以生之乎．岐白日，皆生於五臓也．…五臓之道，皆出於経隧，以行血気．血気不和,百病乃変化而生,是故守経隧焉」[62]（百病の生ずるや，皆虚実有り．今夫子乃ち言う，有余に五有り，不足に亦五有り，何を以て之を生ずる乎．岐白曰く，皆五臓より生ずる也．…五臓の道は，皆経隧より出でて，以て血気を行らす．血気和さざれば，百病乃ち変化して生じ，是の故に経隧を守るなり）などの記載にみられるように，すべての疾患（百病）は五臓の精気が虚すことから起こり，治療は経脈を通じて五臓の気血を調えることだとする古典病理学に則っているからである．

　この精気の虚に内因・外因・不内外因が加わることによって発生した寒または熱は，各臓腑経絡に波及していき，主訴を発生させる．これらの診断には四診法（望診・聞診・問診・切診）のすべてが用いられるが，そのなかでも切診の1つである脈診がとくに重視されており，おもに基本証は「脈差診」（「比較脈診」），寒熱証は「祖脈診」，寒熱を受けた臓腑経絡は「脈位脈状診」によって立証されている（図7-1）[18]．

　今回，検討した「脈差診」（「比較脈診」）は，もっとも基本的な証を立てるものである．

2　比較脈診と六部定位脈診

　今日，一般に脈診というと，手首の橈骨動脈部の寸・関・尺を3指で診る「六部定位脈診」を指している．『難経』において完成されたといわれるこの方法は『図註王叔和脈訣』（張世賢，1510年）の「六部定位之図」「覆診仰診之圖」（図7-2）[44]にも図示されている．

　六部定位脈診とは，六部全体および六部それぞれの脈状を診て，臓腑経絡の気血津液の虚実寒熱を診察する方法である[17]．しかし，初心者には習得がむずかしいことから，経絡治療学会ではある時期からこれらのうち，虚実のみを比較して診る方法から指導していくことで,「脈診はむずかしい」という風潮を払拭しようとした．これが「比較脈診」あるいは「脈差診」と呼ばれるものである．そして，この方法でも，4つの基本証を判別できることから,比較脈診は急速に普及し,六部定位脈診と同一視されるまでになってしまったといわれている[17]．「比較脈診」とは経絡治療学会の先達が，臨床と実践のなかで古典文献の検証を行い，創始していったまったく新しい脈診法なのである．これは治療にただちに結びついたものであり，東洋医学の優れた遺産を，現代の鍼灸界に蘇らせ，発展さ

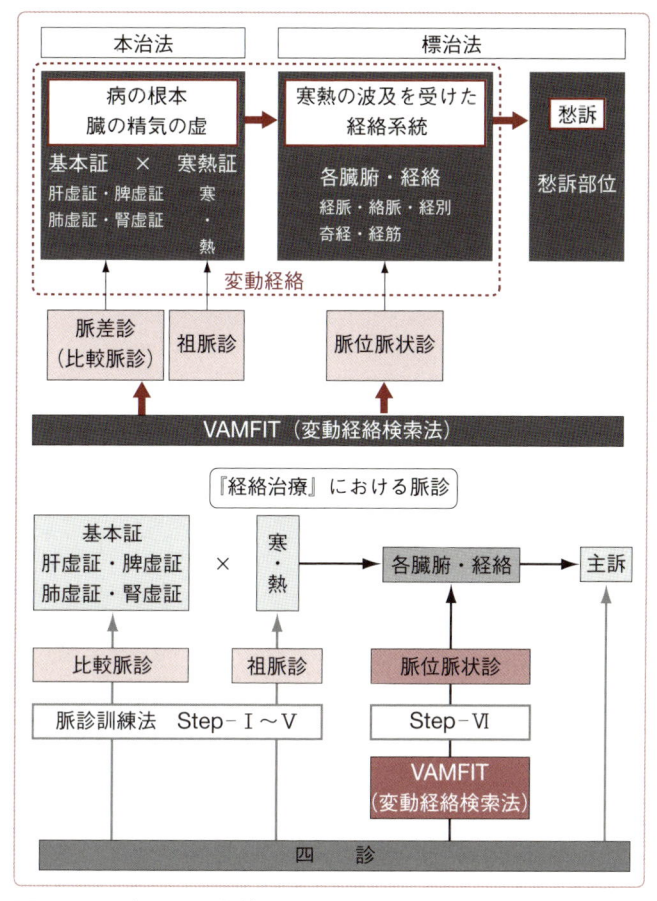

図7-1　脈による診断

せた脈診法であるといえる．

　日本の経絡治療学会により創始されたこの基本証と比較脈診についての概念が日本の伝統鍼灸における最大の功績だと著者らは考えている．

　脈位脈状診では，六部定位（左右の寸・関・尺）すべての部位で，浮（軽按）・中（中按）・沈（重按）があるわけだから，6×3＝18か所の脈診部位おのおので，24脈（経絡治療学会では30脈）を診ることになる．つまり，24の18乗（24^{18}）とおり，天文学的数字のパターンの脈診を行うということになってしまう．そのように考えれば，最初から「脈位脈状診」の習得を目指すということは，実際には不可能に近いことがわかる．これではたいていの真面目な人は脈診習得に挫折してしまうだろう．「比較脈診」では，このうち，六部定位における沈（重按）での虚脈・実脈を診ることだけに絞り込まれている．つまり，「比較脈診」は「六部定位脈診」がもっとも簡単な形にされたもので，これにより，6か所の脈診部位の虚実を診ることだけに専念できる．この比較脈診があるおかげで，脈診の技術がだれでも習得可能な身近なものになったといえる．

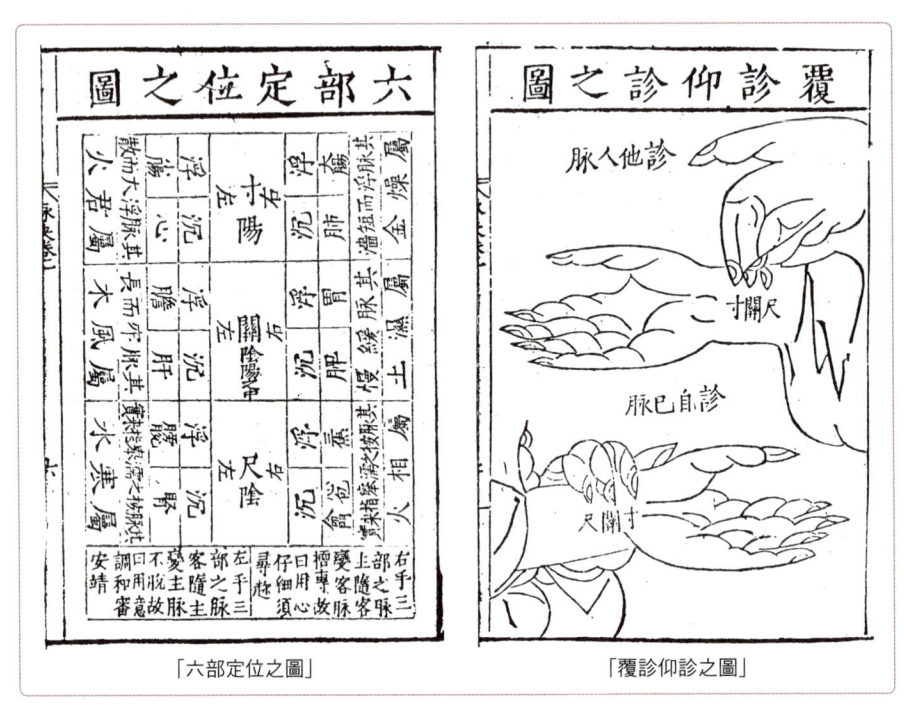

図7-2　『図註王叔和脈訣』の脈診図

　この恩恵を受けた現代の経絡治療家は，脈診の初歩的な運用を習得し，さらに脈状診，脈位脈状診へと段階を踏みながら上のレベルに進んでいけるのである．順を追って，1歩ずつ脈診を学んでいくのなら，人間の能力の無限の可能性を信じることができる．高度な脈診の習得も夢ではない．

　さて，比較脈診，祖脈診，脈位脈状診のいずれの脈診も変動を起こした臓腑経絡の検索が目的であるが，寒熱波及経絡はVAMFIT（変動経絡検索法）を活用すると容易に検索できるため，初心者でも比較脈診と祖脈診が習得できれば，一連の経絡治療を行うことが可能になる．

　その後，さらに高いレベルである脈位脈状診を学ぶ際には，「VAMFIT」と「天・地・人治療」を取り入れることで，効率よく習得していくことができる．

３　脈の虚実

　比較脈診が，五臓の虚実のみを比較して診る方法であるからには，脈の虚実について知る必要がある．『脈経』（王叔和，250年）の記載をみてみよう．

　『脈経』巻之一・脈形状指下秘訣第一に「実脈大而長微強按之隠指愊愊然」[51, 52]，「虚脈遅大而軟按之不足隠指豁豁然空」[51, 52] の記載がある．実脈は大にして長，微に強し，これを按ずれば指に隠れて，結ぼれるもの，虚脈は遅，大にして軟，これを按じて足らず，指

に隠れて，うつろで空っぽに感じるものとなっている．

　しかし，ここでいう実脈や虚脈の脈状は24脈のうちの1つ，すなわち，病理の限定された範囲の狭いものであるので，祖脈でいう実脈や虚脈のことではない．虚に属する脈には，虚脈，芤脈，微脈，細脈，軟脈，弱脈などがあり，実に属する脈には，実脈，洪脈，力のある滑脈・弦脈・緊脈などがある[17]．

　比較脈診では祖脈でいう広義の虚脈で比較することになっている[17]．では，ここでいう広義の虚脈・実脈について『脈経』ではどう記載されているのだろうか．

　脈の虚実については，『脈経』巻之一・平虚実第十[51, 52]に記載がある．

　これは「邪気盛則実精気奪則虚」と，虚とは精気，気血の不足した状態であることが明記されている篇でもあるが，次のように，脈，病症，触診したときの反応おのおのの虚実を述べている．

　「人有三虚三実何謂也　然有脈之虚実有病之虚実有診之虚実　脈之虚実者脈来濡者為虚牢者為実　病之虚実者出者為虚入者為実言者為虚不言者為実緩者為虚急者為実　診之虚実者痒者為虚痛者為実外痛内快為外実内虚内痛外快為内実外虚故曰虚実也（人に三虚三実ありとは何の謂ぞや．然るは，脈の虚実あり，病の虚実あり，診の虚実あり．脈の虚実は，脈来ること濡のものを虚となし，牢のものを実となす．病の虚実は出ずるものを虚となし，入るものを実となす，言うものを虚となし，言わざるものを実となす，緩なるものを虚となし，急なるものを実となす．診の虚実は，かゆきものを虚となし，痛むものを実となす，外痛内快は外実内虚となし，内痛外快内実外虚となす，故に虚実というなり）」[51, 52]

　脈の虚実では，脈状が軟らかいもの（濡）を虚，堅いもの（牢）を実としているのだ．

　その具体例として「巻之一・弁脈陰陽大法第九」に「浮之損小沈之実大故曰陰盛陽虚沈之損小浮之実大故曰陽盛陰虚（これを浮かべて損小，これを沈めて実大，故に陰盛陽虚という．これを沈めて損小，これを浮かべて実大，故に陽盛陰虚という）」[51, 52]とある．これは，『難経』の六難[39]にまったく同文があり，『脈経』がそっくり引用したものであるが，ここでは損小，つまり弱く細い脈状を虚としている．

　『医学節用集』（杉山和一，1682年）には「気血の虚実を診むるに，平脈よりも微し強きを実とし，平脈よりも微し弱きを虚とす」[36]と，平脈と比べて強い脈を実，弱い脈を虚とすることが明示されている．

　また，同じ「巻之一・弁脈陰陽大法第九」の「寸口脈壮大尺中無有此為陽干陰（寸口の脈，壮大にして尺中あらざるは，これ陽の陰をおかすとなす）」[51, 52]や「巻之二・平三関陰陽二十四気脈第一」の「左手関上陰絶者無肝脈也（左手，関上の陰絶するものは肝の脈なきなり）」[51, 52]などの記載に代表されるように，"無有（あることなし）"，"絶する"すなわち，脈が感じられないときも虚であることがわかる．

　以上のことから，広義の実脈とは力のある強い脈，虚脈とは脈が感じられない場合を含

め，力のない弱い脈のことと考えても差し支えはないようである．

❹ 六部定位の配当について

　六部定位脈診における左右の寸・関・尺 における五臓六腑の配当は『脈経』の「巻之一・両手六脈所主五蔵六府陰陽逆順第七」[51, 52]に具体的な記載があるが，右尺中に配当する臓腑については『脈経』のなかでも，腎・膀胱のほか命門，子戸，三焦などと篇によって異なる臓腑が当てられ，統一されていない．古人も心包・三焦の取り扱いに苦慮していたのである．

　『脉法指南』（岡本一抱，1720年）でも，臓腑経絡の配当が『素問』脈要精微論，『難経』十八難，『脈経』，『脈訣』，『脈経図説』，『難経本義』，『類経』の諸書で異なっていることが指摘されている．このなかで「越人ひとり此の篇（素問・脈要精微論）にもとづきて，左寸は手の少陰心・手の太陽小腸，左関は足の厥陰肝・足の少陽胆，左尺は足の少陰腎・足の太陽膀胱．右の寸は手の太陰肺・手の陽明大腸，右関は足の太陰脾・足の陽明胃，右尺は手の心主心包・手の少陽三焦の脈の出る所とす．十八難に見えたり．後世の診脈は，皆この法に従うものなり」[30]と記されていることから，江戸時代にはすでに，右尺中に心包経・三焦経を配当する方法として，『難経』十八難が解釈されていたことがわかる．

　経絡治療学会でも採用されている右尺中に心包経・三焦経を当てるという現在の臓腑経絡の配当の初出は，丁徳用の『補注難経』五巻の診脉法であるといわれている[77]．『難経集註』一難の丁徳用註には「左手寸部は心と小腸の動脉の出づる所なり．‥（中略）‥左手関部は肝と胆の動脉の出づる所なり．‥（中略）‥左手尺部は腎と膀胱の脉の出る所なり動脉の出づる所なり．‥（中略）‥右手寸部は肺と大腸の動脉の出づる所なり．‥（中略）‥右手関部は脾胃の動脉の出づる所なり．‥（中略）‥右手尺部は心包絡と三焦の脈の動脉の出づる所なり」[39]とある．

　『診家枢要』（滑伯仁，1362年）も「左手の寸口は心・小腸の脈の出る所，左関は肝・胆の脈の出る所，左尺は腎・膀胱の脈の出る所なり．右手の寸口は肺・大腸の脈の出る所，右関は脾・胃の脈の出る所，右尺は命門（心包絡手の心主）・三焦の脈の出る所なり」[37]と同じ説をとっている．張世賢の『図註王叔和脈訣』「六部定位之図」（図7-2）[44]はこの説を図示したものである．

　山下詢は『難経』の東洋医学的考察からの解釈と五行の相生関係により，右の寸に金，関に土，尺に相火，左の寸に君火，関に木，尺に水が位置する現在の六部配当の妥当性を論じ（図7-3）[49]，池田政一も「右腎を命門と言ったのは難経が最初だが，これは腎の陽気という意味である．腎の陽気については霊枢にも書かれている．腎の陽気は心包から下って来たものである．しかして腎の陽気は先天の原気であり，これを三焦の原気ともいう．

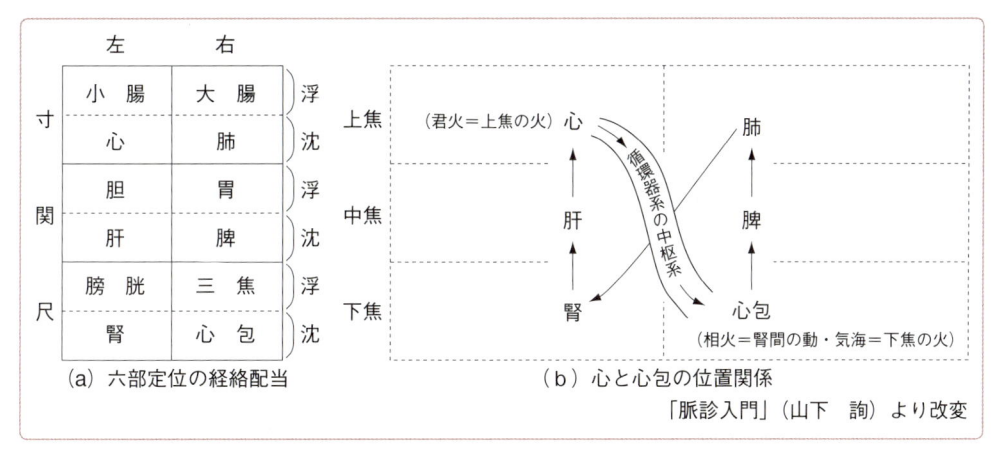

図7-3 六部定位における経絡配当

以上のような難経の説などを考え合わせると、右の尺中は腎の陽気、つまり三焦の原気を診るところであり、経絡を当てはめるなら心包経と三焦経以外にない。したがって、配当が違うとか難経には書かれていないなどという批判は当てはまらない。古典は全体として読まれなければならないのだ」[78]と述べている。

これらの配当による脈診法が、これまで多くの日本の経絡治療家によって実践され、臨床的な裏付けをされるなかで、現代の鍼灸家に定着してきたものなのである。すなわち、現代日本で行われている脈診法がもっとも合理的で、実用的なものだと考えてよいだろう。

5 総按と単按

六部定位脈診において指の圧をかける方法に、総按（図7-4）と単按（図7-5）がある。

総按は六部（寸・関・尺）に置いた3本の指（示指・中指・薬指）を同時に圧していく方法で、単按は六部（寸・関・尺）に置いた3本の指（示指・中指・薬指）のうち、いずれかの指1本だけに圧をかけて、おのおのの部位を順に診る方法である（単按には、このほか、術者がもっとも診やすい敏感な指のみで寸・関・尺の部位を変えて順に診ていく方法もある）。

いずれの方法でもよいと思われるが、著者らは、脈診結果の再現性を重視し、術者の方法を統一するため、総按を採用している。

総按で診る場合、血管の上流が圧迫されれば血管の下流に影響が及び、血管の下流が圧迫されれば血管の上流に影響が及ぶので、正確に診ることができないのではないかと考えられるかもしれないが、かならず総按で診るように習慣がついてしまえば、つねに寸・関・尺おのおのにかかる血管への圧の影響も含めた状態の脈状を診ることができるようになるので、心配には及ばない。

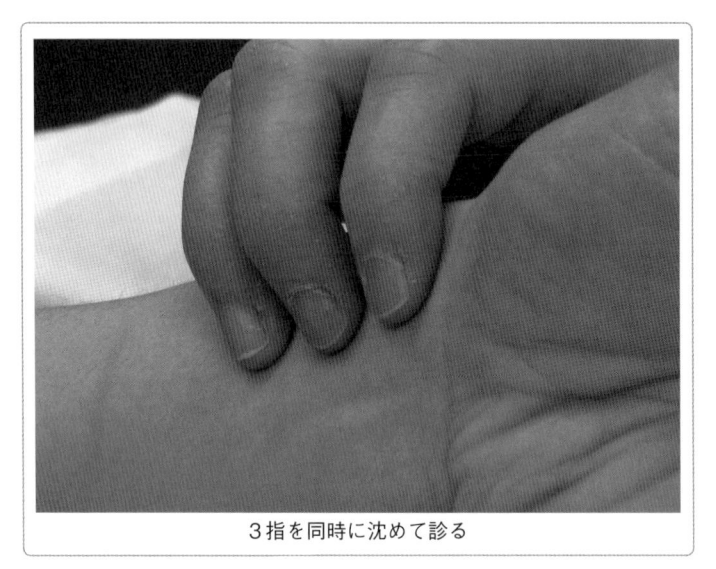

図7-4　総按

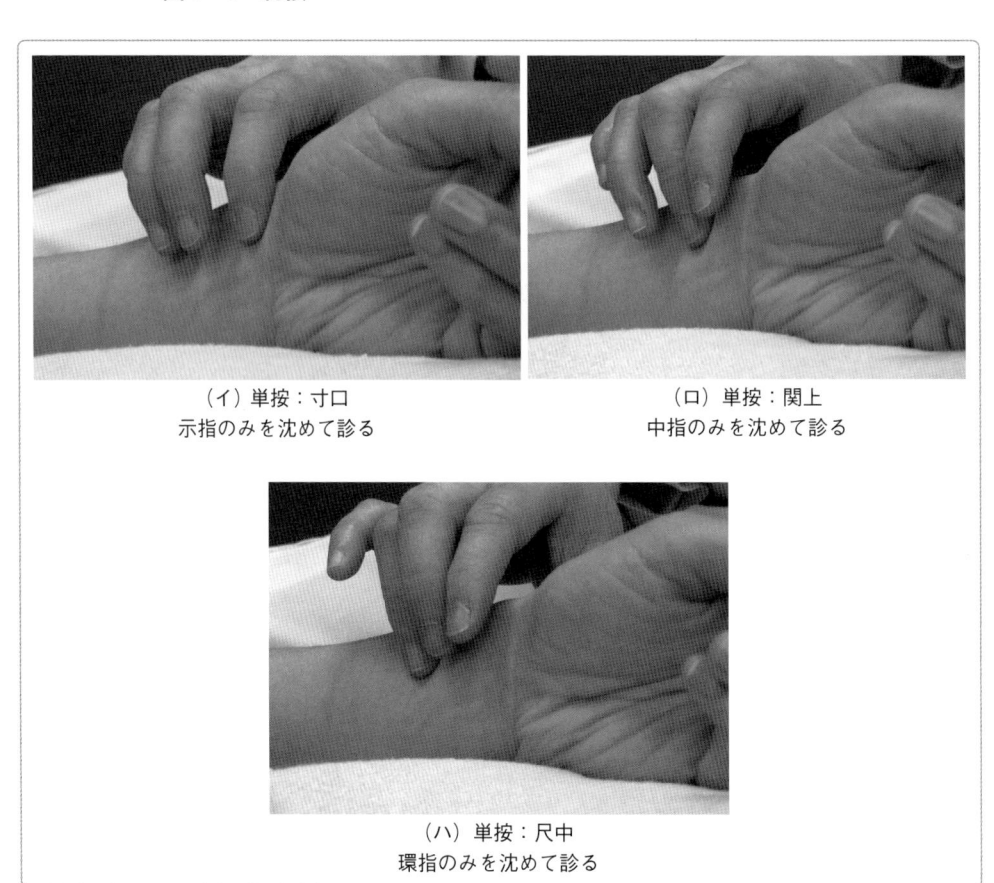

3指を同時に沈めて診る

（イ）単按：寸口
示指のみを沈めて診る

（ロ）単按：関上
中指のみを沈めて診る

（ハ）単按：尺中
環指のみを沈めて診る

図7-5　単按

著者らの経験では，寸にかかる圧が関や尺へ，関にかかる圧が寸や尺へ，尺にかかる圧が寸や関へ相互に干渉し合うためか，かえって診やすくなるようである．

そして，なにより，術者間で圧をかける技術の統一が行いやすい．

実際，総按による方法で脈診の再現性や相互理解において，きわめて良好な結果を得ている．

❻ 各指の知覚は独立している

総按で脈診が可能であるのは，各指の知覚が独立しているためである．六部定位の各部位にある脈の状態を示指・中指・薬指の各指それぞれに伝わる情報を別々に感じ取ることができているのである．

読者にはこのことを理解するために2人1組になって，次のような体験をしていただきたい．

相手に図7-6のように中指を示指の上に重ねてもらい，目を閉じてもらう．

あなたは，鉛筆1本を手に持って，その鉛筆の先端で，相手が交差している中指と示指の交点に触れる（図7-7）．そこで，「鉛筆で指先に触れていますが，何本の鉛筆が当たっていますか？」と問いかける．すると，ほとんどの人は「2本」と答える．そのまま，目を開けて指に触れてる鉛筆を確認してもらうと，きっと驚かれることだろう．次に同じことを2人で役割を交代して行い，このような感覚の錯覚が起こることを自身でも確認しておくとよい．各指がそれぞれ独立して指の知覚を司っていることを身をもって理解できるだろう．

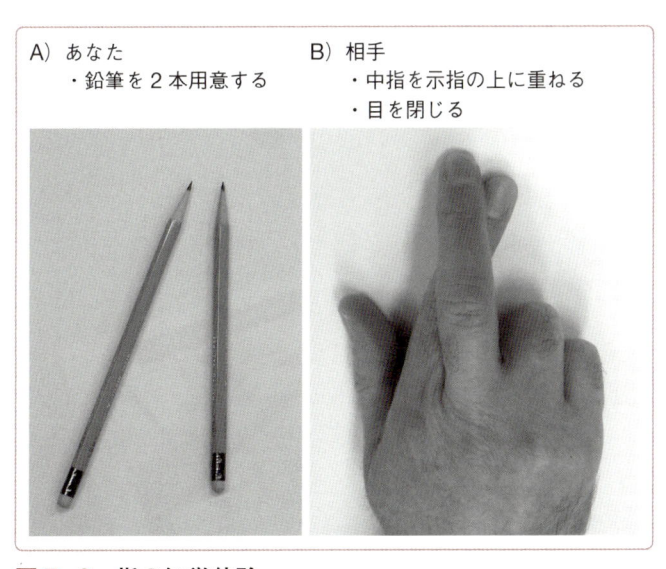

図7-6　指の知覚体験

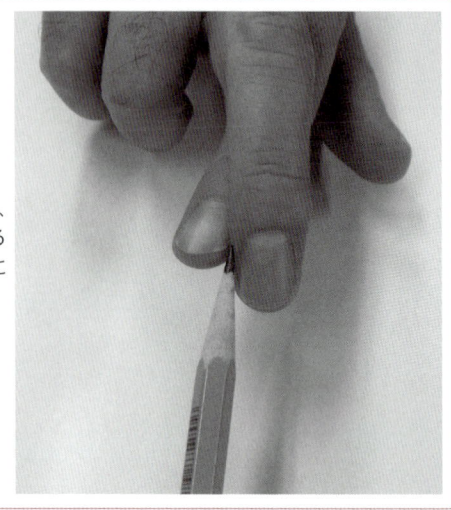

1本の鉛筆の先端で、相手が交差している中指と示指の交点に軽く触れる。

図7-7　何本のえんぴつに感じる？

7 イメージ的アプローチ

1）脈診部位に人体が投影されている

まず，最初に脈診部位における臓腑の配当のしくみを理解しておかなければならない．

第3章で述べたとおり，フラクタル図形やホログラムのように，東洋医学の気の思想は，部分は全体を映し出し，大宇宙と小宇宙の気の交流によって部分は全体となり，全体は部分でもあると考えられている．脈診部位である手首の寸口部にも人体の縮図が投影されている．

つまり，寸口部に三焦を投影することで，寸口脈診が成り立っているのだ．上焦の気は，寸口，中焦の気は関上，下焦の気は尺中におのおの対応している（図1-4）[18, 19]．

上焦にある臓は肺と心，中焦にある臓は脾と肝，下焦にある臓は左腎（腎）と右腎（心包）である．

比較脈診においては，この対応をしっかりイメージしておくことが大切である．指を当てているのは患者の手首だが，実際に診ているのは体幹の内部であるということをつねに認識していることが重要なのである．

2）脈診部位の五臓・経絡配当を覚える

重按における左右の寸・関・尺の五臓・経絡配当を指で覚えてしまう（図1-5）．相手の手首の部位に置き換えないで，自分の指で覚えてしまっていること（図3-34）は当然であるが，この段階では，自分の指と相手の皮膚が1つに融合している感覚をもつことができるようにならなければならない．

左示指（右寸口）→肺，　左中指（右関上）→脾，　左薬指（右尺中）→心包，

右示指（左寸口）→心，　右中指（左関上）→肝，　右薬指（左尺中）→腎

(1) 術者の右指が左指を剋することを利用する

臓腑の配当は術者の右指が左指を剋すると覚えよう（図7-8）．

脈診をする際には，上焦（術者の示指）の左右，中焦（術者の中指）の左右，下焦（術者の薬指）の左右が，それぞれ相剋の関係であることを利用する．右と左は，どちらかが虚していれば，片方は実していることが多いからである．

(2) 相生関係に注目する

下焦は中焦を生み，中焦は上焦を生み，上焦はまた，下焦を生む（図7-9）．

右下焦の心包は右中焦の脾を生み，脾は右上焦の肺を生み，肺はまた，左下焦の腎を生む．腎は左中焦の肝を生み，肝は左上焦の心を生む．心は右下焦にある心包に通じている．

臓の親子関係は，下焦→中焦→上焦→下焦→中焦→上焦→下焦というように縦並びになっている．つまり，術者の隣り合う指が相生関係になっているのである．

3) 寸・関・尺のおのおので虚実をみる

脈診部位の寸・関・尺おのおのについて重按の位置に脈があるのか，ないのか，ある場合には，有力（実）なのか無力（虚）なのかをみる．つねに，指腹全体で脈を診ることに留意する．

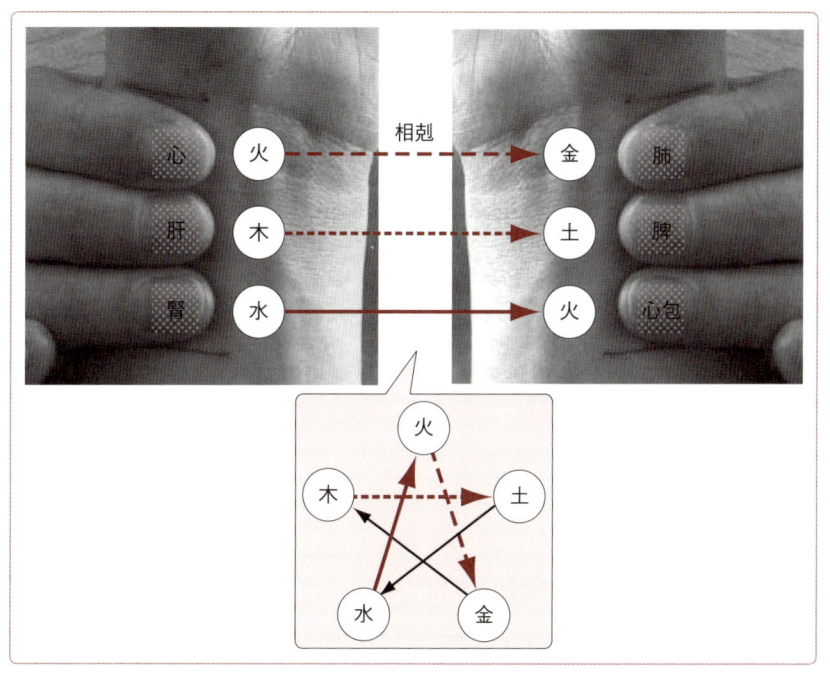

図7-8　臓腑の配当は術者の右手が左手を剋すると覚える！！

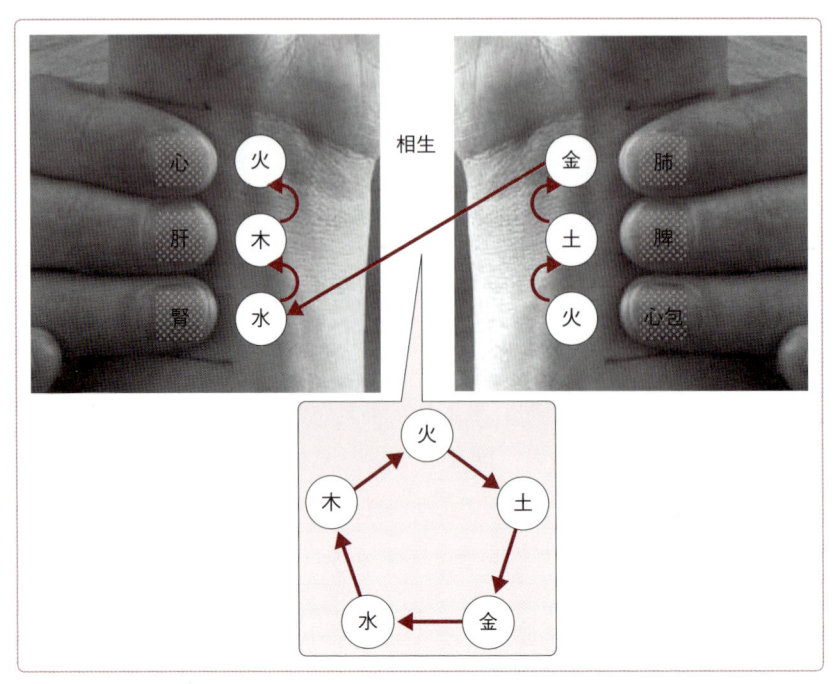

図7-9　相生関係を利用して母子関係にある臓の虚を探す

従来から行われていた軽按・中按・重按という3層での判定とともに，5層での判定を併用することも脈診の精度を高めるうえできわめて有用である．

4）脈診部位の深さを5層に分け，その最深層で診る

基本証を決定するうえでこれまでの3層に分けたうちの重按では，脈診深度の幅が大きいため，初心者にはそこでの脈の強弱の判断に迷う場合もしばしばである．著者らの作成した脈診「浮・沈スケール図」（図5-17）を利用することにより，脈診の深さを5層に細かく設定したことで，脈診深度の幅の精度が上がり，基本証を決定することに大きく貢献する．すなわち，5層の中の重按の位置にある4層目と5層目をおのおの詳細に診て整理し，これをまた合わせて診ることで，3層では判別できなかった脈状が明確になるのである．基本的な方法では重按の深さを，表面から底まで5分割したとき，浮・沈スケール図の5層目に設定する．有力・無力の判定が5層目だけではわかりづらい場合は，4層目を含めて総合的に判断するとよい．

より詳細に診たい場合は，脈の強弱によってスケールに書き入れる丸印を書き分ける．触れないのを空欄にするのは同じだが，弱い場合は点線の丸（◌）を，普通の場合は実線の丸（〇）を，強い場合は黒丸（●）を記入する．図7-10は，ステップ4までを習得した3人の検者が，ある被験者の脈を診て作成した浮・沈スケール図の記入例である．検者おのおのの脈診結果は，互いに悟られないように記入したものであるが，ほぼ，同一の

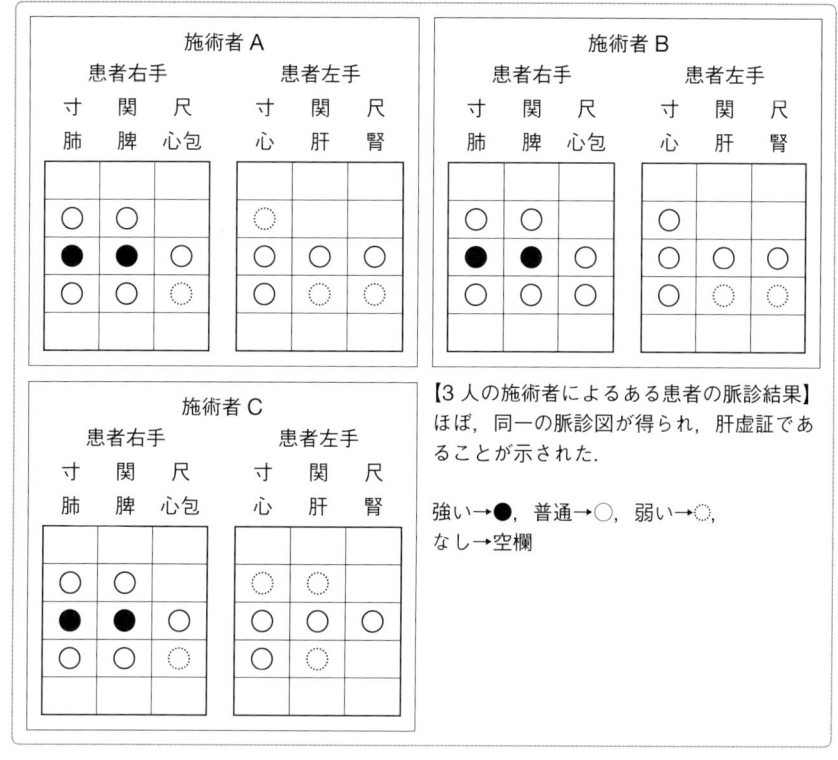

図7-10 脈診スケール図記入例

脈診スケール図が得られている．この例では，得られた脈診図から肝虚証であることが示唆される．著者らはこのような脈診スケール図をMAT：Myakushin Assessment Table（脈診評価表）と名づけ，運用している．

5) 基本証の虚の部位のパターンを覚える

　古代中国や日本の古典的な医学文献などの伝統を重視した鍼灸治療体系が，「経絡治療」として昭和に日本で誕生した．その学派では，『難経』六十九難を背景とした基本証を立てている．『難経』六十九難に「虚せば其の母を補い，実すれば其の子を瀉せ」とある．たとえば，肝虚証では，肝（木）と同時に腎（水）も虚しているため，肝（木）の母である腎（水）を補うわけである．同様に，腎（水）と肺（金）が同時に虚している場合を腎虚証，肺（金）と脾（土）が同時に虚している場合を肺虚証，脾（土）と心包（相火）や心（火）が同時に虚している場合を脾虚証と呼ぶ．

　ただし，肝（木）と心（火）が同時に虚している状態，すなわち，心虚証は想定しにくい．肝血が少なく，心の陽気までなくなった状態は，生命力が極度に衰退していることを表わす．そのような状態の患者が鍼灸院を訪ずれることはまれであるといえる．

　だから，基本証になるのは，肝虚証，脾虚証，肺虚証，腎虚証の4タイプである．この

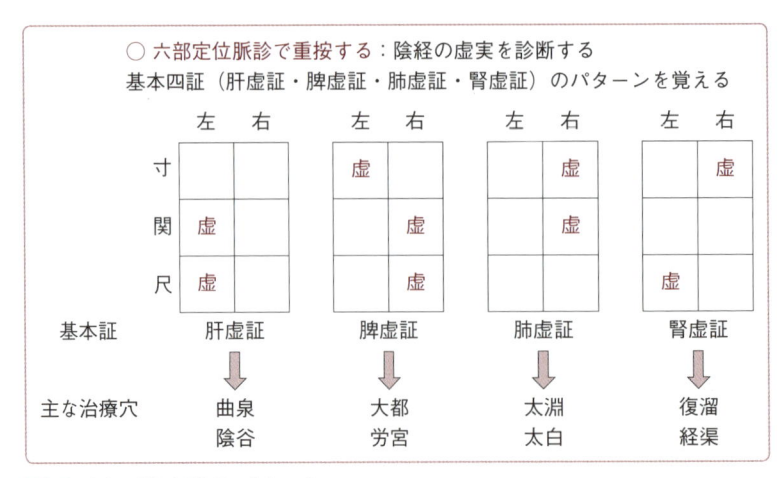

図7-11 基本証のパターン

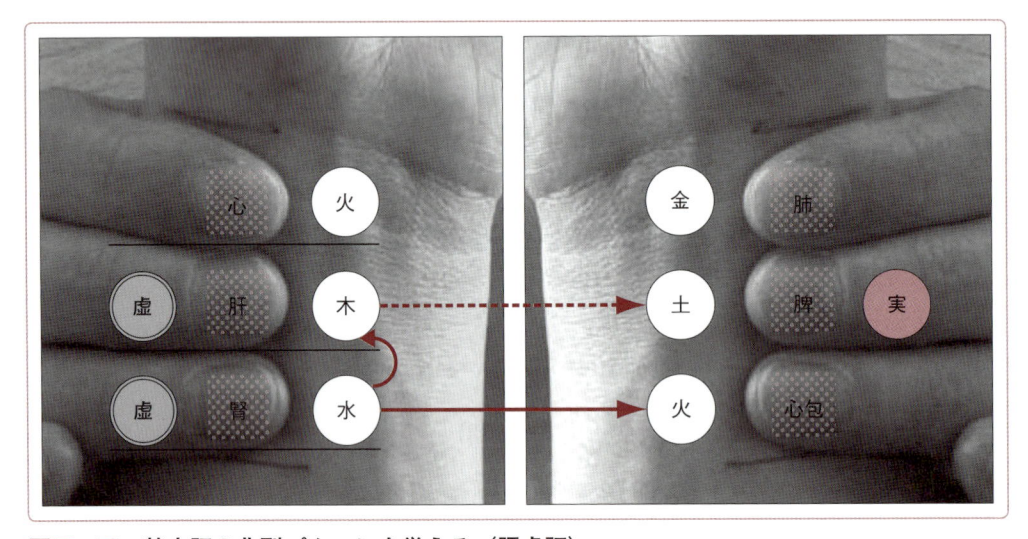

図7-12 基本証の典型パターンを覚える（肝虚証）

基本四証における虚の部位のパターンを覚える（図7-11）．

　たとえば，どこか1か所に無力な部位があったならば，その部位に配当されている臓を中心にして，その母子を比較して証を決める．虚している母子関係の子経の方の名称をとって主証とする．

　肝と腎が同時に虚しているものが肝虚証であり，脾と心包・心が同時に虚しているものが脾虚証である．肺と脾が同時に虚していると肺虚証，腎と肺が同時に虚していると腎虚証となる．

　仮に，もっとも力のないところが腎の部位であったならば，次に弱いところが，肝なのか肺なのかを診る．肺であれば腎虚証，肝であれば肝虚証と決定することができる．

　基本四証のパターンを覚えると，左手首と右手首の全体脈を比較して，左手首の脈が弱

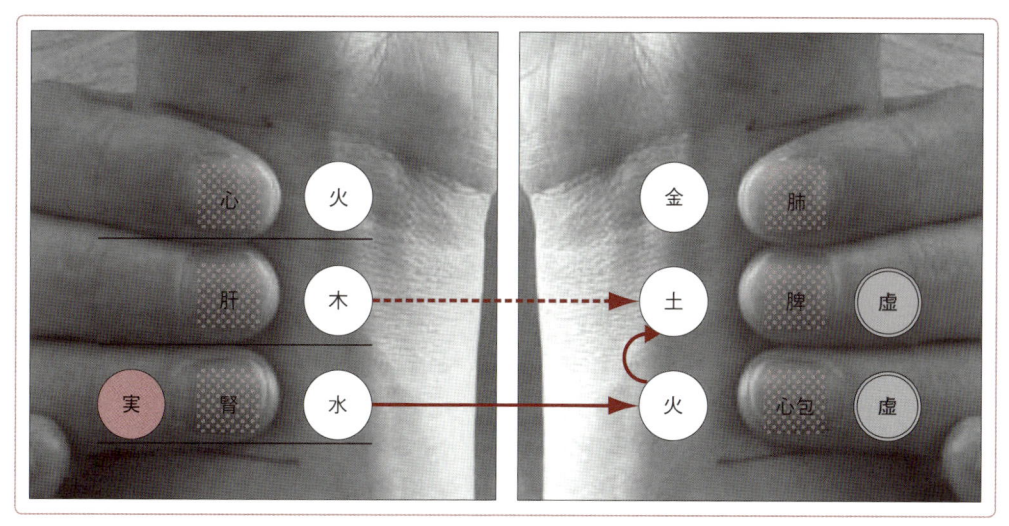

図7-13　基本証の典型パターンを覚える（脾虚証）

ければ肝虚証，右手首の脈が弱ければ肺虚証か脾虚証という見方もできる．

（1）基本証の典型パターンを覚える—肝虚証—（図7-12）

具体的な基本証の典型パターンを覚えておくと，自信をもって診断が行えるだろう．肝虚証の場合は，前述したように，患者の右手首と左手首の全体脈を比較して，左手首の脈が明らかに弱いため，診断は簡単である．

もう1つ肝虚証の特徴は，『難経』六十九難，七十五難，いずれにしても，脾（土）が実になっていることである．

なれてくると，脾（土）が強く実している場合は，肝虚証であると診断できるようになる．ある意味，虚をみつけるよりも，実をみつける方が簡単かもしれない．

（2）基本証の典型パターンを覚える—脾虚証—（図7-13）

同様に考えると，脾虚証の多くは腎（水）が実になっているはずであるが，脾虚証の場合は，例外も多く，腎が虚していることもあるため，注意する．

脾虚熱証の場合は，肺か肝が実になっていることが多い．

（3）基本証の典型パターンを覚える—肺虚証—（図7-14）

同様に，肺虚証の場合も，肝（木）が実になることが多い．

ただし，肺虚熱証の多くは，肺と脾と陰陽関係にある大腸と胃（軽按でみる腑）が実になっている．

（4）基本証の典型パターンを覚える—腎虚証—（図7-15）

腎虚証は，『難経』六十九難，七十五難，いずれの場合も，心（火）と心包（火）が実になる．心（火）の脈がとくに強く感じられたら，まず，腎虚証を疑うことができる．

以上のように，強く打つ脈位をみつければ，その位置から，虚の部位が推測できること

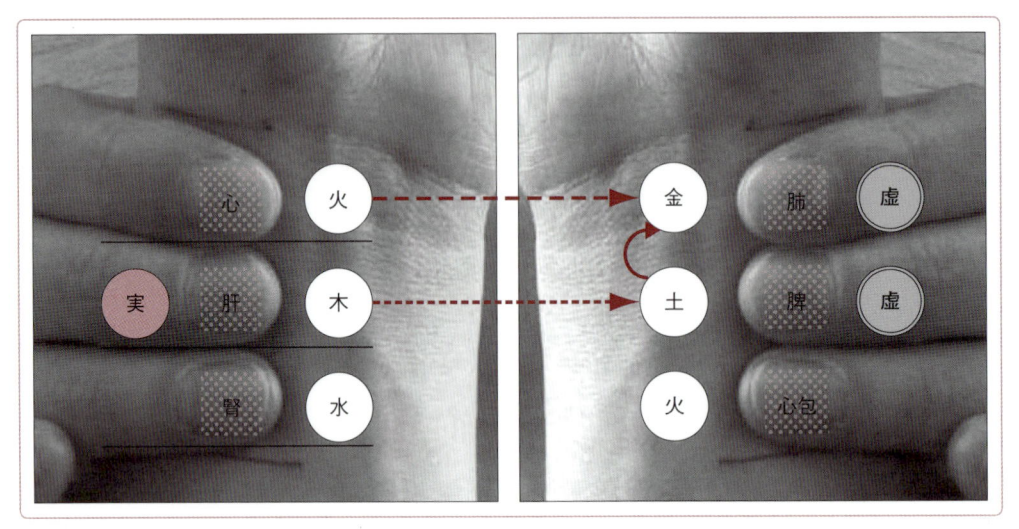

図7-14　基本証の典型パターンを覚える（肺虚証）

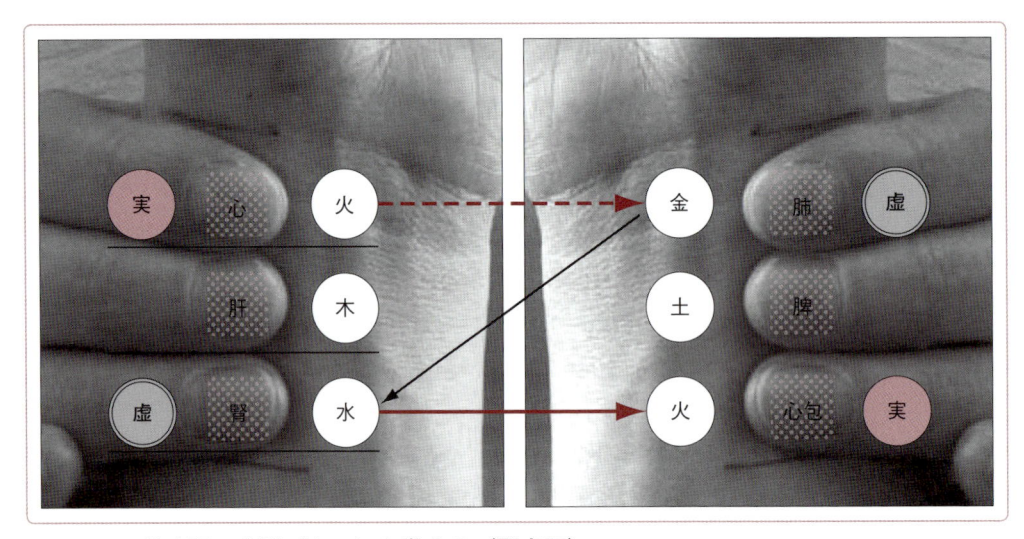

図7-15　基本証の典型パターンを覚える（腎虚証）

がわかる．

　実際に脈診を臨床に運用してみると，実が目立つ場合は，このパターンのとおりになっていることが非常に多いことがわかる．しかし，例外もあるのでかならず虚の位置を確認する習慣をつける必要があることは言うまでもない．

【補足1：心虚証】

　　心の精気の虚から始まる証は考えられないため，基本証としての心虚証はないとしたことは述べたが，『鍼灸聚英』などの古典では，是動病，所生病の項で肝虚，脾虚，肺虚，腎虚と同列に心虚が扱われている．経絡治療学会では，心虚があれば，脾虚証ということになってしまうが，心虚証を想定している流派もあるので，心虚証の例を

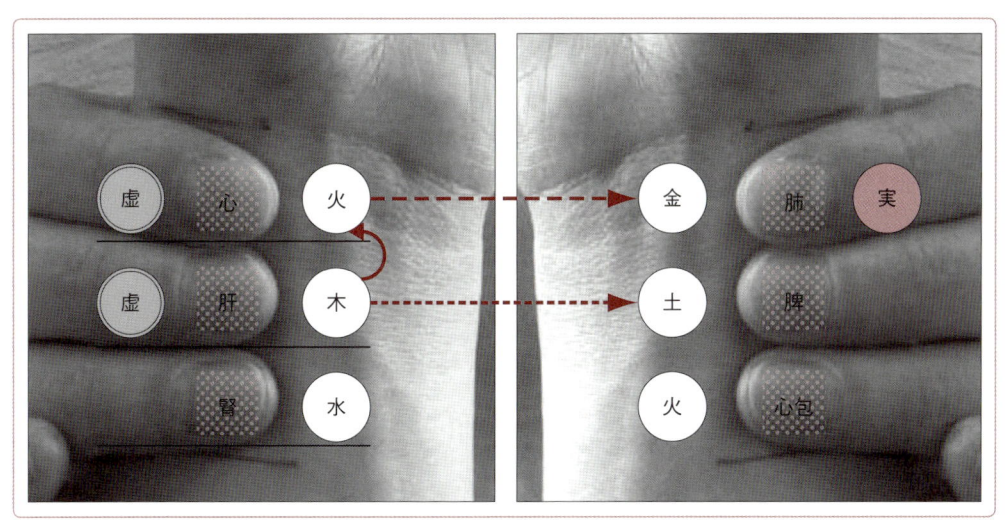

図7-16　基本証の典型パターンを覚える（心虚証）

次にあげておく．

　　基本証の典型パターンを覚える—心虚証—（図7-16）

　　心虚証は，『難経』六十九難，七十五難，いずれの場合も，肺（金）が実になる．左右の寸口を比較して，右寸口が強く，左寸口が弱い場合には，心虚証を考えるべきである．

【補足2：『難経』七十五難】

　　従来，『難経』七十五難は，『難経』六十九難による補瀉法に当てはまらない場合に対する特例であると考えられてきた．

　　『難経』七十五難に「東方実し，西方虚せば，南方を瀉し，北方を補え」という原則がある．この解釈には諸説あるが，『難経』の著者は，これを五行説で解釈し，肝（東・木）が実し，肺（西・金）が虚していた場合，心や心包（南・火）を瀉し，腎（北・水）を補うとよいというのである．このような場合，一般には『難経』七十五難式「肺虚肝実」証とされるが，五行全体からみると，肺（金）と腎（水）が虚して，肝（木）と心（火）が実している状態である．つまり，『難経』六十九難の証でいうと「腎虚肝実」になる．そうであれば，この証は腎と肺を補い，肝と心を瀉して治療する『難経』六十九難式の治療で対応できるものである．基本証でいえば，単純に，「腎虚証」の範疇に入る．

　　つまり，『難経』七十五難式と考えられる証も証の名称を異にしているだけで，『難経』六十九難に置き換えることができるのである．先にあげた基本四証をしっかり診断できれば，ほとんどの臓腑経絡の異常に対応可能であることがわかるだろう．

6) 留意事項

ここではとくに，以下のことに留意する必要がある．
① 寸・関・尺に当てた指の位置が正しいか．
② 重按としての指の深さが正しいか．
③ 指腹全体で脈を診ているか．
④ 意識しなくても自然と正しい位置，深さに指がくるようになっているか．
⑤ 基本四証のパターンを指に覚え込ませているか．

8 技術的アプローチ

1) 重按における六部定位の比較脈診で虚の部位をみつける

(1) 左右の上焦・中焦・下焦を比較する

術者は，重按における自分の指に触れる脈を示指（上焦），中指（中焦），薬指（下焦）のおのおの左右で比較する．

寸・関・尺で，指を沈める深さが大きく異なる（寸＜関＜尺）ことは前述したが，基本的に寸・関・尺のおのおの左右は同じ深さで診る．だから，左右の脈の強さは比較しやすいといえる．

臓腑の配当は術者の右手と左手が相剋の関係であるから，右と左のどちらかに実があれば，片方は虚になっていることが多い．

たとえば，肝が実していれば脾を剋しすぎるため，脾は虚してしまい，逆に肝が虚していれば脾を剋す力が弱くなるため，脾は実してくる．

そこで，寸・関・尺それぞれの左右の同じ指に感じる脈の強弱を比較し，拍動の強弱の左右差が最大のところを探す．弱い方に配当される臓が虚であると考えることができる．

(2) 六部定位における脈のもっとも弱い部位をみつける

左右の比較からみつけた虚の部位が複数の場合は，それらを比較して，もっとも拍動の弱いところを探す．

(3) 相生を考慮して六部定位における脈の2番目に弱い部位をみつける

もっとも弱い部位がみつかったら，その親子関係にあたる脈の強さを比較する．隣り合う指が相生関係になっているので，それを利用する．

もっとも虚している臓の親と子を比較するということは，虚している臓に当てた指を中心に，縦並びの指を比較する．

たとえば，腎がもっとも虚している場合，次に肝と肺を比べ，肝が弱ければ肝虚証，肺が弱ければ腎虚証ということになる．

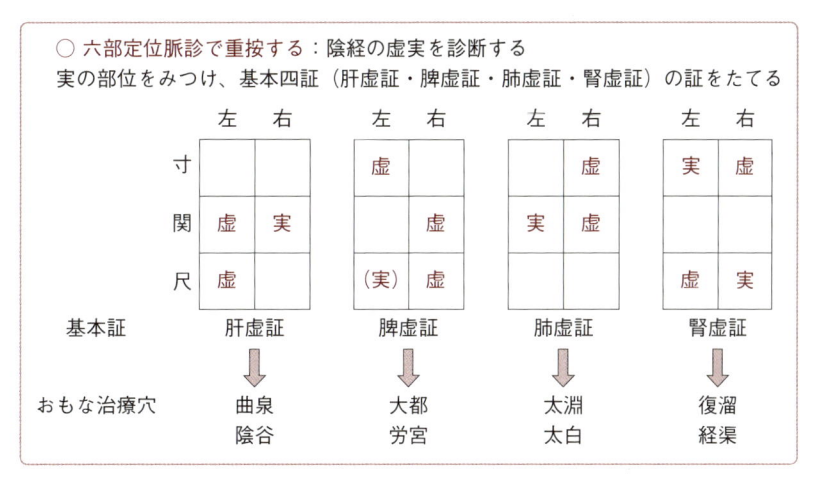

```
○ 六部定位脈診で重按する：陰経の虚実を診断する
  実の部位をみつけ、基本四証（肝虚証・脾虚証・肺虚証・腎虚証）の証をたてる
```

	左	右	左	右	左	右	左	右
寸			虚			虚	実	虚
関	虚	実		虚	実	虚		
尺	虚		(実)	虚			虚	実

基本証	肝虚証	脾虚証	肺虚証	腎虚証
	↓	↓	↓	↓
おもな治療穴	曲泉 陰谷	大都 労宮	太淵 太白	復溜 経渠

図 7-17　実を含めた基本証

　同様に，肺がもっとも虚している場合，腎と脾を比べ，腎が弱ければ腎虚証，脾が弱ければ肺虚証とである．

　また，脾がもっとも虚している場合，肺と心包を比べ，肺が弱ければ肺虚証，心包が弱ければ脾虚証という診断がつく．

　そして，肝が虚している場合は心と腎を比べ，腎が弱いことを確認してはじめて肝虚証という診断になる．

（4）軽按した時に，実になっている部位に注意する

　先にもあげたが，『難経』の六難[39]や『脈経』巻之一・弁脈陰陽大法第九[51, 52]に「浮之損小沈之実大故曰陰盛陽虚　沈之損小浮之実大故曰陽盛陰虚　是陰陽虚実之意也（これを浮かべて損小，これを沈めて実大，故に陰盛陽虚という．これを沈めて損小，これを浮かべて実大，故に陽盛陰虚という．これ陰陽虚実の意なり）」とある．これは，陰が偏盛すると陽が偏虚し，逆に陽が偏盛すると陰が偏虚することを示した条文でもある．

　つまり，軽按で脈がもっとも強く感じる部位があれば，そこは指を沈めて重按にすると弱い場合が多いといえる．陰陽の関係では，陰の臓が虚すと陽の腑は実し，陽の腑が虚すと陰の臓は実してくることが多いからである．

（5）重按での実の部位にも留意する

　重按で実の部位がみつかれば，その位置から，虚の部位が推測できる．イメージ的アプローチで覚えた基本証の典型パターンに当てはめてみるとわかりやすい．そのうえで，虚の位置を再度確認する（図 7-17）．『難経』六十九難型と『難経』七十五難型の例を参考に図示しておく（図 7-18 〜 27）．

（6）脈がわかりにくいときは，腹部などへ刺鍼を行ってから再度脈を診る

　脈状が乱れている場合などで虚実がわかりにくいときは，頭部（百会穴）や腹部（中脘

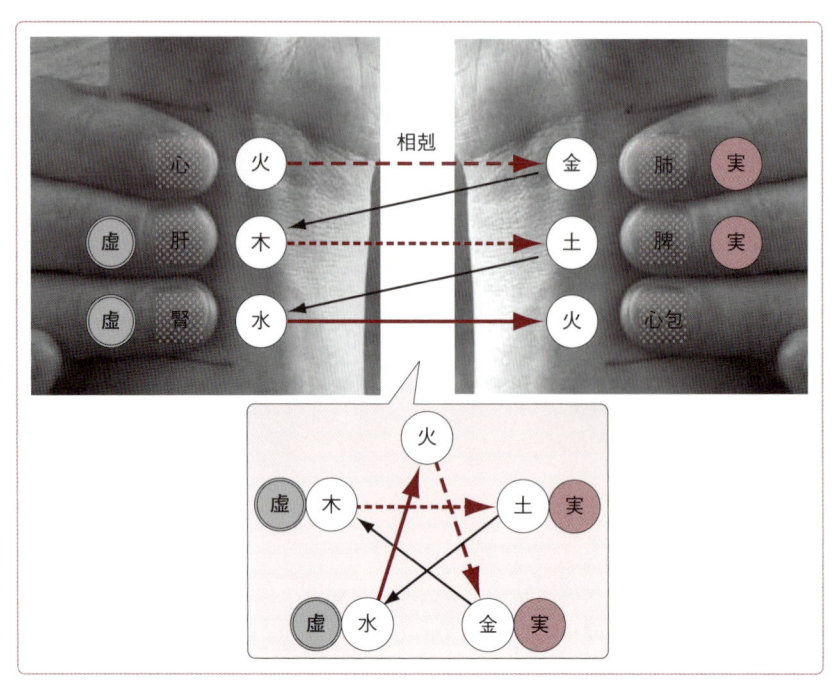

図7-18 『難経』六十九難（肝虚証）

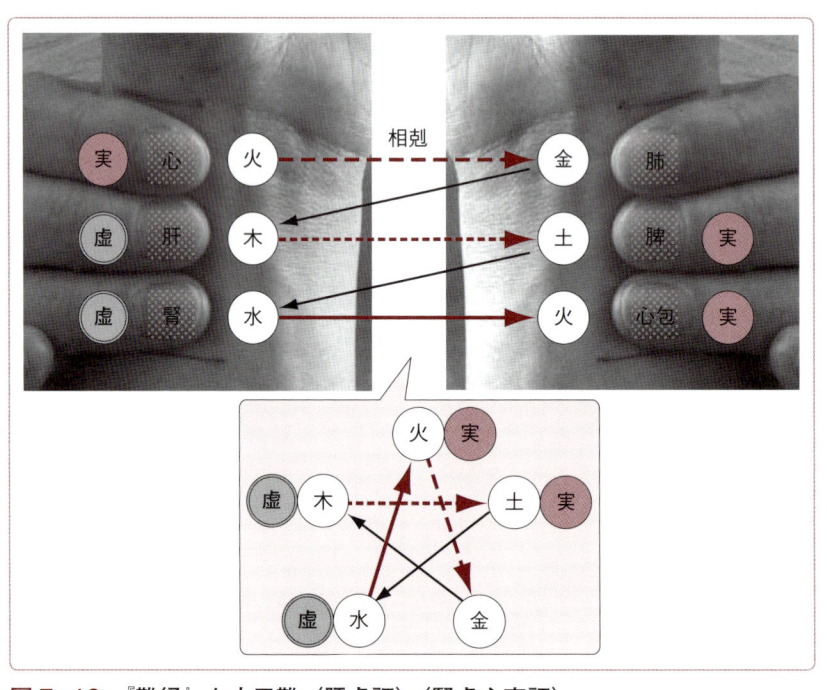

図7-19 『難経』七十五難（肝虚証）（腎虚心実証）

穴・天枢穴・気海穴など）の切皮置鍼や腹部全体の接触鍼，あるいは太淵穴（八会穴における脈会穴）への接触鍼などの施術を行ってから，再度検脈をしてみると，脈が安定して虚実が明確になってくる．脈状が穏やかになり，落ち着いてくることも多い．

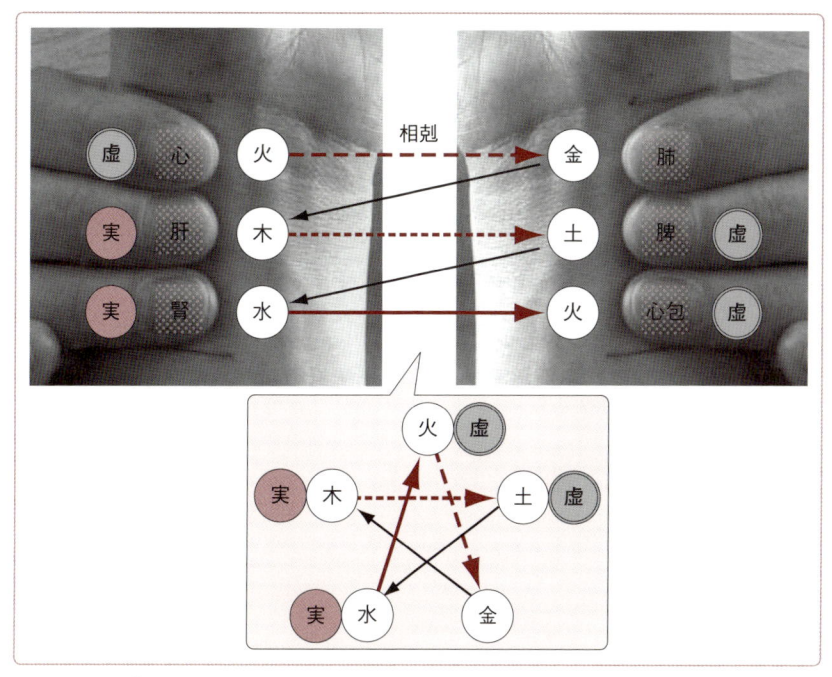

図7-20 『難経』六十九難（脾虚証）

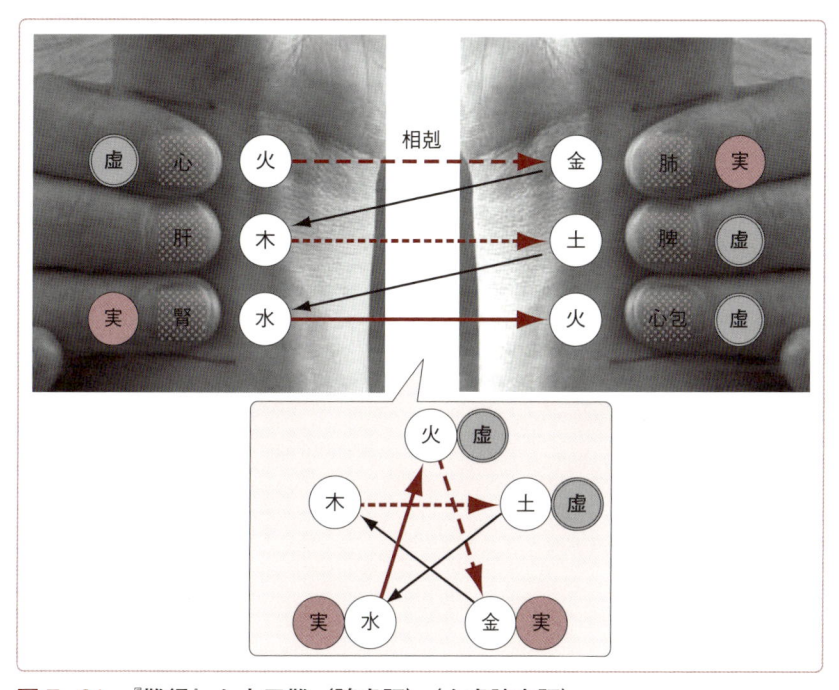

図7-21 『難経』七十五難（脾虚証）（心虚肺実証）

　施術は，数脈傾向があるときは接触鍼を，それ以外は切皮置鍼を行うことが原則となる．しかし，接触鍼でも切皮置鍼でも遅数，いずれも脈状にも対応できる手技が存在するので，その認識さえしっかりしていれば，手技の選択は自由である．

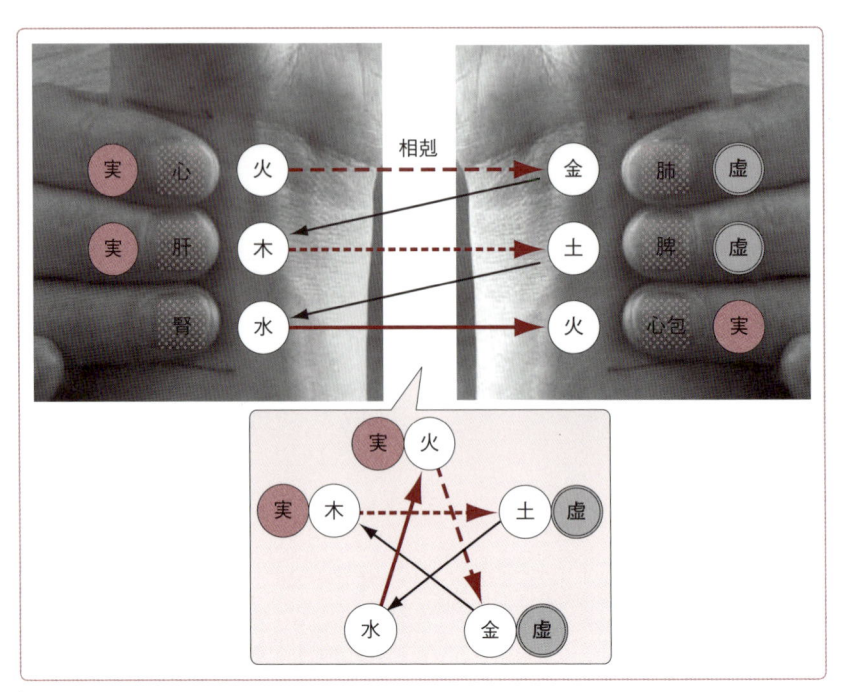

図7-22 『難経』六十九難（肺虚証）

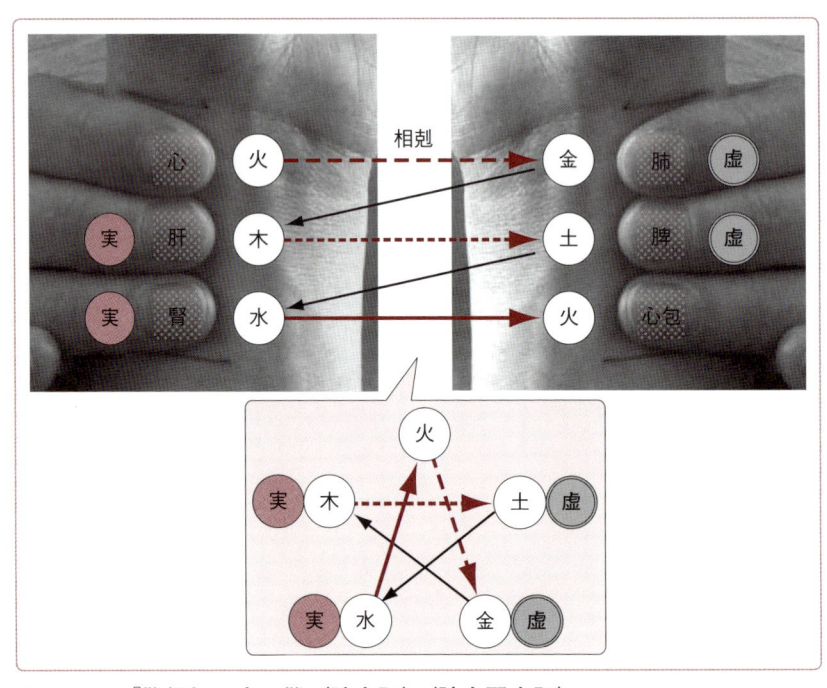

図7-23 『難経』七十五難（肺虚証）（脾虚腎実証）

2）基本証を立てる

　指に感じる虚実の位置が，基本四証の典型パターンのいずれかと一致しているかどうかをみる．一致していれば，証はすぐに立つ．

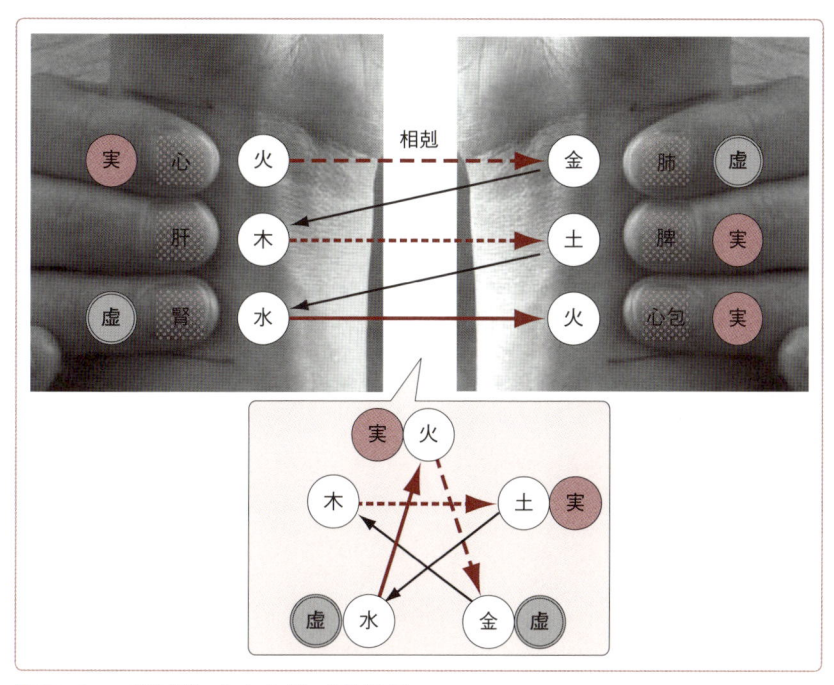

図7-24　『難経』六十九難（腎虚証）

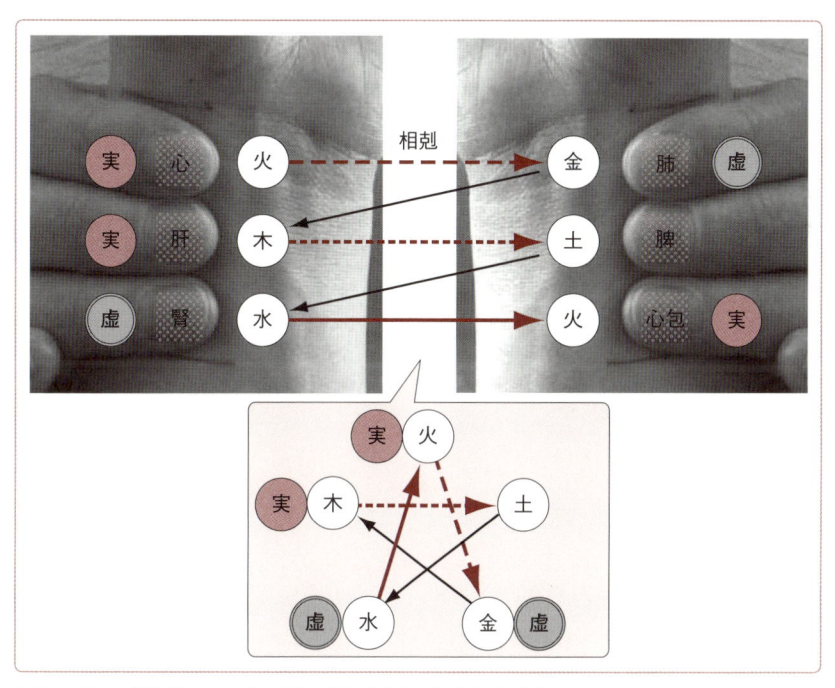

図7-25　『難経』七十五難（腎虚証）（肺虚肝実証）

　典型パターンに当てはまらない場合は，虚にだけ注目して，連続した虚の位置から，基本四証としての証を立てる．
　ごくまれではあるが，基本証にはない脈状を呈しているようにみえることがあるが，そ

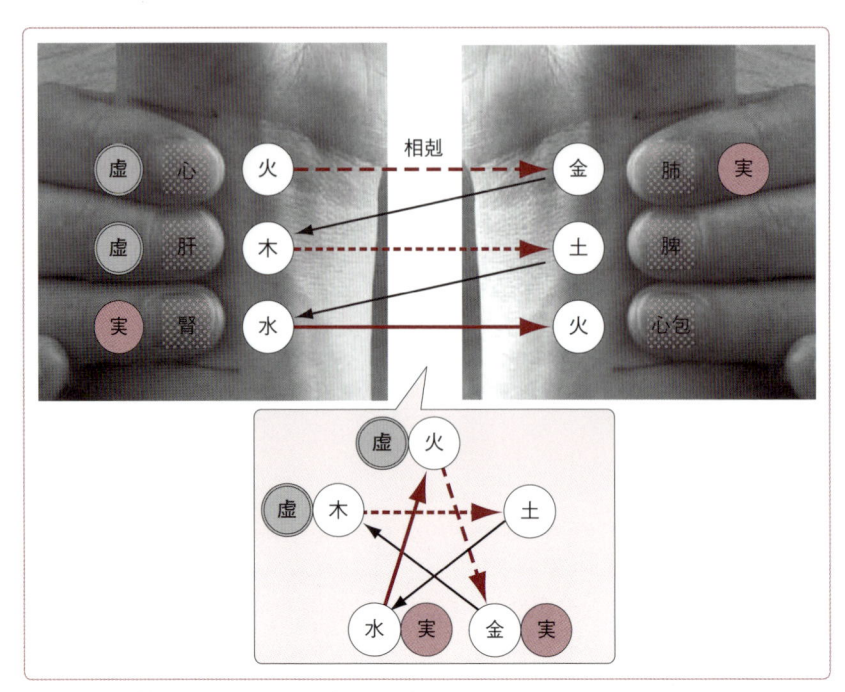

図 7-26 『難経』六十九難（心虚証）

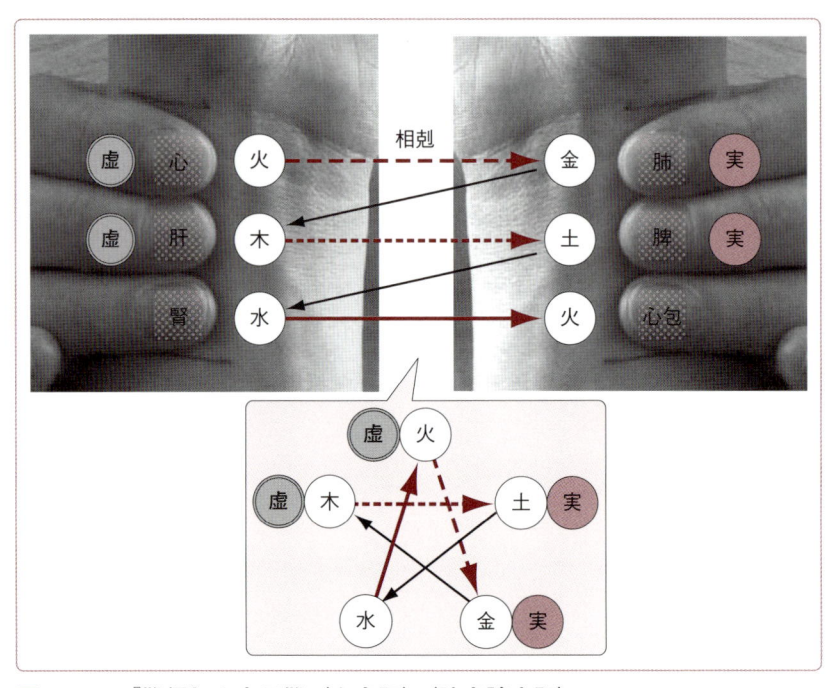

図 7-27 『難経』七十五難（心虚証）（肺虚脾実証）

の要因は寒熱が多数の経絡に波及している場合や，奇経に侵襲している場合である．脈状が紛らわしくなっていたとしても，基本的には，陰の部位での脈に限定してみればよい．全体の脈状に惑わされないように，重按での虚（力がない）の部位をしっかりみつけるこ

と．

軽按，中按，重按における脈の違いが不明瞭な場合でも，指の沈み方を感じとることで虚実の推定ができる．これは皮膚の硬軟が脈に関係しているからであろう．

3）立てた証の正誤を確認する

継続して脈診を学ぼうとする施術者にとって，脈診練習を行ううえでのもっとも大きな障害は，自分の診断が正しいのかどうかを判定してくれる指導者がいつも傍にいるとは限らないことである．比較脈診によって自分が立てた証が合っていたのか，誤っていたのかがわからないまま訓練を積んでいっても，脈診結果に確信をもつことができない．その反面，正解がわかるシステムがあれば，脈診上達の大きなツールとなることはいうまでもない．反復練習のなかで，正しい証とそのときの脈の状態を自分の指に覚えさせることができるからである．

「VAMFIT（変動経絡検索法）」には，経脈がうまく流れないと筋や関節の動きに影響があるとする『霊枢』本蔵篇などの記載に基づいて，頸部の動き，腰部の動きを指標にする方法や，霊背兪穴[18]（背部兪穴を上に6椎ずらしたもの）を使用する立位体前屈の変化を指標とした体前屈兪穴（霊背兪穴）検索法がある．

この体前屈兪穴（霊背兪穴）検索法や本治法施術により起こる頸部や腰部における愁訴の変化から，脈診結果の正誤を確認することができる．

著者らの研究では，体前屈兪穴（霊背兪穴）検索法と脈診結果が一致するものが多いこと[7]がわかっている．比較脈診で得られた証と，VAMFIT（変動経絡検索法）の体前屈兪穴（霊背兪穴）検索法により検索された治療穴との間に関連があることは，これらの診断の相互確認が可能ということになる．

つまり，比較脈診による証に応じた本治法刺鍼が正しい場合には，患者の愁訴の改善が認められ，証を違えた場合には，患者の愁訴の増悪が起こることを利用する．これらの現象を指標に比較脈診の立証練習を反復していけば，初心者でも短期間に脈診による基本証決定ができるようになるものと考えられる．

証が立ったならば，かならず，それにしたがった刺鍼穴に切皮置鍼して身体の変化を確認する．確認は，VAMFIT（変動経絡検索法）による本治法の確認法を用いる（p22 図1-18）．頸部の筋肉を主とする軟部組織の硬さを指標にするとわかりやすい．刺鍼穴は，肝虚証→曲泉穴，腎虚証→復溜穴，肺虚証→太淵穴，脾虚証→大都穴とする．各穴の左右を比較し，より虚の反応の強い穴に刺鍼する．刺鍼により，証が合っていれば柔らかくなり，違っていれば硬くなる．同時に起こる脈の変化を観察する．たとえば，頸と腰の違和感，主訴の改善がみられ，脈の改善が認められれば，証が合致していたことになる．

また，おのおのの証に対応する霊背兪穴（肝虚証→霊肝兪穴，腎虚証→霊腎兪穴，肺虚

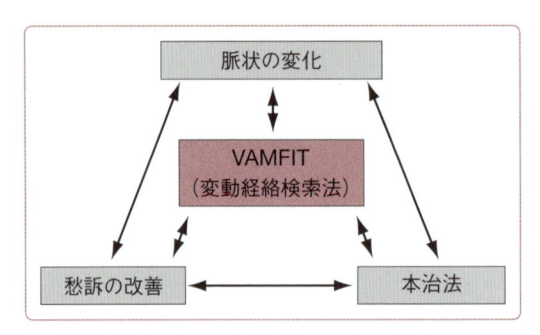

図7-28　VAMFIT による脈診結果の確認

証→霊肺兪穴，脾虚証→霊脾兪穴）を確認することも有用である．

　これらの立証の正誤を可能にしているのは，本治法刺鍼による頸部や腰部の愁訴の軽減，および霊背兪反応の変化と同時に，その経絡に対応する脈位脈状の変化が起こるからにほかならない．すなわち，本治法として的確な刺鍼手技が行われることによって，病の根本ともいうべき蔵の精気の虚を補い，その経絡の気血が調い，身体にもろもろのよい変化を起こさせ，その確かな手ごたえが脈の変化として現れるからであると考えられる（図7-28）．

9　感覚的アプローチ

1）自己脈診によって自分の体調や症状と基本証との関係を把握する

　日ごろから自分の証を把握し，自分の体調の変化と証の変化を脈診感覚で覚え込むことが大切である．

　たとえば，風邪気味のときは肺虚証，身体がだるいときや胃腸が疲れているときは脾虚証，イライラして怒りっぽくなっているときは肝虚証になっていることが多いので，自己脈診による脈の変化を自分の体調管理に活かす習慣をつけて，脈診技術の向上に役立てる．

2）ゴルフボールを用いて行う脈の左右差の判定訓練法

　未習熟な者だけで脈診の訓練を行う場合，かならず問題になることは，正解がわからないということである．自分が下した脈診の結論の正否がわからないことには，たとえ間違っていたとしても，正しようがないからである．そのような意味でも，正解をあらかじめ設定して行う訓練は脈診習得のうえで，不可欠なものといえる．

　著者らの訓練法には，上級者が下級者に行う習得確認テストがある．その方法の1つは，片側の腋の下でゴルフボールをはさむと，はさんでいる側の橈骨動脈の拍動が減弱，もしくは消失することを利用して行うものである．受験者に寸口の脈を診させて，脈の左右差から，試験官がどちらの脇にゴルフボールをはさんでいるかを当てさせるのである．ある

いは，試験官がどちらかの脇のゴルフボールを締めて脈拍を止めて，受験者に寸口の脈の変化を指で体得させることも効果的である．ただし，人体には恒常性を維持しようという機構があるので，脈拍の減弱を長時間持続することはむずかしいようである．脇にはさむ強さによっては，脈拍の減弱が起こっていないこともあるので，試験官はしっかり脈拍を減弱させることに気をつけ，そのうえで，1回の脈診時間を長くても60秒間以内に設定しておく必要がある．

2人組みになってこの訓練を反復することで，脈の強弱が確実に判定できるようになってくる．

10 （付記）比較脈診の意義と有用性の確認

比較脈診の意義と有用性を確認するために，行った実験の1例をあげる．

学生21名（平均年齢34.3歳）を患者とし，24名（平均年齢31.2歳）の学生施術者が「問診班」，「脈診班（刺鍼前：A班，刺鍼後：B班）」，「施術班」，「測定班」の5つのグループに分かれ，施術者相互に盲検法で，実験を行った．

脈診班（A班，B班）は，MAMのステップ4までを習得した学生のうち，教員が選抜した者で構成した．

あらかじめ脈診A班が，患者を肝虚証群と非肝虚証群に分類した後，全患者に対し，肝経の合水穴である曲泉穴へそれぞれ円皮鍼（セイリンジュニア）の貼付，鍼なしシール（鍼を除去したセイリンジュニア）の貼付，無処置の3施術を，1週間以上の間隔をあけて行い，その影響を握力および立位体前屈の変化で検討した．施術方法は，問診班がくじ方式によりランダムに設定した．

統計学処理は分散分析ANOVAとFisherの多群比較検定を行い，有意差の判定は危険率5％以下とした．

なお，円皮鍼と鍼なしシールは，二重盲検法により患者にも施術者にも区別できないものとしたが，この実験手法は，著者らが2000年の東洋療法学校協会の学術大会ではじめて報告した．

肝虚証群において，無処置群が握力の低下を示したにもかかわらず，曲泉穴刺激群（円皮鍼）では有意な増加がみられた（$p = 0.026$）．

また，曲泉穴刺激（円皮鍼）により，肝虚証群では握力は増強し，非肝虚証群では低下した（$p = 0.031$）（図7-29）[9]．

一般的に握力は，他の筋力の測定値と高い相関があり，全身の筋力の代表値として利用できることが知られている．今回，曲泉穴刺激（円皮鍼）により，肝虚証の者とは逆に肝虚証以外の者の握力が低下したことは，臨床のなかで，証を誤った治療により患者の症状

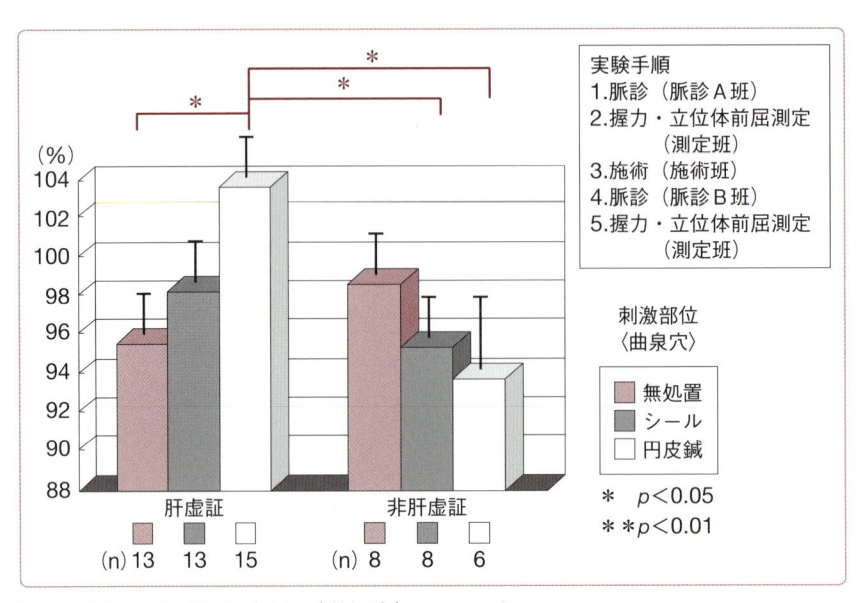

図7-29　肝虚証と握力（増加率）

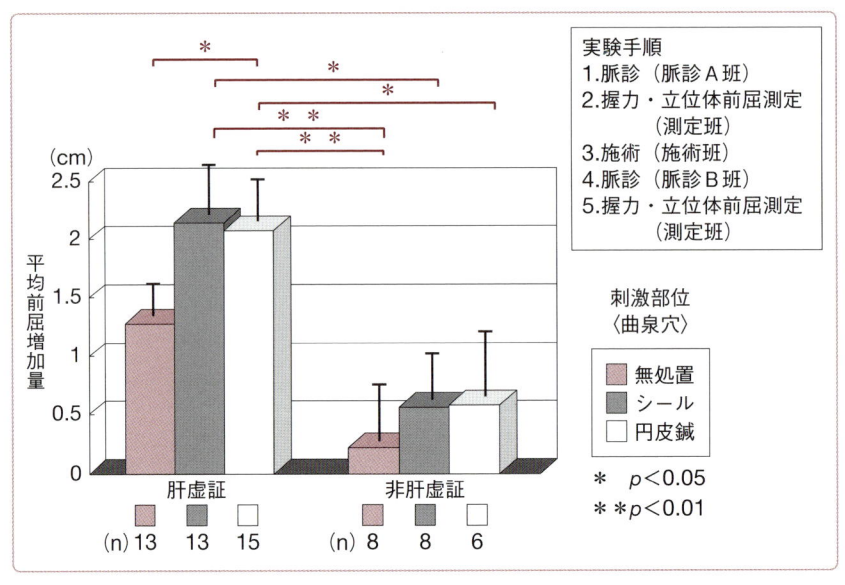

図7-30　肝虚証と立位体前屈

を悪化させてしまうことを示唆している．

　なお，この実験では患者を証に分類して行ったことに意味があり，従来なされていたように，患者を証に分類しない手法で行っていれば，おのおのの群間で有意差は出ていなかった点に注目したいところである．

　同様に，立位体前屈の変化でも肝虚証群と非肝虚証群の間に有意な差が認められた（図7-30）[9]．

　これらの結果は，基本証としての肝虚証の存在と，それに対する曲泉穴の有効性，すな

わち，筋の柔軟性や，筋力の改善を客観的に証明するものであり，経絡治療でいう証を立てることの意義を示しているものと考えられる．

第8章
ステップ5：
寒熱を含めた虚実の判定

- ① 寒証・熱証とは
- ② 寒の発生と熱の発生
- ③ 寒証の脈状と熱証の脈状
- ④ 視覚的・イメージ的アプローチ
  - 1）脈診部位の望診
  - 2）望診における寒証と熱証の違い
  - 3）達成目標
- ⑤ 技術的アプローチ
  - 1）脈状診により寒・熱を判別する
  - 2）基本寒熱証（基本四証×寒・熱）の8タイプで証を立てる
  - 3）達成目標
- ⑥ 感覚的アプローチ
  - 1）熱証と寒証の触れ方の違いを身に付ける
  - 2）脈が各層で存在していることを体得する
  - 3）自己脈診による寒・熱を表す脈状の体験
  - 4）達成目標

ステップ5は，寒熱を含めた虚実の判定を行い，基本寒熱証の証を立てる練習である．

① 寒証・熱証とは

　基本証は肝，脾，肺，腎のおのおのの精気が虚した状態であるが，これだけでは愁訴は出現しない．この状態に内因・外因・不内因外因が加わることで，各臓に蔵されている気，血，津液までが虚すことになり，それが原因で寒，あるいは熱が発生する．そのため，経絡治療学会ではそれぞれの基本証を寒証と熱証に分けている[17]．
　ただし，寒熱の発生の機序は各臓腑によって異なる．
　肝や腎の熱証は血や津液の不足から生じる虚熱であるが，肺の熱証は陽気の生成や循環

や発散が弱くなったために関連陽経に陽気を停滞させて起こる．脾虚熱証に関しては，虚熱，陽気の停滞いずれからも起こる．

肝や腎の寒証は血や津液の不足から陽気がなくなるために起こり，脾や肺の寒証は陽気の生成や循環，あるいは発散が弱くなるために起こる．

なお，狭義でみた場合，これらは従来，陽虚，陰虚と呼ばれていたものである．経絡治療学会では，陰陽のイメージから逆に解釈されることや誤った用語の使い方をされることを防ぐことを目的に，陽虚を寒証，陰虚を熱証と呼ぶことにした．したがって，肝虚寒証とは肝陽虚のことを，肝虚熱証とは肝陰虚のことを指している．

2 寒の発生と熱の発生

『霊枢』刺節真邪篇には「是陽気有余而陰気不足．陰気不足則内熱，陽気有余則外熱．内熱相搏，熱於懐炭（是れ陽気が有り余りて陰気足らざるなり．陰気足らざれば則ち内熱し，陽気有り余れば則ち外熱す．内熱相搏てば，炭を懐くより熱し）」[29]，あるいは「虚邪…（中略）…搏於肉，與衛気相搏，陽勝者則爲熱，陰勝者則爲寒．寒則真氣去，去則虚，虚則寒（虚邪…肉を搏って，衛気と相搏ち，陽勝つ者は則ち熱と為り，陰勝つ者は則ち寒と為る．寒えれば則ち真気去る．去れば則ち虚す．虚すれば則ち寒える）」[29] という記載がある．

すなわち，陰気が虚せば内熱を生じ，陽気が実になれば外熱を生じること．また，虚邪が肌肉を攻撃した場合，この部の衛気と衝突するが，この場合，陽が盛んなら熱が出る．逆に陰が強くなると寒になってしまう．冷えるとますます虚すため，もっと冷えてしまうという過程からも，陽気が強いと熱，陰気が強いと寒が発生することがわかる．『霊枢』五邪篇にも「邪脾胃に在れば，則ち肌肉の痛むを病む．陽気に余りあり，陰気不足すれば，則ち熱中し，善く飢う．陽気不足し，陰気に余りあれば，則ち寒中し，腸鳴り，腹痛む」[29] と陽気が熱を，陰気が寒を生むという機序を示す記載がある．これらのことは，『素問』調経論篇の「陽虚則外寒，陰虚則内熱，陽盛則外熱，陰盛則内寒（陽虚すれば則ち外寒し，陰虚すれば則ち内熱し，陽盛んなれば則ち外熱し，陰盛んなれば則ち内寒す）」[62] という記載を裏付けている．

ただし，同じ『素問』調経論篇には「陰之生実奈何．岐伯曰，喜怒不節，則陰気上逆．上逆則下虚，下虚則陽気走之．故曰実矣（陰の実を生ずること奈何．岐伯曰く，喜怒不節ならば，則ち陰気上逆す．上逆すれば則ち下虚す，下虚すれば則ち陽気これに走る．故に実と曰うなり）」[62] とある．ここでいう陰実は陰盛内寒とは逆に，陰の部位に陽気が停滞，充満した状態を指している．つまり，陰実と陰盛は異なる概念だということになる．

さらに，寒熱の波及について付け加えるならば，臓腑経絡は寒を受けたとしても実には

ならないが，熱を受けた場合は実になることがある．その脈診配当部位の脈が実になっている状態は，脈位脈状診で確認できる．

❸ 寒証の脈状と熱証の脈状

『増補脈論口訣』（著者不明，1683 年）の「巻之一・遅数寒熱ノ辨」に「脉書曰ク，遅数ヲ辨シテ寒熱ヲ定ムベシ．一息ノ間ニ四動或イハ五動打ツハ平脉トス．六動七動ヲ熱トス．三動ヲ寒トス．八動九動ヲ熱フカシトス．一動ハ甚ダ寒ナリトス．十動以上ハ熱ノ極マリトス．三息ニ二動・二息ニ一動ハ寒ノ極マリトス．…（中略）…又云ウ，平脉ニテモ実・強・洪・大ナルハ熱トス．四，五動ノ平脉ニテモ虚・弱・微・小ナルハ寒トス」[48]という記載がある．このことから，遅・数が寒・熱を判断する基本であることが理解できる．

1息に4～5動（1呼吸に脈拍数4～5回）を平脈とし，1息に6動以上（数脈）は熱を，1息に3動以下（遅脈）は寒を示しているというのである．ただし，たとえ平脈であっても，実・強・洪・大などを呈する場合は熱であったり，虚・弱・微・小などは寒であったりするということもあわせて指摘している．

実際の脈位脈状診では，遅・数だけで寒・熱証を決定することはできない．たとえば，肝虚寒証の場合に数を呈するときがある．全身の各部位が冷えても上焦（心・肺）に熱が残っている場合である．そのような場合は，脈が細や弱を呈しているため迷うことはないだろうが，短絡的に数が熱証，遅が寒証というわけにはいかないということになる．

『難経』六難には「六難曰，脉有陰盛陽虚，陽盛陰虚，何謂也．然，浮之損小，沈之実大，故曰陰盛陽虚．沈之損小，浮之実大，故曰陽盛陰虚．是陰陽虚実之意也（六難に曰く，脈に陰盛陽虚，陽盛陰虚有りとは何の謂ぞや．然り，之を浮べて損小，之を沈めて実大，故に陰盛陽虚という．之を沈めて損小，之を浮べて実大，故に陽盛陰虚という．これ陰陽虚実の意なり）」[39, 40]とあり，軽按と重按での脈の比較で，陽虚と陰虚の診断が記されている．この場合は軽按で陽，重按で陰を診ている．

軽按で診ると損小になっているが，重按で診ると実していて大きく感じる脈が陰盛で陽虚（寒証）を表している．逆に重按で診ると損小で，軽按で診ると実していて大きく感じる脈は陽盛で陰虚（熱証）である．つまり，陰盛陽虚（寒証）は沈脈，陽盛陰虚（熱証）は浮脈を呈しているということになる．

基本的に脈が浮いている場合は，その脈状が実であっても虚であっても陰虚を伴っていると考えてよい．脈が浮いてしまうのは陰の力が弱く，陰の位置に脈を留めておくことができないからである．同様に，脈が沈んでいる場合は，その脈状が実であっても虚であっても陽虚を伴うことが多い．

以上のことから数・浮・実・強・洪・大などの脈を呈するときは熱の存在を，遅・沈・虚・

弱・微・小などの脈を呈するときは寒の存在を疑ってみる必要があることがわかる．

このように，寒熱証の判別には，その発生機序や臓腑の病理，病証を考慮しなければならないが，ここでは，煩雑さを避けるために，典型的な寒熱証の脈について述べることにする．

❹ 視覚的・イメージ的アプローチ

1）脈診部位の望診

『霊枢』邪気蔵府病形篇第四に「夫色脈與尺之相應也（夫れ色脈と尺とは相応ずるなり）」[30] とある．このことから，脈状と尺膚の状態は対応していることがわかる．色を診ることも脈診に含まれているのである．ここでは，脈を診る前に，脈診部位と尺膚の望診を行い，脈診に活かすことを習得する．

（1）寸口脈診部位の望診

　　拍動：動脈の拍動が皮膚の上から見えるか，目を凝らしてよく見る．
　　色調：寸口の皮膚の色調を見る．

（2）尺膚（前腕前側部）の望診

　　色調：青・赤・黄・白・黒のいずれに当たるのか？　2種類以上の色が複合していることもある．たとえば，黄が主で赤が従の場合は，黄・赤というように，強い色調のものを先に表現する．
　　艶：艶の有無を慎重に窺う．艶は，皮膚の一部に限局している場合があり，光の当たる角度や強さ，方向などでも見え方が違うので，注意深く見ること．
　　くすみ：はっきりわかるくすみはもちろん，蒙色（墨汁がうすくかけられたような，よく見なければ見逃すくすみ）なども見るようにする．
　　皮毛：毛深い人は肺虚体質である．その皮毛が濃いのか薄いのかは重要な情報になる．

2）望診における寒証と熱証の違い

（1）寸口脈診部位の拍動が望診で見える場合は熱証のことが多い．
（2）尺膚の色調が白い場合は寒証，赤みを帯びている場合は熱証のことが多い．
（3）皮膚に艶がない場合は寒証，艶がある場合は熱証のことが多い．
（4）体質的に，剛毛（濃い毛）の人は肺虚熱証，産毛の多い人は肺虚寒証になることが多い．

3）達成目標

（1）脈診部位の観察を行う習慣をつける．

(2) 脈診部位や尺膚の部位の，拍動の有無・色調（青・赤・黄・白・黒）・艶の有無・しみやくすみの有無，皮毛の状態などの観察が的確に行うことができる．

5 技術的アプローチ

1）脈状診により寒・熱を判別する

脈状が，ステップ3で学んだ祖脈診の遅・数を呈している場合，それが寒や熱によるものであることを確認する．多くは，遅が寒を，数が熱を表しているものだが，例外もあるからである．

遅・数だけでは判別できない場合は，次の順で，基本四証を踏まえながら，脈状により寒・熱を判別する．

(1) 皮膚に触れた状態から，軽按，重按と圧をかけ，ゆっくり指を沈めながら，脈の触れ方，遅・数，浮・沈，大・小（細）などを感じ取る．

(2) 重按からさらに指を脈診部位の底まで沈めて寸・関・尺すべての拍動を消すようにする．

(3) 慎重に重按に戻しながら，最初に出てくる脈がどの指に感じるのかを確認する．

そのうえで，ゆっくりと圧を抜いていきながら，どの指から脈拍を感じとれるのか，その順番をみる．

① 寒証の場合は，沈・細になっていることが多いため，最初に拍動を感じた部位が虚となる．

② 熱証の場合は，浮・大になっていることが多く，立ち上りのいちばん遅い部位を虚とする．

いずれも，2つ目の虚の部位を探すときも同様に感じとること．

(4) 以上の方法でよくわからないとき，もういちど，軽按まで戻して最初からやり直す．

2）基本寒熱証（基本四証×寒・熱）の8タイプで証を立てる

ステップ4で立てた基本証は4タイプであるが，さらに，これに寒証と熱証の判定を加えて，基本寒熱証の証（基本四証×寒・熱）を立てる．

肝虚証を肝虚熱証と肝虚寒証，脾虚証を脾虚熱証と脾虚寒証，肺虚証を肺虚熱証と肺虚寒証，腎虚証を腎虚熱証と腎虚寒証の8タイプの証に分類する．

3）達成目標

脈状診により寒・熱を判別し，基本寒熱証（基本四証×寒・熱）の8タイプで証が立てることができる．

6 感覚的アプローチ

1）熱証と寒証の触れ方の違いを身に付ける
（1）熱証の場合
軽按したときによく触れる部位が重按で虚になっていることが多い．
（2）寒証の場合
　① 陰陽ともに虚していることや細脈のことが多いため，触れたときに熱証の脈とは明白な違いがある．
　② 極端な沈・細脈の場合は，中按→重按への移行を慎重に行うこと．境界が明確でないこともある．底部で泡粒のような脈を感じることもある．

2）脈が各層で存在していることを体得する
　望診で拍動が確認できる場合は皮膚より上に脈が出ているため，指が皮膚に触れる直前に脈が感じとれることになる．しかし，皮膚に触れる直前から触れる瞬間まで感じとれていた脈が，指に圧をかけ出した途端に弱くなったり，消失したりして，次にまったく異なる性状の脈が現れることがある．このような場合は，最初の脈に気付かないこともあり，第2の層にある脈からの脈診を行ってしまいがちであるが，皮膚から骨までの深さのなかで総合的に診なければ正しい脈診はできない．そのためには，脈診部位の皮膚に指を当てる前から皮膚に触れるまでを含めて，細心の注意を払って診るべきである．

　このように，指が皮膚に触れる以前から脈診が始まっていることを認識し，さらに意識を集中しながら，指を沈めていくことで，脈が何層も存在していることなどを体得する．

　なお，この段階での浮・沈スケールは，より精度の高いところを目指すため，バージョンアップされた浮・沈スケールⅡ図（図8-1）を使用する．これは，第5章で述べた5層のスタンダードタイプとしての浮・沈スケールの第1層目の皮（肺）の表層に皮膚上と，第5層目の骨（腎）の深層にさらに骨下をそれぞれ加えたものである．

　つまり，①表層（皮膚上）・②皮毛（肺）・③血脈（心）・④肌肉（脾）・⑤筋（肝）・⑥骨（腎）・⑦深層（骨下）の合計7層になる．

　指が皮膚に触れる直前に脈が感じとれる場合に①表層（皮膚上）に○を記入し，指を脈診部位の底まで沈めても，なお脈が消えない場合に⑦深層（骨下）に○を記入する．その他の運用法は，5層の浮・沈スケールと同じである．

3）自己脈診による寒・熱を表す脈状の体験
　自分の身体が冷えているときの脈と，熱を帯びているときの脈との違いを自己脈診によって体験する．

	右手				左手		
	寸（肺）	関（脾）	尺（心包）		寸（心）	関（肝）	尺（腎）
皮層上							
皮毛（肺）							
血脈（心）							
肌肉（脾）							
筋（肝）							
骨（腎）							
骨下							

図8-1　脈診スケール図―浮・沈スケールⅡ図

　脈状は四季によって異なるものであるが，とくに夏に打つ脈と冬に打つ脈の違いはわかりやすい．また，風呂に入る直前の脈状から湯船につかって身体が温まった状態までの脈状の変化などは手軽に体験できるだろう．

　風邪症候群を患ったときも，悪寒時の脈状と体温が上がったときの脈状の違いを体験することができる．疾病時や体調をくずしたときなどは，脈状診を体得する最大のチャンスだと心得よ．これらの習慣がついてはじめて，いよいよ次のステップの脈位脈状診の習得へ進むための準備が整ったということができる．

4）達成目標

（1）7層の浮・沈スケールⅡ図を作成できる．
（2）そのうえで，脈が何層も存在していることなどを体得し，脈の触れ方から熱証と寒証の区別をできる．

第 9 章
ステップ 6：
六部定位による脈位脈状診

① VAMFIT（変動経絡検索法）について
② 六部定位の脈状と頸入穴 VAMFIT（脈位脈状診の習得を目指す）
③ 脈診スケール図について
　1）脈診スケール図を作成する
　2）脈診スケール図は，脈診における各派の諸説に対応できる
　3）五臓の平脈を脈診スケール図に表してみる
④ 認識的・イメージ的アプローチ
　1）六部定位におけるすべての経絡配当を覚える
　2）脈を診る前に，脈診部位の望診と切診を行う
　3）達成目標
⑤ 技術的アプローチ
　1）六部定位における脈状をみる
　2）VAMFIT 刺鍼による確認
　3）達成目標
⑥ 感覚的アプローチ
　1）脈状と臓腑経絡の病理状態をあわせてみる
　2）脈診スケール図を作成し，虚・実や大・小を把握する
　3）達成目標

　ステップ 6 は，いよいよ，もっとも高度とされる六部定位における脈診である脈位脈状診の練習である．ここでは，初歩的な方法を述べる．
　著者らは VAMFIT（変動経絡検索法）や天・地・人治療を用いた臨床や実験を行うなかで，脈と愁訴の関連が本治法における比較脈診についてだけでなく，寒熱波及経絡への施術における脈位脈状診についても認められることを確認している．つまり，VAMFIT を利用することで，六部定位における脈位脈状診の習得が容易になるということになる．
　さらに，浮・沈スケールに虚実や大小を書き入れた脈診図を作成できることを目標にしたい．この段階の浮・沈スケールは，もはや浮・沈のみを表すだけのものではないため，

著者らは脈診スケール図と命名している．

1 VAMFIT（変動経絡検索法）について

　著者らは，臨床における経験および『黄帝内経』（『素問』・『霊枢』）の記載から，古典の治療体系は三陰三陽を根拠とする「経絡系統」と三才思想から成る「天・地・人」という2つの大きな柱により構成されるという考えに至り，身体を縦に貫く経絡系統を対象とするものをVAMFIT：Verification of Affected Meridians For Instantaneous Therapy（変動経絡検索法）[18]，輪切りでとらえるものを天・地・人治療[19]と名づけ，それぞれに治療法を構築してきた．天・地・人治療の考え方は手首寸口における脈診の根拠ともなるものである．

　『霊枢』終始篇に「五蔵を紀と為せば，陰陽定まらん．陰なる者は蔵を主り，陽なる者は府を主る．陽は気を四末より受け，陰は気を五蔵より受く」とある．五臓が鍼灸治療における根本であり（経絡治療における本治法の根拠の1つ），陰は内にあって気を五臓から受け，陽は外にあって気を四肢（上肢と下肢）から受けるというのである．陰陽相互関係を考慮すると，四肢の経穴に施術して内臓の異常を治療できるという含意が読み取れる．

　『黄帝内経』（『素問』・『霊枢』）に記載されている経穴の身体における分布からも，四肢の経穴が治療の主役であることがわかる．

　さらに，『霊枢』経別篇に「夫れ十二経脈なる者は，人の生ずるゆえん，病の成るゆえん，人の治するゆえん，病の起こるゆえんなり，学の始まる所，工の止むる所なり」とあるように，あらゆる病の原因が，経絡の異常にあり，その異常を整えることが，東洋医学における鍼灸治療の大原則となっている．VAMFITは異常を起こしている経絡（変動経絡）をみつけ，四肢の経穴を運用してその調整を行う方法である．

　すべての病の根本は臓の「精気の虚」にあるという『素問』調経論などの考え方から，基本証として肝虚証（血の不足）・脾虚証（気・血・津液の不足）・肺虚証（気の不足）・腎虚証（津液の不足）がある．これに内因，外因，不内外因が加わることで寒熱が発生し，それが各臓腑経絡に波及して，愁訴を引き起こす．そのため，愁訴を緩解させるためには，精気の虚を改善することはもちろん，寒熱波及を受け，異常（変動）を起こした経絡系統（経脈・絡脈・経別・奇経・経筋）を検索し，整えることが必要となる．この臓の精気の虚と，変動を起した経絡系統の診断と治療がだれにでも簡単にできるようにシステム化したものがVAMFITである．これを応用することにより，経脈だけでなく，絡脈，経別，奇経，経筋の診断と治療も可能となる．

　VAMFITには頸部のVAMFIT，腰部のVAMFIT，頸入穴VAMFIT，霊背兪穴VAMFIT，刺熱穴VAMFITなどがある．今回の脈状の変化について行った実験に使用したのは，

もっとも基本的な頸入穴VAMFITである．『霊枢』本蔵篇に，経脈の循行により，筋肉がうるおされ，関節運動が円滑になされるとある．すなわち，筋肉がひきつれるなどの運動障害は，その経脈が異常（変動）を起こしているからといえる．また，『霊枢』邪気蔵府病形篇に十二経脈すべてが頸部を循行しているとある．これらのことから，頸部を診断の指標にすることで，すべての経絡の診断を行うことができる．

その寒熱波及経絡の検索の初歩的な例は次のとおりである．

＜頸部要穴＞		＜寒熱波及経絡＞
天突	→	任脈
人迎	→	胃経・脾経
扶突	→	大腸経・肺経
天窓	→	小腸経・心経
※天容	→	胆経・肝経
天牖	→	三焦経・心包経
天柱	→	膀胱経・腎経
風府	→	督脈

※天容穴は現代経絡経穴学では手太陽小腸経の所属であるが，ここでは『霊枢』の説を採用しているため，足少陽胆経となっていることに注意．

(1) 患者の主訴部位が明確な場合，その主訴部位を通過する経絡を寒熱波及経絡（異常経絡・変動経絡）とする．
(2) 主訴の部位がはっきりしないときや，複数経に及んでいる場合は，頸部運動によって痛みやつっぱり感などが出現する領域にある頸入穴の所属経絡を寒熱波及経絡とする（図9-1）[18]．
(3) 愁訴が深部にあるときや消失しない場合は，その表裏関係にある陰経を疑う．
(4) 検索された寒熱波及経絡（異常経絡・変動経絡）の同側にある下合穴や入穴（絡穴）に切皮置鍼をし，愁訴の軽減を確認する．

2 六部定位の脈状と頸入穴VAMFIT（脈位脈状診の習得を目指す）

施術により愁訴が軽減すると脈位脈状の改善が同時に起こり，逆に愁訴の変化がない場合は脈状の変化がないということは，臨床経験を積んだ鍼灸師であればだれでも体験していることであろう．

著者らは，そうした脈状の変化について，頸入穴VAMFITで検索された寒熱波及経絡への刺鍼で，シングル盲検法の実験による証明を試みた[5]．

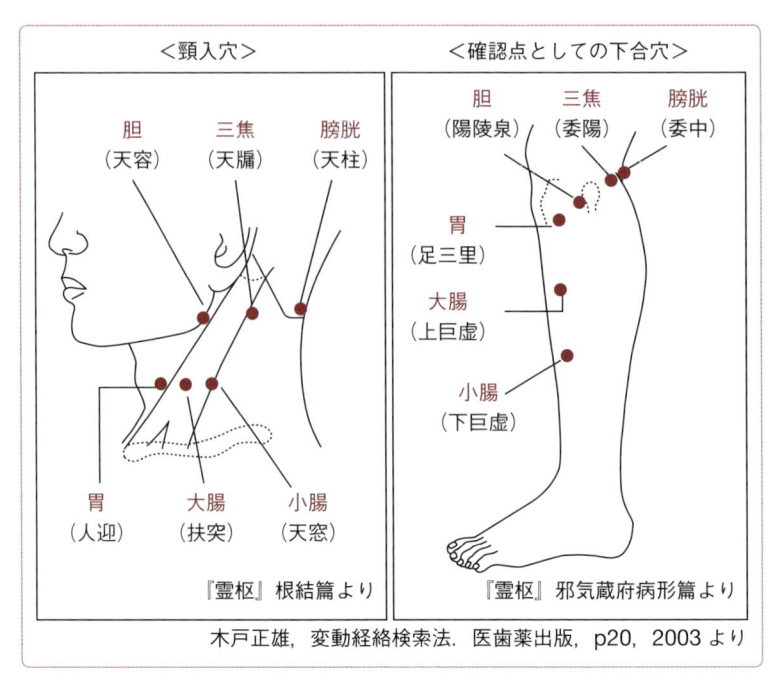

図 9-1　頸入穴と下合穴の対応

　実験方法は次のとおりである．
　本学（日本鍼灸理療専門学校）入学時より脈診研究班に所属し，「脈診習得法（MAM）」によりトレーニングを積み重ねてきた 21 名の 3 年生のなかから教員が脈診選抜試験を行い，とくに優秀な 2 名を脈診検者として選んだ．被験者は頸部運動時に頸部に違和感を訴える者 18 名（男子 11 名，女子 7 名），平均年齢 34.6 歳であった．また，刺鍼施術は VAMFIT に精通している脈診研究班 OB の研究員，または教員が行った．
　被験者は仰臥位で 10 分安静後，頸部の回旋による頸部愁訴の位置と程度を確認し，それぞれ施術前と施術後に visual analogue scale（VAS）を記入する．
　VAMFIT により検出された各被験者の異常経絡を脈診検者と刺鍼施術者が確認した後，脈診検者はその異常経絡に該当する六部定位の脈位での脈診を行う．刺鍼施術者はくじを用い，無作為に被験者を刺鍼群と無処置群に分けた．
　刺激群には検索された異常経絡の下合穴に切皮し，気を至らした後，置鍼をする．鍼から手を離したときに「はい，打ちました」と脈診検者に声をかける．一方，無処置群に対しては，刺激群と同様の処置の動作を被験者の下合穴に触れないで行い，刺激群と同じタイミングで，「はい，打ちました」と脈診検者に声をかける．
　これらの刺鍼，あるいは無処置は脈診検者に対して盲検的になされる必要があるた

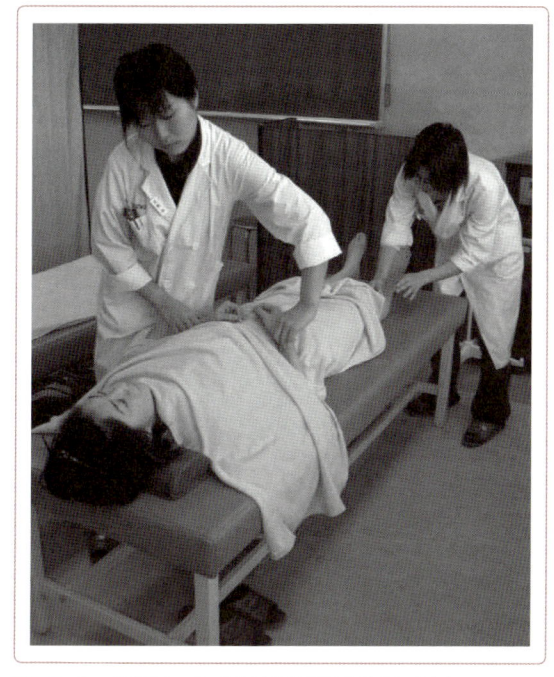

図9-2　脈診によるVAMFIT刺鍼の判定

め，被験者の姿位を仰臥位で行った（図9-2）．

脈診検者は刺鍼の有無を判定し，施術前と施術後おのおのにおける脈状を脈診図に図示・記録した．

なお，（財）東洋医学研究所の協力を得て，超音波画像による脈口部における橈骨動脈の脈状のVAMFIT刺鍼による変化の検討もあわせて行った．

超音波画像診断装置SSA-550A Nemio 20（東芝）を用い，肘関節伸展位，手関節中間位で固定したまま，脈診部の橈骨動脈におけるパルスドプラ法の包絡線により末梢側の血管抵抗の指標であるRI（resistance index），PI（pulsatile index）を求めた．測定はRI，PIが安定したことを確認の後，VAMFIT刺鍼後の変化を記録した．

プローブを当てる部位については，手関節横紋から尺沢穴〜太淵穴距離の10分の1の点を関上部と定め，寸・関・尺を決定した．

この結果，

(1) 脈診検者による刺鍼の有無の判定の的中率は88.9％（16/18）であった．その内訳は刺鍼群80.0％（8/10），無処置群100.0％（8/8）であった（図9-3）[5]．

(2) 明らかな愁訴の軽減（VASが30％以下に減少したもの）がみられた刺鍼群については，脈診検者による刺鍼有無の判定の的中率は100％（8/8）であった．この判別が可能であったのは刺鍼によって起こった明らかな脈状の変化を脈診検者が検出したからである．

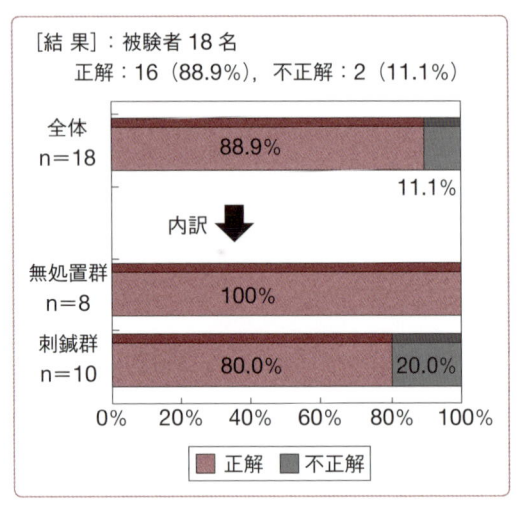

[結 果]：被験者 18 名
正解：16（88.9％），不正解：2（11.1％）

図 9-3 脈診による VAMFIT 刺鍼の判定

(3) 脈診検者が的中できなかった 2 例はいずれも刺鍼したにもかかわらず，VAS の変化が小さかったもの 5.1 → 4.3（60％），3.0 → 1.8（84％）であった．これらはともに脈状の変化が検出されなかったため，脈診検者が無処置と誤認したものと考えられる．

(4) 刺鍼群 10 例は刺鍼により VAS が 27 ± 26％（平均 ± 標準偏差）に減少していた．

(5) 無処置群の被験者（8 例）の脈診図における脈状の変化はなかった．なお，愁訴の VAS の変化も無処置群の全例で認められなかった．

(6) 脈診検者が記録した脈診図によると，十分な愁訴の軽減（VAS が 30％以下に減少したもの）のあった被験者（8 例）における刺鍼前の異常経絡の脈位の脈状は，他の脈位のものとは異なったものと感得していたようであるが，それは硬，洪，緊，細，虚，実など多様な脈状を呈していた．そして，刺鍼後のその脈位の脈状は，いずれも「落ち着く」，「脈形が整う」，「穏やかになる」，「力が出てくる」，「平になる」，「柔らかくなる」など，明らかな変化があったことが記録されていた．

(7) 超音波画像による計測では，VAMFIT 刺鍼により明らかな頸部愁訴の軽減が認められた場合には，同時に末梢側の血管抵抗の指標である RI，PI の変化がかならずみられた．

VAMFIT により，小腸経に変動があるとされた被験者の左寸口での橈骨動脈の計測の 1 例を図 9-4[5] に示した．刺鍼前の RI 0.84 が刺鍼後 0.76 に，PI は 2.69 から 2.02 にそれぞれ減少し，頸部愁訴の VAS も刺鍼により，7.9 → 1.0 になっていた．

頸入穴 VAMFIT により検索された寒熱波及経絡の脈位では，さまざまな脈状を呈しており，一様ではない．脈位脈状診の習得をむずかしくしている要因の 1 つがこの

第9章 | ステップ6：六部定位による脈位脈状診

被験者：O.S.（男性33歳）	PI（pulsatility index）・RI（resistance index）

被験者：O.S.（男性33歳）
診断（VAMFIT）：右小腸経
刺鍼部位：右下巨虚穴（小腸経下合穴）
測定部位：橈骨動脈（左寸口部）

	RI	PI	愁訴のVAS
刺鍼前	0.84	2.69	79
刺鍼後	0.76	2.02	12

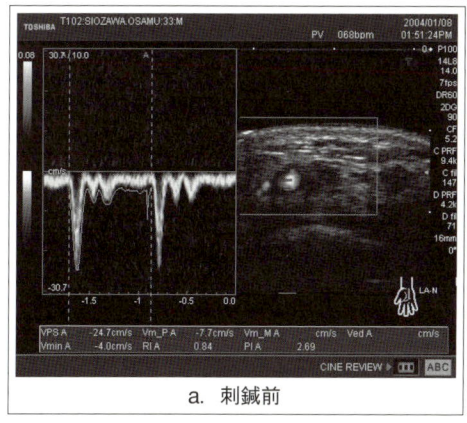

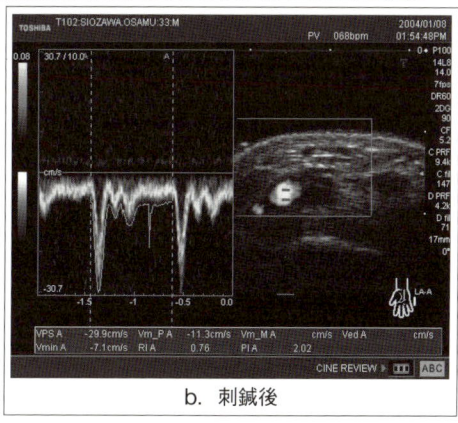

a. 刺鍼前　　　　　　　　　　　　　b. 刺鍼後

図9-4　超音波画像による末梢血管抵抗（RI・PI）測定

　脈状の多様性にあると考えられる．しかし，その寒熱波及経絡への刺鍼により愁訴の改善が認められると同時にその脈状が平脈に近づくことは確認できた．たとえば，頸部愁訴の改善が明らかな場合では，緊張していた脈が穏やかになる，弱かった脈が力強くなる，硬かった脈が柔らかくなるなどの変化が認められたのである．
　著者らは，このような現象を脈位脈状診の習得訓練に利用し，一定の成果を得ている．

3 脈診スケール図について

1）脈診スケール図を作成する

　この段階では，浮・沈スケールに，虚実や大小を書き入れた脈診図を作成できるようにする．この脈診図は，もはや浮・沈のみを表すだけのものではなく，脈診スケール図と呼ぶ．
　最初のうちは，第5章で述べた第1層目の皮毛（肺）から第5層目の骨（腎）のスタンダードタイプを用い，虚・実の要素を加えて作成できるようにすることから始める．
　第7章でも脈の強弱によって丸印を書き分ける方法を述べたが，ここではさらに，その精度を上げる．触れないのを空欄にし，弱い場合は点線の丸を記入するまでは同じであるが，やや弱い場合は細い実線の丸○を，普通の場合は太い実線の丸〇を，やや強い場合は

|「浮之損小，沈之実大，故に陰盛陽虚」　　　　｜「沈之損小，浮之実大，故に陽盛陰虚」|
|『難経』六難　　　　　　　　　　　　　　　　　　　『難経』六難|

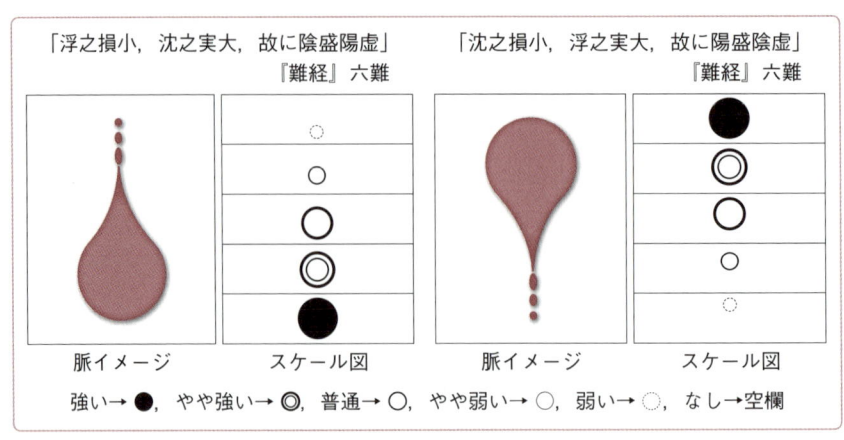

図9-5　脈状をスケール図に表す

（強い→●，やや強い→◎，普通→○，やや弱い→○，弱い→，なし→空欄）

二重丸◎，強い場合は黒丸●を記入するというように，強弱を6段階で表示する．

さらに詳細に診る場合は，指に触れる脈の大小を丸の大きさで表すこともあわせて行う．脈が大きく感じるときは大きな丸，小さく感じるときは小さな丸で表示する．たとえば，大きく，かつ強い脈は大きな黒丸●，大きいが弱い脈は大きな点線の丸◌，小さく弱い脈は小さな点線の丸◌，小さいが強い脈は小さな黒丸•を記入するという具合である．

つまり，脈診スケールに，祖脈（浮・沈，遅・数，虚・実）の概念と大・小（細）を導入することで精度の高い脈診情報を得ることができるということである．

たとえば，第8章で述べた『難経』六難の「六難曰，脉有陰盛陽虚，陽盛陰虚，何謂也．然，浮之損小，沈之実大，故曰陰盛陽虚．沈之損小，浮之実大，故曰陽盛陰虚．是陰陽虚実之意也（六難に曰く，脈に陰盛陽虚，陽盛陰虚有りとは何の謂ぞや．然り，之を浮べて損小，之を沈めて実大，故に陰盛陽虚という．之を沈めて損小，之を浮べて実大，故に陽盛陰虚という．これ陰陽虚実の意なり）」の脈状が関上に現れたとしよう．この脈イメージをスケール図に表した例が図9-5である．

これが確実に作成できるようになったら，次は最表層の皮膚上と最深層の骨下を加えた7層の浮・沈スケールⅡ図で作成できるようにしていく．

2）脈診スケール図は，脈診における各流派の諸説に対応できる

脈診に関しては，運用の方法や古典の解釈が各派や臨床家によって異なっており，脈のとらえ方には多くの諸説が存在する．

たとえば，比較脈診で基本証を立てる場合，経絡治療家の多くは重按の深さでの虚実を診て，脈が虚している所に配当される臓を特定し，その母子関係をみて，証を立てている．つまり，重按での脈の虚実がそのまま五臓の虚実を表していると考えられているのだ．一方，正常な脈の深さが五臓によって異なることを問題にする流派もある．その場合は，あ

るべき位置で脈を打っていない臓が，虚か実になっていると考えているのである．もっとも単純にみえる比較脈診でさえ，このように解釈に異説が存在する．

　これらのどの説が妥当なのかを断定することはナンセンスである．どの鍼灸流派も，おのおのが支持する理論を根拠においた臨床で成果をあげているのだから．

　いずれにしても，著者らが提唱する脈診スケール図は，これらを含め，脈診におけるいかなる説の臨床家にも適用可能なツールとなるということ，また，流派をこえて共通認識をもつことができるツールとなることを，ここでは力説しておきたい．

　表現方法が異なるツール同士で検討しても，おのおのの説で診た脈状のどこがどう違うのかがわかりあえないが，共通の脈診スケール図に書き入れた図を提示しあえば，自分たちの説での解釈ではどうなるのかということが一目瞭然となるであろう．決められたルールに則って，脈診スケール図のマスの1つひとつに丸印を書き入れていくだけなので，他者が作成したものであっても，その図から自分の説に従った診断が可能となるのだ．

　脈診スケールを使用するメリットは，以下のとおりである．
　① 脈診に，安定性と再現性が生まれる
　② 施術者間で統一された認識を共有することができる
　③ 複数の施術者で脈診結果を検討することができる
　④ 主観の性格の強い脈診に，客観的な評価ができる
　⑤ 各流派諸説の脈状を表現することができる
　⑥ 生のデータがあれば，術者の自説に則して解釈できる
　⑦ 脈診の技術を向上させることができる

3）五臓の平脈を脈診スケール図に表してみる

　『難経』四難に「心肺俱浮，何以別之．然，浮而大散者心也．浮而短濇者肺也．腎肝俱沈，何以別之．然，牢而長者肝也．按之濡，挙指来実者腎也．脾者中州，故其脈在中」[39]の記載がある．これは『脈経』巻之一・第九にも同文が掲載されている有名な文章である．このため，肺は「浮而短濇（浮にして短濇のもの）」，心は「浮而大散（浮にして大散のもの）」，脾は「脾者中州，故其脈在中（脾は中州，故にその脈，中にあり）」，肝は沈で「牢而長（牢にして長なるもの）」，腎は沈で「按之濡，挙指来実（これを按じて軟，指を挙げて来たること実のもの）」という脈状が五臓おのおのの平脈（健康脈）と考えられている．つまり，肺と心は浮，脾は中，肝と腎は沈が平脈であるというのは，皮毛の深さの肺・血脈の深さの心，肌肉の深さの脾，筋の深さの肝，骨の深さの腎とおのおの対応しているからである．つまり，健康な人の脈の深さは，肺（浮）より心（やや浮），心より脾（中），脾より肝（やや沈），肝より腎（沈）と深くなっていくというのである．

　そのことは，『脈経』巻之一・第八の肺の脈「浮大」，心の脈「来たること疾く，去るこ

と遅し」，肝の脈「弓弦」，腎の脈「沈滑，石のごとく」という記載や，『難経』十五難の五臓に対応した四季の脈としての秋（肺）の「微毛（軽・虚・浮）」，夏（心）の「微鉤（来たること疾く，去ること遅し）」，春（肝）の「微弦（濡・弱・長）」，冬（腎）の「微石（沈・濡・滑）」の記載などとも矛盾はない．

　これらが五臓の平脈であることの根拠は，五臓おのおのの蔵象にある．たとえば肺の脈は，24脈の浮脈，短脈，濇脈ではなく，浮いて，短濇（タンタンと短く打っている）の形だという．肺には，収斂という陰の作用と，気を循環させるあるいは，衛気を体表へ運び，気を発散させる陽の作用があるが，この脈状は，肺が収斂作用と発散作用により，腠理の開閉がうまく働いている状態を表していると考えられる．

　心は勢いを盛んにし，上昇させる作用がある．心経は固め，熱をさます作用があるため，浮にして大散の脈状を表す．

　肝は，血を蔵して，その血を発散させているため，沈といっても，牢で長（あるいは弦）になる．

　腎は津液をもって固摂作用によって固め，引き締める働きをしているために，沈で軟，実（沈石の脈）となる．

　脾は中央にあって，気血津液を生成して，それを全身，各臓腑に送っているため，浮でもなく，沈でもなく，中の位置でしっかり脈を打っている．

　四季では，おのおのの季節に対応する臓の働きを表現する脈が，その季節の正常な脈状である．つまり，弦（春），鉤（夏），毛（秋），石（冬）である．

　なお，脾胃の働きによって得られた後天の気，すなわち胃の気が，各臓に正常に分配されていると，脾の穏やかな和やかな脈が加わるため，微になる．「脾は中州なり，その平和，得て見るべからず」といわれる所以である．

　それぞれの季節においては，その特徴的な脈が微になることが胃の気のある脈であるといえる．

　さて，五臓が正しく働いている場合に，おのおのの脈を打つ深さが異なるわけであるが，この脈診にも2説が考えられる．1つ目は六部定位に配当されている五臓の寸・関・尺で診る方法，2つ目は六部定位を無視して寸・関・尺すべてに共通の深さで診る方法である．

　このいずれの説に基づいて脈診を行っていたとしても，もちろん，脈診スケール図は有用である．記入された脈診スケール図のマスの1つひとつを検討すれば，自説に則して解釈できるからである．

　ちなみに，六部定位の寸・関・尺に，五臓の脈をそれぞれ正常な位置に入れてみると，図9-6のような図が得られる．前者の説を採用すると，ある臓の脈がその部位，その深さで正しい脈状であればその臓は健康であり，そうでなければその臓はなんらかの変調をきたしているという解釈が成り立つだろう．

図9-6　五臓の脈状

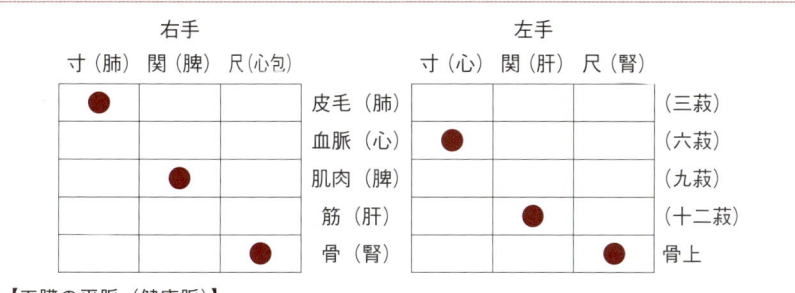

	右手			左手	
寸(肺)	関(脾)	尺(心包)	寸(心)	関(肝)	尺(腎)

（表中の記載）
皮毛（肺）　（三菽）
血脈（心）　（六菽）
肌肉（脾）　（九菽）
筋（肝）　（十二菽）
骨（腎）　骨上

【五臓の平脈（健康脈）】
　肺：「浮而短濇」　心：「浮而大散」　脾：「中」
　肝：「沈」牢而長　腎：「沈」按軟指挙来実（『難経』四難・『脈経』巻之一・第九）
　肺：「浮大」　　　心：「来たること疾く，去ること遅し」
　肝：「弓弦」　　　腎：「沈滑，石のごとく」（『脈経』巻之一・第八）

【四季の脈】
　肺（秋）：「微毛（軽・虚・浮）」心（夏）：「微鉤（来たること疾く，去ること遅し）」
　肝（春）：「微弦（濡・弱・長）」腎（冬）：「微石（沈・濡・滑）」（『難経』十五難）

④ 認識的・イメージ的アプローチ

1) 六部定位におけるすべての経絡配当を覚える

　左右の寸・関・尺の重按（陰）と軽按（陽）における経絡配当をすべて覚える．この際，陰主陽従，すなわち五臓が主で，六腑が従であることに注意する．だから，寸口脈診部位の寸口に上焦（肺・心）が，関上に中焦（脾・肝）が，尺中に下焦（右腎・左腎）がおのおのの臓に対応しているのである（図1-5）．そして，六腑はすべて，陰陽表裏関係の五臓の位置に配置される（図1-19）．

　右寸口（肺←→大腸），左寸口（心←→小腸），右関上（脾←→胃），左関上（肝←→胆），右尺中（心包←→三焦），左尺中（腎←→膀胱）である．

2) 脈を診る前に，脈診部位の望診と切診を行う

　第9章ステップ5で学んだ寸口脈診部位の望診（拍動・色調）と尺膚の望診（色調・艶・くすみ・皮毛）を深め，寸口脈診部位においても拍動・色調だけでなく，艶・くすみ・皮毛まで診るようにする．そのうえで，切診を加える．

　寸口脈診部位および尺膚（前腕前側部）の切診により，細粗，温冷，乾湿，陥凹を診る．

細粗：ざらつきの部位は虚で，滑らかな部位は実，皮膚が軟弱な部位は虚で，張っている部位は実であることが多い．

　　（補足）一般的に，細粗は鍼刺激のドーゼの参考にする．皮膚が細の人は刺激に弱く，皮膚が粗い人は刺激に強い．

温冷：冷の部位は寒や虚，温の部位は熱や実である．

乾湿：湿の部位は陽虚か虚熱，乾の部位は実である．
陥凹：陥凹の部位は虚，突凸の部位は実か虚熱である．

これらは，すべてその部に配当された臓腑の虚実を含む脈状に対応していることが多い．

寸口脈診部位を前腕全体に投影することで，尺膚診ができることにも留意する．尺膚の手首寄り3分の1が上焦（肺・心），中央3分の1が中焦（脾・肝），肘寄り3分の1が下焦（右腎・左腎）に相関する（図1-21）．

3）達成目標
(1) 寸口脈診部位や尺膚の望診，切診などが的確にでき，その情報を六部定位脈診における脈状の確認に用いることができる．
(2) 望診や切診の対象を，前腕全体に広げたり，寸口脈診部位にせばめたりしながら，情報を得て，総合的な診断をすることができる．

5 技術的アプローチ

1）六部定位における脈状をみる

脈診部位の寸・関・尺おのおのについて軽按・重按の位置における脈状をみる．

軽按での脈状は臓腑の腑，経絡の陽経の状態を表す．重按での脈状は臓腑の臓，経絡の陰経の状態を表す．

具体的な練習法は次のとおりである．

まず，六部定位の軽按におけるもっとも強い脈を探し出す．その部位に配当されている臓腑経絡に異常があることが多いので，その臓腑経絡と患者の愁訴との関連の有無をみる．そのうえで，その脈状が十祖脈※（浮・沈，遅・数，虚・実，滑・濇，大・細）のいずれに相当するかを考えてみる．

次に，その部位での重按の脈状を，軽按での脈状と比較してみる．重按での脈状を十祖脈（浮・沈，遅・数，虚・実，滑・濇，大・細）に当てはめてみる．

治療前と治療後でのそれらの脈状の変化を，愁訴の改善とあわせて把握できるようにする．

※第1章で既述したように，著者らは，脈が浅い所にあるのか深い所にあるのか（浮・沈），脈がゆっくり打っているのか速く打っているのか（遅・数），脈の打ち方に力がないのか力があるのか（虚・実），脈の流れが滑らかなのか流れが渋っているのか（滑・濇），脈が大きく触れるのか小さく触れるのか（大・細）の10の要素で多くの脈状が表現できると考え，浮・沈，遅・数，虚・実，滑・濇，大・細の10脈を十祖脈と位置付けている．

2) VAMFIT刺鍼による確認

最初のうちは，あらかじめ頸入穴VAMFITによって異常経絡・変動経絡（寒熱波及経絡）をみつけておいてから，その六部定位の部位の脈位脈状診によってその確認をする練習を行ってもよい．その異常経絡の下合穴に切皮置鍼すると，身体の変化が起こる．つまり，頸部の動きや軟部組織のこりが改善されると，脈の変化が同時に起こることがわかる．これは，脈位脈状診の答えを知ったうえで行う練習方法であるが，この繰り返しのなかで，脈位脈状とその変化を指に覚えさせてしまうことができるだろう．

なれてくると，これとは逆に，軽按により，異常経絡を検出してから，それを頸のVAMFITなどで確認することができるようになってくる．

3) 達成目標
(1) 六部定位の軽按におけるもっとも強い脈の脈状を，十祖脈（浮・沈，遅・数，虚・実，滑・濇，大・細）で把握することができる．
(2) 六部定位の重按におけるもっとも弱い脈の脈状を，十祖脈（浮・沈，遅・数，虚・実，滑・濇，大・細）で把握することができる．

❻ 感覚的アプローチ

1) 脈状と臓腑経絡の病理状態をあわせてみる
(1) 六部定位の軽按における強い脈がどのような脈状かを知ることで，どの腑や経絡でどのような病理状態があるかを考える．
(2) 六部定位の重按における弱い脈がどのような脈状かを知ることで，どの臓や経絡でどのような病理状態があるかを考える．

2) 脈診スケール図を作成し，虚・実や大・小を把握する

脈診スケール図を作成し，脈診図の各層での虚・実や大・小を把握できるようにする．寸・関・尺のそれぞれの深さで，虚・実や大・小を確実にとらえることができるようになったら，次は，十祖脈（浮・沈，遅・数，虚・実，滑・濇，大・細）で把握することに挑戦する．

3) 達成目標
(1) 7層の浮・沈スケールⅡ図に虚・実，大・小（大・細）を表示して作成できるようにする．
(2) 六部定位における脈位脈状診により，寒熱波及経絡（変動経絡）を検索することが

できる．
　最終的に，もっとも高度な脈診といわれる脈位脈状診を習得するには，東洋医学的な蔵象・病因・病理・病証の知識を駆使しながら，日々の臨床のなかで，患者の身体から学んでいくしかないといわれている．ただし，それには正しい方法で効率よく，脈診の技術を学ぶことが必要である．そのために，本書を十分に活用してほしい．

脈診　指導チェックシートの使い方

　脈診指導チェックシートは，各段階の課題について学習者が1週間の反覆練習を行い，その成果をチェックするためのシートである．

　ここには，鍼灸師が最低限，身に付けなければならない基本的な比較脈診ができるようになるまでのステップ4（簡単な比較脈診）までのチェックシートをあげているが，すべて著者らがこれまで使用してきて，その習得効果が確認されたものである．

　各チェックシートによる確認は，最低でも1週間以上の間隔をあける．各ステップでの1つずつの課題（達成目標）を確実に習得したこと（合格）を確認してから学習者に次の課題を与え，1週間以上毎日練習させた後に，その習得を確認していく．合否判定は，各チェックシートにある項目を100パーセントできていた場合のみ合格とする．1つでもできていない場合は，できなかったところを指摘して，さらに1週間の自己練習の後，再度チェックを行う．すべての達成目標の項目がクリアされて，はじめて次の段階に進む．

　人間は同時にたくさんのことに意識が及ぶものではないので，1つの課題が無意識のレベルで，できるようになってはじめて次の課題へと進むことになる．そうすることで，無理なく脈診が習得できる．前の段階ができないまま先に進んでしまうと，正確な脈診技術が身につかず，あせって多くのことを学ぼうとしても，よい結果は得られない．

　このシートは，指導者用に作成され，指導者がいることが理想ではあるが，事情により独学で学ばなければならない方も活用できるようになっている．各段階での習得すべき達成目標とチェックポイントが明確になっているので，自己練習で1つずつマスターしていっていただきたい．

　著者らの経験では，よくできる人でもステップ4まで進むのは1年間以上を要するので，無理をせず，地道に習得を目指していただきたい．そして，自分が習得できたら，未習熟者の指導を行ってほしい．他人への指導は，復習にもなり，人が陥りやすいチェックポイントが客観的にみることができるので，気付かなかった自分の欠点の是正に役立つことも多いからである．

　読者がこの脈診指導チェックシートを活用して，脈診の習得を確実にされることを望んでやまない．

> 以下のチェックシートは，シートごとに1枚ずつの用紙として作成されているが，本書への収載にさいし，便宜的に原則2面ずつを1頁に配した．

```
                                                            年　　月　　日
　脈診　指導チェックシート
                                        〔指導者名：　　　　　　　　　　　〕
　脈診検者氏名（　　　　　　　　）
　＜ステージB：脈診の実践練習＞
　ステップ1　正しい脈診部への指の当て方（1）
　達成目標：正しい指の位置　①
　肘伸展位の状態の前腕の長さを10寸として，手関節横紋と手首寄りの1寸および2寸に目印を付
　けた状態で，3指が正確に脈診部位に配置できること．
```

チェック項目

◎肢位の設定
　☐ 指導者が回外した状態で出した腕に対して，その肢位を正して診ることができる．

◎正しい指の位置
　☐ 1分（空け），6分（寸），6分（関），7分（尺）の知識をもっている．
　☐ 示指，中指，薬指（環指）が正確な脈診部位にある（中指の中央が1寸の目印の位置にくる
　　　こと．示指が手関節横紋にかからないように1分空いている．2寸の目印からみて3指が妥
　　　当な位置に収まっていることなどを確認する）．
　☐ 橈側手根屈筋腱に3本の指先が接している（3指尖が横に一直線に並んでいるか）．
　☐ 指が手関節横紋に並行，橈側手根屈筋腱に直角に当たっている．

　☐ その他
　　　　　　　　　　　　　　　　　（合・否）

```
                                                            年　　月　　日
　脈診　指導チェックシート
                                        〔指導者名：　　　　　　　　　　　〕
　脈診検者氏名（　　　　　　　　）

　ステップ1　正しい脈診部への指の当て方（2）
　達成目標：正しい指の位置　②
　目印がない状態で，3指が正確に脈診部位に配置できること．
```

チェック項目

◎肢位の設定
　☐ 指導者が回外した状態で出した腕に対して，その肢位を正して診ることができる．
◎正しい指の位置
　☐ 1分（空け），6分（寸），6分（関），7分（尺）を意識して，自分の3指を相手の1寸9分
　　　の長さに合わせているか．
　☐ 示指，中指，薬指が正確な脈診部位にある（中指が高骨のやや肘関節寄りになり，示指が手
　　　関節横紋にかかっていないことを確認する）．
　　　※患者の前腕の長さを10寸として手関節から1寸および2寸の位置に，指導者にだけわか
　　　るよう，点などの目印をつけておくと具体的に指導できる．中指の指幅中央が1寸の位置に
　　　こなければならない．
　☐ 橈側手根屈筋腱に3本の指先が接している（指尖が横に一直線に並んでいるか）．
　☐ 指が手関節横紋に並行，橈側手根屈筋腱に直角に当たっている．

　☐ その他
　　　　　　　　　　　　　　　　　（合・否）

脈診　指導チェックシート　　　　　　　　　　　　　　　　　　　　　年　月　日

〔指導者名：　　　　　　　　　〕

脈診検者氏名（　　　　　　　）

ステップ1　正しい脈診部への指の当て方（3）
達成目標：正しい指の位置　③
指腹を皮膚面に密着させることができること．

チェック項目
◎肢位の設定について
　□　指導者が回外した状態で出した腕に対して，その肢位を正して診る習慣がついている．
◎正しい指の位置
　□　母指が陽池穴に当たっている．
　□　指腹がぴったりと皮膚面に密着している．
　□　皮膚を引っぱったり，よじったりしていない（目印の位置とずれていないか）．
　□　肩や肘にむだな力が入っていない（姿勢が自然体になっているか）．
　□　小指が自然な位置にある（小指に力が入っていないか）．

　□　その他
　　　　　　　　　　　　　　（合・否）

脈診　指導チェックシート　　　　　　　　　　　　　　　　　　　　　年　月　日

〔指導者名：　　　　　　　　　〕

脈診検者氏名（　　　　　　　）

ステップ1　正しい脈診部への指の当て方（4）
達成目標：脈診部位の臓腑経絡配当の記憶
左右の寸・関・尺の経絡配当を記憶していること．

チェック項目
　□　左右の寸・関・尺の経絡配当のおのおのをすべてすらすらと答えることができる．
　□　指導者が学習者の指を無作為に指し，そこに相当する経絡配当を，ただちに答えることができる（無意識のレベル：頭でではなく指が記憶しているか）．

　□　その他
　　　　　　　　　　　　　　（合・否）

　　　　　　　　　　　　　　　　　　　　　　　　　　　年　　月　　日
脈診　指導チェックシート
　　　　　　　　　　　　　　　　　　〔指導者名：　　　　　　　　　　　〕
脈診検者氏名（　　　　　　　）

ステップ1　正しい脈診部への指の当て方 (5)
達成目標：脈診感覚の育成
自分の体調の変化がわかること．

チェック項目
- ☐ 「毎日自分の脈を診ていますか」の問いに，ただちに「はい」と答えることができる．
- ☐ 「今日のあなたの体調はどうですか」の問いに，ただちに答えることができる．
- ☐ 「あなたのふだんの脈はどうですか」の問いに答えることができる（ただし，この段階ではまだ祖脈の知識はないので「遅くて沈んでいます」など自分の言葉でよい）．
- ☐ 「今日のあなたの脈はふだんと比較してどうですか」の問いに答えることができる．
- ☐ 「あなたの脈は食事の直後どうなりますか」の問いに答えることができる（大きくなることが多い）．
- ☐ 「あなたの脈は入浴中どうなりますか」の問いに答えることができる．
（風呂湯の温度によって違う→数・遅）

- ☐ その他

　　　　　　　　　　　　　　　　　（合・否）

脈診■指導チェックシートの使い方

　　　　　　　　　　　　　　　　　　　　　　　　　　　　年　　月　　日

脈診　指導チェックシート
　　　　　　　　　　　　　　　　　〔指導者名：　　　　　　　　　　〕

脈診検者氏名（　　　　　　　）
ステップ2　指の圧の設定（1）
達成目標：指の沈め方の体得　①
双手脈診法で正しい圧のかけ方を習得していること．

チェック項目

双手脈診法を習熟する
　□　皮膚に接している指の脱力がなされている．
　□　指の沈み方（沈む方向と指の向き）が正確で，指が皮膚面に対して垂直に沈んでくる．
　□　寸・関・尺のおのおのの深さの違いを認識している（寸より関，関より尺で深くなっている）．

　□　その他
　　　　　　　　　　　　　　　　（合・否）

　　　　　　　　　　　　　　　　　　　　　　　　　　　　年　　月　　日

脈診　指導チェックシート
　　　　　　　　　　　　　　　　　〔指導者名：　　　　　　　　　　〕

脈診検者氏名（　　　　　　　）

ステップ2　指の圧の設定（2）
達成目標：指の沈め方の体得　②
左右の寸・関・尺の拍動を，指を深く沈めることで止めることができる．

チェック項目

指の沈め方を体得する
◇　寸・関・尺の拍動を，指を深く沈めることで止めることができる（自己申告で確認）．
（脈診部の底に対するとらえ方のチェックとして：動脈を指腹できっちりとらえているかどうかで判定する）
　□　各指の沈み方にバラつきがない．
　□　指が皮膚面に対して垂直に沈んでくる（皮膚がよじれたり，ずれたりしていないか）．
　□　指に力みがない（指腹がすっぽりと自然に収まり，違和感がない）．
　□　左右の寸・関・尺のそれぞれの圧が均一になっている．
　□　圧のかけ方および指の沈みが寸より関，関より尺で大きくなっている．

　□　その他
　　　　　　　　　　　　　　　　（合・否）

脈診　指導チェックシート　　　　　　　　　　　　　　　　　　　年　　月　　日

〔指導者名：　　　　　　　　　　　　　〕

脈診検者氏名（　　　　　　　）

ステップ2　指の圧の設定（3）
達成目標：自分の各指の感覚の違いを知る

チェック項目

得意，不得意の指がわかること．
- ☐ 「鈍感な指はどれですか」の問いに，ただちに答えることができる（ふだんから意識しているか？）．
- ☐ 「敏感な指はどれですか」の問いに，ただちに答えることができる（ふだんから意識しているか？）．
- ☐ 指腹が鈍感な指の順をいえる（各指間の感覚の差を把握しているか？）．
- ☐ 指腹が敏感な指の順をいえる（先に聞いた鈍感な順とちょうど逆になっているか？）．

- ☐ その他

（合・否）

脈診　指導チェックシート　　　　　　　　　　　　　　　　　　　年　　月　　日

〔指導者名：　　　　　　　　　　　　　〕

脈診検者氏名（　　　　　　　）

ステップ2　指の圧の設定（4）
達成目標：脈診図の作成　①
横断面でとらえた寸・関・尺おのおのの脈診図（図4-4）を作成することができる．

チェック項目

指導者の脈を診させて，その脈診図を作成させる．
- ☐ 30秒以内に，妥当性のある脈診図を作成することができる．
- ☐ 寸・関・尺おのおのの脈状の違いを認識している．

- ☐ その他

（合・否）

年　　月　　日

脈診　指導チェックシート

〔指導者名：　　　　　　　　　　　〕

脈診検者氏名（　　　　　　　）

ステップ2　指の圧の設定（5）
達成目標：脈診図の作成　②
横断面でとらえた寸・関・尺おのおのについて浮位（軽按），中位（中按），沈位（重按）の3層での脈診図（図4-5）を作成することができる．

チェック項目
指導者の脈を診させて，その脈診図を作成させる．
- ☐ 30秒以内に，妥当性のある脈診図を作成することができる．
- ☐ 寸・関・尺のおのおのの脈状，および浮位（軽按），中位（中按），沈位（重按）での脈状の違いを認識している．

- ☐ その他

（合・否）

```
　　　　　　　　　　　　　　　　　　　　　　　　　　年　　月　　日
　　脈診　指導チェックシート
　　　　　　　　　　　　　　　　　〔指導者名：　　　　　　　　　　　〕
　　脈診検者氏名（　　　　　　　）

　　ステップ3-(1)
　　達成目標：脈の深さのイメージ化
　　(1) 六部全体の脈の浮・沈がわかる．
　　(2) 中按の深さがわかる．
```

　チェック項目
脈の深さのイメージ化
　　□　指を触れただけの位置（肺の部）での脈の有無がわかる．
　　□　骨の手前での位置（腎の部）での脈の有無がわかる．
　　□　脈診部の表面から底までの深さの真ん中で指を止めることができる．

　　□　その他
　　　　　　　　　　　　　　（合・否）

```
　　　　　　　　　　　　　　　　　　　　　　　　　　年　　月　　日
　　脈診　指導チェックシート
　　　　　　　　　　　　　　　　　〔指導者名：　　　　　　　　　　　〕
　　脈診検者氏名（　　　　　　　）

　　ステップ3-(2)
　　達成目標：脈の速さのイメージ化
　　1呼吸の脈を診て，1分間の脈拍数を当てる．
```

　チェック項目
脈の速さのイメージ化
　　□　遅・数の定義を「脈拍数/呼吸数」でいえる（遅→3拍以下，数→6拍以上）．
　　□　自分の普段の「呼吸数/分」を把握している　（　　回/分）．
　　□　自分の1呼吸あたりの脈を診て，「脈拍数/分」の推定ができる．
　　□　坐位と仰臥位での遅・数の定義を「脈拍数/分」でいえる．
　　　　（坐位：　　遅→60回/分以下　　　数→90回/分以上）
　　　　（仰臥位：　遅→53回/分以下　　　数→82回/分以上）

　　□　その他
　　　　　　　　　　　　　　（合・否）

```
┌─────────────────────────────────────────────────────────────┐
│                                              年　　月　　日  │
│   脈診　指導チェックシート                                    │
│                              〔指導者名：              　　〕│
│   脈診検者氏名（　　　　　　）                                │
│                                                               │
│   ステップ3-(3)                                               │
│   達成目標：指の沈め方を体得                                  │
│   (1)　相手に不快感を与えないで脈を診ることができる．         │
│   (2)　指を離して跡が残らない．                               │
│                                                               │
│   ─チェック項目─────────────────────                        │
│   指の沈め方の体得と自分の呼吸リズムの認知                    │
│       □　各指が気持ちよく沈んでくる．                        │
│       □　指の力が抜けている（爪の色が真っ白にならないこと）．│
│       □　指を離して跡が残らない．                            │
│       □　母指を支点として手首，肘，肩をうまく使いながら，てこの要領で圧している．│
│       □　3指の指腹と動脈との接点が変化しない状態を保ったまま，圧を加えることができる．│
│                                                               │
│       □　その他                                              │
│                              （合・否）                      │
└─────────────────────────────────────────────────────────────┘

┌─────────────────────────────────────────────────────────────┐
│                                              年　　月　　日  │
│   脈診　指導チェックシート                                    │
│                              〔指導者名：              　　〕│
│   脈診検者氏名（　　　　　　）                                │
│                                                               │
│   ステップ3-(4)                                               │
│   達成目標：自分の呼吸リズムの認知                            │
│   自分の呼吸数/分を一定にできる．                             │
│                                                               │
│   ─チェック項目─────────────────────                        │
│   自分の呼吸リズムの認知                                      │
│       □　自分の呼吸数/分が一定になっている（指導者が学習者に悟られないように計る）．│
│       □　自分の呼吸数/分を認知している（「呼吸数/分はどれくらいですか」の問いに，ただちに答えることができる）．│
│                                                               │
│       □　その他                                              │
│                              （合・否）                      │
└─────────────────────────────────────────────────────────────┘
```

　　　　　　　　　　　　　　　　　　　　　　　　　　年　　月　　日

　脈診　指導チェックシート
　　　　　　　　　　　　　　　　　　〔指導者名：　　　　　　　　　　〕

　脈診検者氏名（　　　　　　　）

　ステップ3-(5)
　達成目標：自分の指の感覚に定規をつける
　(1) 鍼の1番の差（0.02mmのちがい）が触って判別できる．
　(2) 3番鍼（20号鍼，0.2mm）の太さが触ってわかる．

　┌─────────────────────────────────
　│ チェック項目
　└─────────────────────────────────
　□ 《実技テスト》ランダムに配置されている0～5番鍼（14～24号鍼, 0.14mm～0.24mm）の中から3番鍼を選別できる．
　□ 《実技テスト》母指と示指ではさんで，1番鍼（16号鍼, 0.16mm）と2番鍼（18号鍼, 0.18mm）を識別できる．
　□ 《実技テスト》母指と中指ではさんで，1番鍼と2番鍼を識別できる．
　□ 《実技テスト》母指と薬指ではさんで，1番鍼と2番鍼を識別できる．
　□ 《実技テスト》母指と他の3指間で1番鍼をころがさせてみてその習熟度を採点（優・良・可のなかで，優だけが合格）．

　□ その他
　　　　　　　　　　　　　　　　　　　（合・否）

　　　　　　　　　　　　　　　　　　　　　　　　　　年　　月　　日

　脈診　指導チェックシート
　　　　　　　　　　　　　　　　　　〔指導者名：　　　　　　　　　　〕

　脈診検者氏名（　　　　　　　）

　ステップ3-(6)
　達成目標：祖脈の浮・沈診断ができる
　(1) 浮・沈スケール図が正確に描ける．
　(2) 六部全体の脈の浮・沈診断ができる．

　┌─────────────────────────────────
　│ チェック項目
　└─────────────────────────────────
　浮・沈スケール図を手渡し，浮・沈スケール図を描かせる．
　□ 模範スケール図（あらかじめ2人以上の指導者で確認のこと）と同じ傾向の図が描ける．
　□ 浮・沈スケール図の評価を点数化させる．→（正解・不正解）
　□ 点数から浮・沈診断ができる．

　□ その他
　　　　　　　　　　　　　　　　　　　（合・否）

脈診　指導チェックシート

　　　　　　　　　　　　　　　　　　　　　　　　　年　　月　　日
　　　　　　　　　　　　　　　〔指導者名：　　　　　　　　　　〕
脈診検者氏名（　　　　　　　）

ステップ3-(7)
達成目標：祖脈の遅・数診断ができる
(1) 遅・数スケールの習得ができている．
(2) 遅・数診断ができる．

チェック項目
- ☐ 坐位での遅・数スケールの数値を暗記している．
- ☐ 仰臥位での遅・数スケールの数値を暗記している．
- ☐ 15秒当たりの脈を診て，脈拍数/分の計算ができ，ただちに遅・数スケールに当てはめて答えることができる．

- ☐ その他

　　　　　　　　　　　　　（合・否）

脈診　指導チェックシート　　　　　　　　　　　　　　　　　　　　年　月　日

〔指導者名：　　　　　　　　　　　〕

脈診検者氏名（　　　　　　　　）

ステップ4-(1)　簡単な比較脈診
達成目標：指の位置の設定が安定し，脈診部位に人体を投影して診る
指が当たっているのは左右の手首（寸・関・尺）であるが，実際に診ているのは，身体の内部であるということを認識している．

チェック項目
- ☐ 左右の寸・関・尺に指腹が密着し，かつ的確に当たっており，指の圧，深さを正確なところで止めることができる．
- ※ 陰（五臓・陰経）を診るのは沈位（重按）の指の圧，深さであるため，5層に分けた深さの最深層（5層目）と4層目のおのおのに指を止める．
- ☐ 指導者が学習者の指を無作為に指し，そこに相当する臓腑経絡をただちに答えることができる（身体内部の臓腑を意識しているかどうかを確認する）．

- ☐ その他

（合・否）

脈診　指導チェックシート　　　　　　　　　　　　　　　　　　　　年　月　日

〔指導者名：　　　　　　　　　　　〕

脈診検者氏名（　　　　　　　　）

ステップ4-(2)　簡単な比較脈診
達成目標：基本証の左右の寸・関・尺における虚の部位のパターンを指に覚え込ませる．

チェック項目
- ☐ 指導者が学習者の指2本を指し，その2部位が虚している場合の基本証をただちに答えることができる．
- ☐ おのおのの基本証の典型パターンにおける虚の部位，実の部位を説明できる．

- ☐ その他

（合・否）

脈診　指導チェックシート
　　　　　　　　　　　　　　　　　　　　　　　　　　　　　年　　月　　日
　　　　　　　　　　　　　　　　　　　〔指導者名：　　　　　　　　　　　　〕
脈診検者氏名（　　　　　　　）

ステップ4-(3)　簡単な比較脈診
達成目標：浮位（軽按）および，沈位（重按）における比較脈診で実の部位をみつける．

チェック項目
指導者は，自分の脈が典型的なパターンではない場合，わかりやすい脈を呈している者にモデルを頼んでおくことなどで対応したい．

- □　浮位（軽按）における六部定位のうち，もっとも有力（実）な部位をみつけることができる．
- □　浮位（軽按）におけるもっとも有力（実）な部位がみつかったら，その部位の沈位（重按）での脈の有力，無力を感じ取ることができる．
- □　沈位（重按）における六部定位のうち，もっとも有力（実）な部位をみつけることができる．

- □　その他
　　　　　　　　　　　　　　　　　　（合・否）

脈診　指導チェックシート
　　　　　　　　　　　　　　　　　　　　　　　　　　　　　年　　月　　日
　　　　　　　　　　　　　　　　　　　〔指導者名：　　　　　　　　　　　　〕
脈診検者氏名（　　　　　　　）

ステップ4-(4)　簡単な比較脈診
達成目標：沈位（重按）における比較脈診で虚の部位をみつける

チェック項目
指導者は，自分の脈が典型的なパターンではない場合，わかりやすい脈を呈している者にモデルを頼んでおくことなどで対応したい．
以下はすべて沈位（重按）における六部定位で行う．

- □　五行の相剋関係を考慮して，沈位（重按）における六部定位のうち，左右の上焦，中焦，下焦を比較して有力・無力の左右差（拍動の強弱の差）の大きいところを探すことができる．
- □　沈位（重按）における六部定位のうち，もっとも無力（虚）な部位をみつけることができる．
- □　五行の相生関係を考慮して六部定位における脈の2番目に弱い部位をみつけることができる．

- □　その他
　　　　　　　　　　　　　　　　　　（合・否）

脈診　指導チェックシート

年　　月　　日

〔指導者名：　　　　　　　　　　　　　〕

脈診検者氏名（　　　　　　　）

ステップ4−(5)　簡単な比較脈診
達成目標：立てた証の正誤の確認　①

チェック項目

指導者が学習者にゴルフボールを使用した習得確認テストを行う．これは，はさんでいる側の橈骨動脈の拍動が減弱もしくは消失することを利用して，学習者に脈診で，指導者がどちらの脇にゴルフボールをはさんでいるかを当てさせるものである．

- [ ] 30秒以内の脈診で，脈拍の減弱を確実に当てることができる．
  （確率が50％になってしまうので，最低でも3回は当てさせること．）

- [ ] その他

（合・否）

脈診　指導チェックシート

年　　月　　日

〔指導者名：　　　　　　　　　　　　　〕

脈診検者氏名（　　　　　　　）

ステップ4−(6)　簡単な比較脈診
達成目標：立てた証の正誤の確認　②

チェック項目

証が立ったら，指導者がそれにしたがった刺鍼穴に切皮置鍼して起こる身体の変化と脈の変化を確認する．身体の変化は「変動経絡検索法（VAMFIT）」による頸部や腰部の軟部組織の硬さを指標にして確認する．刺鍼穴は，肝虚証→曲泉穴，腎虚証→復溜穴，肺虚証→太淵穴，脾虚証→大都穴とする．各穴の左右を比較し，より虚の反応の強い穴に刺鍼する．刺鍼により，証が合っていれば柔らかくなり，違っていれば硬くなる．

- [ ] 正しい証を立てることができる．
  （刺鍼により，頸と腰の違和感，主訴の改善がみられ，脈の改善が認められれば，証が合致していたことになる．最低2名以上の証を立てさせること．）

- [ ] その他

（合・否）

　　　　　　　　　　　　　　　　　　　　　　　　　　　年　　月　　日

脈診　指導チェックシート
　　　　　　　　　　　　　　　　　　〔指導者名：　　　　　　　　　　　〕
脈診検者氏名（　　　　　　　　）

ステップ4-(7)　簡単な比較脈診
達成目標：脈状を通して自分の体調の変化や症状と基本証との関係を把握する

チェック項目
- □　「平素の自分の基本証を把握していますか」の問いに，ただちに「はい」と答えることができる．
　　指導者は，この時申告された基本証が正しいかのチェックもあわせて行う．
- □　「自己脈診による脈の変化を自分の体調管理に活かす習慣をつけていますか」の問いに，ただちに「はい」と答えることができる．
　　指導者は，答えが「はい」の場合，具体的な事例を聞き，それが妥当か判断をする．

- □　その他
　　　　　　　　　　　　　　　（合・否）

おわりに

　本書の読者は，従来，習得がむずかしいと考えられてきた脈診法が，本書で提示した脈診習得法（MAM）に従ってステップアップ式に学習していくと誰でも習得できるものであるということが納得されたのではないだろうか．

　『史記』の扁鵲倉公列伝第四十五の記載にある扁鵲の逸話は有名である．長桑君に秘伝を授かった扁鵲が透視によって五臓の病が見えるようになったという真実を隠し，周囲の者には脈を診て診断しているように思わせたのである．『史記』の時代でさえ，透視という能力による診断は荒唐無稽なものであるのに対し，脈診という技術によるものであれば信用されたということなのである．また，脈診法は診断法としてそれほど普及していたということでもある．脈診法は超能力がなくても習得可能だからである．

　『難経』六十一難の診断能力の水準でも，望診を神，聞診を聖，問診を工，切診を巧としており，望診を最高位，切診は最下位におかれている．『難経』でいう望診とは五色をみること，聞診とは五音を聞くこと，問診とは五味を問うこと，切診とは脈を診ることである．つまり，脈診法は東洋医学の四診法のなかで，もっとも下位に位置し，東洋医学的な診断のなかでもっとも習得が簡単なはずのものである．

　意欲があり，指導方法と環境が整っていれば，脈診法を習得することは，さほどむずかしいことではない．

　東洋医学の治療法に脈診法はなくてはならない診断技術の1つである．

　この書がこれから脈診法の習得を目指す方やその指導者にとって役立つものになることを願ってやまない．

　最後に，本書をまとめるにあたり，惜しみない援助と協力をいただいた学校法人花田学園理事長の櫻井康司先生に深謝いたします．また，日本鍼灸理療専門学校教員の水上祥典先生，ならびにこれまで脈診研究班の活動に参加していただいた鈴木秀樹，吉田俊和，信國真理子研究員および学生諸氏の多大なる協力に感謝の意を表します．

　　　　　　　　　　　　　　　　　　　　　　　　　　　　　　　　　　　　木戸正雄

参考文献

1) 木戸正雄, 鮫島恭夫, 光澤　弘, ほか：脈診を初めてはじめる人のために. 経絡治療, 140：11-16, 2000.
2) 木戸正雄, 鮫島恭夫, 光澤　弘, ほか：脈診を初めてはじめる人のために2. 経絡治療, 144：13-19, 2001.
3) 木戸正雄, 光澤　弘, 中島　宏, ほか：脈診を初めてはじめる人のために3. 経絡治療, 148：13-21, 2002.
4) 光澤　弘, 木戸正雄, 高山美歩, ほか：脈診を初めてはじめる人のために4. 経絡治療, 152：61-67, 2003.
5) 木戸正雄, 光澤　弘, 武藤厚子, ほか：脈診を初めてはじめる人のために5. 経絡治療, 156：56-67, 2004.
6) 木戸正雄：上手な脈診の学び方. 医道の日本, 734：123-127, 2004.
7) 武藤厚子, 木戸正雄, 光澤　弘, ほか：脈診を初めてはじめる人のために6. 経絡治療, 160：78-88, 2005.
8) 光澤　弘, 木戸正雄, 武藤厚子, ほか：脈診を初めてはじめる人のために7. 経絡治療, 164：19-23, 2006.
9) 木戸正雄, 光澤　弘, 武藤厚子：ステップ・アップ方式による「MAM脈診訓練法」の教育成果. 鍼灸手技療法教育, 2：10-14, 2006.
10) 武藤厚子, 木戸正雄, 光澤　弘, ほか：脈診を初めてはじめる人のために8. 経絡治療, 168：34-37, 2007.
11) 武藤厚子, 木戸正雄, 光澤　弘, ほか：脈診を初めてはじめる人のために9. 経絡治療, 172：28-32, 2008.
12) 光澤　弘, 木戸正雄, 武藤厚子, ほか：脈診を初めてはじめる人のために10. 経絡治療, 176：22-26, 2009.
13) 光澤　弘, 木戸正雄, 武藤厚子, ほか：脈診を初めてはじめる人のために11. 経絡治療, 180：22-28, 2010.
14) 木戸正雄：「変動経絡検索法（VAMFIT）」・「天地人治療」における脈診の位置づけ. 経絡治療, 182：25-35, 2010.
15) 光澤　弘, 木戸正雄, 武藤厚子, ほか：脈診を初めてはじめる人のために12. 経絡治療, 184：26-30, 2011.
16) Masao KIDO, Hiromu MITSUZAWA, Atsuko MUTO：Proposal of Introducing Slow-Fast Scale in Somyakushin depending on the posture；sitting or supine-Pulse rate changes of Pulse Examination Method for Acquiring Myakushin. Journal of the Japan Society of Acupuncture and Moxibusion（投稿中）.
17) 岡部素明, 岡田明三, 首藤傳明, ほか：日本鍼灸医学　経絡治療・基礎編. 経絡治療学会, 1997.
18) 木戸正雄：変動経絡検索法（VAMFIT）. 医歯薬出版, 2003.
19) 木戸正雄：天・地・人治療. 医歯薬出版, 2009.
20) 広東中医学院編, 石山淳一編訳：新中医診断学. 緑書房, p157, 1990.
21) 本間祥白：難経の研究. 医道の日本社, p5-9, 1965.
22) 木下晴都：針灸学原論. 医道の日本社, p200-201, 1977.
23) 柳谷素霊：鍼灸医術の門. 石山針灸医学社, p68, 1948.
24) 福島弘道：経絡治療要綱. 東洋はり医学会事務局, p116, 1984.
25) 森本玄閑著, 篠原孝市編：難経本義大鈔　脉経. オリエント出版社, p106, 1985.
26) 上海中医学院編：針灸学. 人民衛生出版社, p106-109, 1974.
27) 天津中医学院, 学校法人後藤学園編, 兵頭　明監訳, 学校法人後藤学園中医学研究所訳：針灸学［経穴篇］. 東洋学術出版社, p13-15, 1997.
28) 孫思邈：備急千金要方. 人民衛生出版社, p492-493, 1955.
29) 霊枢. 日本内経医学会, 2006.
30) 岡本一抱：脈法指南. 経絡治療学会, p7, 1981.
31) 白川　静：字統. 第2版, 平凡社, p2-16, 395-396, 1992.
32) 柴崎保三：鍼灸医学大系③　黄帝内経素問　第十～第十八. 雄渾社, p1431, 1979.
33) 藤堂明保：漢字文化の世界. 角川書店, p206-207, 1982.
34) 藤木俊郎：鍼灸医学源流考　素問医学の世界・第Ⅱ部. 績文堂出版, p122-123, 1979.

35）柴崎保三：鍼灸医学大系⑯　黄帝内経霊枢　第十一～第二十一．雄渾社，p1340-1342，1979．
36）杉山和一：杉山流三部書　復刻版．医道の日本社，1976．
37）滑伯仁著，遠藤了一訳：診家枢要．オリエント出版社，p4-5，1995．
38）山延年：脉法手引草．医道の日本社，1963．
39）王九思：難経集註（濯纓堂本）．日本内経医学会，1997．
40）南京中医学院医経教研組著，戸川芳郎監訳：難経解説．東洋学術出版社，1990．
41）カパンディ著，荻島秀男監訳：カパンディ関節の生理学Ⅰ　上肢．医歯薬出版，2006．
42）山本晃久，ほか：寸口部（橈骨動脈拍動部）の拍動から見た「双管脈」の発生頻度について．東方医学：16（2）：1-5，2000．
43）丹波元簡廉夫：素問識．東豊者店，p318，1985．
44）張世賢：図註王叔和脉訣　鍼灸医学典籍集成第五巻　脉訣　診家枢要　黄帝明堂灸経銅人腧穴鍼灸図経　46，53，55．オリエント出版社，1985．
45）今村伸二：寸口脈診部（脉診部）における局所解剖と脈拍（脉）の生理及び臨床（四）．医道の日本，491：58-62，1985．
46）陳言：三因極一病証方論．陳言：三因極一病源論：燎原書店，p15-26，1978．
47）喜運院子芮：鍼灸抜萃　臨床鍼灸古典全書67．オリエント出版社，p13-14，1995．
48）増補脈論口訣．経絡治療学会，1982．
49）山下　詢：脈診入門．医歯薬出版，p43，1982．
50）石川　勇：六部定位における脈差診修得の初歩的1手法について．経絡治療学会学術総会　論文集（第1回～9回），p108-409，1997．
51）王叔和：脈経　巻1～巻12．経絡治療学会，1978．
52）王叔和著，小曽戸丈夫校注，池田政一訓訳：脈経　第1冊（巻之1～巻之3）．谷口書店，1991．
53）本間祥白：誰にもわかる経絡治療講話．医道の日本社，p172-181，1965．
54）大村恵昭：鍼と電気鍼療法の心臓血管および神経系統に対する影響．日本鍼灸治療学会誌，27（3）：310-347，1978．
55）篠原　鼎：東洋医学24脈状診と心機図計との関係考察．全日本鍼灸学会誌，37（2）：135-144，1987．
56）天津中医学院，学校法人後藤学園編：鍼灸学［基礎篇］．東洋学術出版社，p219-224，1991．
57）近藤暢治，ほか：肩こりについての研究　第1報．（社）東洋療法学校協会学会誌，17：72-80，1993．
58）井上雅文：脈状診の研究．自然社，1980．
59）施発：察病指南　鍼灸医学典籍集成．オリエント出版，p557-573，1985．
60）今村伸二：寸口部における局所解剖と脈拍（脉）の生理及び臨床2．医道の日本，489：52-60，1985．
61）井村宏次：脈診術の技法についての"曖昧"な部分．医道の日本，596：133-137，1994．
62）素問．日本内経医学会，2004．
63）南京中医学院編，石田秀実監訳：現代語訳　黄帝内経素問　上巻．p302-304，東洋学術出版社，1991．
64）杉山　勲：難病に挑む鍼術完成講座・上級向．緑書房，p95-96，1994．
65）蠣崎　要，池田政一：図解　鍼灸医学入門．医道の日本，p224-225，1977．
66）岡部素道：経絡治療入門・診断篇．経絡治療，92：3-22，1988．
67）池田政一：古典の学び方（第31回）．経絡治療，114：15，1993．
68）龍伯堅：黄帝内経概論．東洋学術出版社，p64-65，1990．
69）木下晴都：針灸原論．医道の日本社，p203，1976．
70）中野昭一編著：図説・からだの仕組みと働き．第2版，医歯薬出版，p101，1994．
71）黒川　清，斎藤英彦，矢崎義雄：EBM 現代内科学．金芳堂，p152-153，p535，1997．
72）杉　晴夫編：人体機能生理学．p370，p397，南江堂，1985．

73）A. シェフラー，ほか：からだの構造と機能. 西村書店, p215, p247-248, 1998.
74）真島英信：生理学. 文光堂, p314, p344, 1979.
75）佐藤昭夫：生理学. 医歯薬出版, p127, p149, 1985.
76）首藤傳明：経絡治療のすすめ. 医道の日本社, p43, 1983.
77）浦山久嗣：六部定位脈診について―その2―. 経絡治療, 154：54-64, 2003.
78）池田政一：古典の学び方. 経絡治療, 106：11-18, 1991.

索引

数字

1尺（10寸）説　9

1尺1寸説　9

1尺2寸半説　9

1尺2寸5分説　36

10寸説　36, 38

11寸説　36, 38

12寸説　36

M

MAM　2

Method for Acquiring Myakushin　2

V

VAMFIT　3, 158

あ

圧の違い　81

い

医学節用集　41, 123

異常経絡・変動経絡　3

陰虚　150

陰実　150

陰主陽従　25

陰盛陽虚　137, 164

陰陽虚実　137, 164

お

横断面　13

か

外熱　150

鈎手守法　76

滑　168

滑脈　123

関　2, 4, 75, 95

肝　165

肝陰虚　150

肝虚寒証　150, 153

肝虚証　3, 19, 119, 131, 132, 133, 136, 137, 138, 153, 158

肝虚熱証　150, 153

患者呼吸説　109

寒証　23, 149, 151, 154

関上　2, 49, 128

寒証の脈状　151

寒熱　23, 158

寒熱証　3

寒熱波及経絡　3, 159

肝陽虚　150

き

気　87

奇経　158

基本寒熱証　24

基本証　3, 19, 119, 131, 140, 158

急　123

虚　87, 105, 123, 164, 168

仰臥位　32

虚実　122

虚実の判定　23

虚邪　150

虚脈　4, 121, 122, 123

緊脈　123

け

軽按　4, 75, 77, 82, 137

経筋　158

頸入穴 VAMFIT　159

経別　158

経脈　158

経絡治療　119, 120

下焦　9, 19, 20, 128

弦脈　123

こ

高骨　43, 49

黄帝内経　158

黄帝内経概論　109

芤脈　123

洪脈　123

五臓の脈状　167

コッホ曲線　64

さ

細　164, 168

坐位　31

細脈　24, 123

数　164, 168

数脈　108, 109, 110

察病指南　90

左右差の判定　144

三因極一病証方論　85

三因方　105

三焦　9, 19, 20, 65

三焦の原気　124, 125

三部九候　94

三部九候診　2

し

自己脈診　12, 68, 69, 72, 144

矢状面　13

湿　87

実　87, 105, 123, 164, 168
実大　123, 137, 164
実脈　4, 121, 122, 123
指腹　67
死脈　108
尺　2, 4, 38, 75, 95
積　87, 105
尺中　2, 125, 128
尺取形　39
弱脈　123
濡　123
重按　4, 75, 77, 82, 137
十祖脈　26, 27, 168
小　164
上焦　9, 19, 20, 128
濇　168
徐脈　113
心　165
腎　165
診家枢要　41, 124
鍼灸抜萃　27, 86, 105
腎虚寒証　153
心虚証　131, 134, 135, 142
腎虚証　3, 19, 119, 131, 132, 133, 134,
　　136, 137, 141, 153, 158
腎虚熱証　153

す

図註王叔和脈訣　68
ステップ・アップ方式　6

寸　2, 4, 75, 95
寸関尺脉位之図　37
寸口　2, 128

せ

全身縮図　26
先天の原気　124
前腕の長さ　36

そ

燥　105
総按　81, 125
双管脈　58
相剋関係　20
双手脈診法　13, 79
相生関係　21
増補脈論口訣　27, 86, 90, 105
祖脈　27, 85, 87, 164
祖脈診　3, 16, 87, 105
素問　107, 109, 150
素問識　65
損小　123, 137, 151, 164

た

大　164, 168
奪精　108
奪精脈　108
他人脈診　68

単按　125

ち

遅　164, 168
遅・数スケール　16, 52, 107, 110, 113
遅脈　108, 109, 110
中　4, 95
中按　4, 75, 77, 82
中焦　9, 19, 20, 128
中脈　4
沈　4, 95, 102, 164, 168
沈脈　4, 103, 104

て

手尺　39
天・地・人—小宇宙治療　65

と

同身寸　37, 40
同身寸法　40

な

内熱　150
難経　42, 94, 95, 108, 131, 137, 151, 164, 165, 166
難経集註　69, 124
難経本義大鈔　36

軟脈　123

に

日本鍼灸医学　67

ね

熱証　23, 149, 151, 154
熱証の脈状　151

は

肺　165
肺虚寒証　153
肺虚証　3, 19, 119, 131, 132, 133, 134, 137, 140, 153, 158
肺虚熱証　133, 153
反関の脈　68

ひ

脾　165
比較脈診　2, 4, 19, 119, 120
備急千金要方　36, 40, 42
脾虚寒証　153
脾虚証　3, 19, 119, 131, 132, 133, 137, 139, 153, 158
脾虚熱証　133, 153
微弦　166
微鉤　166

微石　166

微脈　123

微毛　166

ヒューター三角　55

ヒューター線　55

頻脈　113

ふ

浮　4, 95, 102, 164, 168

風　87, 105

浮・沈診断　94

浮・沈スケール　16, 52, 87, 163

浮・沈スケールⅡ　24

浮・沈スケールⅡ図　154

浮・沈スケール脈診図　97

風証　105

覆診仰診の圖　68

覆診仰診之圖　120

浮脈　4, 24, 103, 104, 151

フラクタル理論　64

へ

平脈　108, 109, 165

変動経絡検索法　3, 158

み

脈位脈状診　3, 4, 24, 122, 157

脈経　87, 122, 123, 137, 165

脈差診　2, 119

脈状　2, 78, 82

脈状診　2, 122

脈象図　89

脈診　1

脈診感覚　82

脈診習得法　2

脈診図　13, 78, 88

脈診スケール　164

脈診スケール図　131, 158, 163

脈診入門　91

脈診の基本姿勢　7, 30

脈診の習得方法　34

脈診部位　66, 75

脈診部位の伸長　67

脈診部への指の当て方　9

脈診法　2

脈の感じ方　82

脈法指南　37, 124

脈法手引草　41

め

命絶　108

命絶脈　108

ゆ

指の圧　81

指の圧の設定　13

指の当て方　36

よ

陽虚　150

陽盛陰虚　137, 164

ら

絡脈　158

り

離経　108

離経脈　108

れ

冷　105

霊枢　150, 152, 158

ろ

牢　123

六部定位　2, 4, 24, 157

六部定位の配当　124

六部定位比較脈診　3, 4

六部定位脈診　2, 36, 120

【編著者略歴】

木戸 正雄（きど まさお）

1954年，大阪府生まれ
京都工芸繊維大学（応用生物学科）卒業
日本鍼灸理療専門学校　卒業
元岩田鍼院副院長
現在：財団法人東洋医学研究所主任研究員
　　　学校法人花田学園評議員
　　　学校法人花田学園日本鍼灸理療専門学校教務部長
　　　日本伝統鍼灸学会評議員
　　　経絡治療学会夏期大学講師
　　　経絡治療学会学術部員
著書：『変動経絡検索法（VAMFIT）』（医歯薬出版）
　　　『天・地・人 治療』（医歯薬出版）
　　　『素霊の一本鍼』（ヒューマンワールド）
　　　『日本鍼灸医学　経絡治療・臨床編』（共著，経絡治療学会）
　　　『痛みのマネジメント』（共著，医歯薬出版）
DVD＆ビデオ：『変動経絡治療システム（VAMFIT）』（医道の日本社）
DVD：『素霊の一本鍼』（ヒューマンワールド）

【著者略歴】

光澤 弘（みつざわ ひろむ）

1961年，福井県生まれ
日本鍼灸理療専門学校　卒業
放送大学　卒業
現在：財団法人東洋医学研究所研究員
　　　学校法人花田学園日本鍼灸理療専門学校教員

武藤 厚子（むとう あつこ）

1973年，神奈川県生まれ
千葉大学（教育学部）卒業
日本鍼灸理療専門学校　卒業
現在：財団法人東洋医学研究所研究員
　　　学校法人花田学園日本鍼灸理療専門学校教員

脈診習得法（MAM）
―だれでも脈診ができるようになる―　　　　ISBN 978-4-263-24289-6

2013年1月25日　第1版第1刷発行
2021年7月5日　第1版第4刷発行

著者　木　戸　正　雄
　　　光　澤　　　弘
　　　武　藤　厚　子
発行者　白　石　泰　夫
発行所　医歯薬出版株式会社
〒113-8612　東京都文京区本駒込1-7-10
TEL. (03) 5395-7641（編集）・7616（販売）
FAX. (03) 5395-7624（編集）・8563（販売）
https://www.ishiyaku.co.jp/
郵便振替番号 00190-5-13816

乱丁，落丁の際はお取り替えいたします　　印刷・木元省美堂／製本・愛千製本所
Ⓒ Ishiyaku Publishers, Inc., 2013. Printed in Japan

本書の複製権・翻訳権・翻案権・上映権・譲渡権・貸与権・公衆送信権（送信可能化権を含む）・口述権は，医歯薬出版㈱が保有します．
本書を無断で複製する行為（コピー，スキャン，デジタルデータ化など）は，「私的使用のための複製」などの著作権法上の限られた例外を除き禁じられています．また私的使用に該当する場合であっても，請負業者等の第三者に依頼し上記の行為を行うことは違法となります．
JCOPY ＜出版者著作権管理機構　委託出版物＞
本書をコピーやスキャン等により複製される場合は，そのつど事前に出版者著作権管理機構（電話 03-5244-5088，FAX 03-5244-5089，e-mail：info@jcopy.or.jp）の許諾を得てください．

● 鍼灸治療のだいご味——本格的経絡治療が身につく新手法！

変動経絡検索法（VAMFIT）
―だれでもできる経絡的治療―

◆木戸正雄（日本鍼灸理療専門学校）著
◆B5判　2色刷　168頁　定価（本体3,800円＋税）
ISBN978-4-263-24188-2

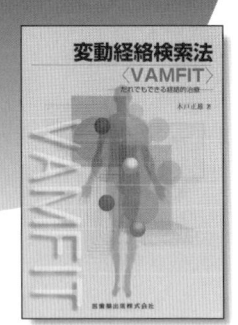

● 疾患を経絡の虚実状態として把握する経絡治療における本治法と標治法を，連続したものとしてとらえた治療指針と指標を示す治療システムの新発見であり，再構築でもある．
● VAMFIT (Verification of Affected Meridians For Instantaneous Therapy) は経絡治療の基本寒熱証に対する本治法，およびその寒熱の波及部位から発生する主訴に関わる正経十二経，十八絡脈，奇経八脈，十二経筋のすべてを包含した治療体系となっている．
● 長年の修練や天性に依拠することなく，だれにでも短期間で身につけられる単純，明快，合理的な方法として古典医学に根拠をおいて提示する初の書である．

● これまでの特効穴や治療法の見方を変えてしまう鍼灸臨床家必読の画期的な1冊！

天・地・人 治療
鍼灸医術の根本的治療システム

◆木戸正雄（日本鍼灸理療専門学校）著
◆B5判　2色刷　248頁　定価（本体7,200円＋税）
ISBN978-4-263-24242-1

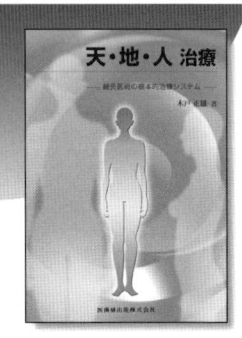

● 「この書があなたの臨床を変える」著者の臨床経験から，『黄帝内経』（『素問』・『霊枢』）の治療体系が臓腑経絡学説を根拠とする「経絡系統」と三才思想による「天・地・人」という2つの柱により構成されていることを臨床の中から発見，実践的な治療システムを構築している．本書では，「経絡系統」の陰に隠れ，忘れ去られてきた「天・地・人」について掘り下げ，これが諸家の流儀，自然・社会諸科学の根源にあたるとの観点から，わかりやすく説得力のある解説を展開している．まさに，これまでの特効穴や治療法の見方を変えてしまう画期的な成書といえる．
● 「人体全体を「横方向」で捉える〝新しい〟発想に基づいた治療システム」であるが，症例，図解を交えたわかりやすい解説で，運用が簡単なうえただちに既存の療法に導入できる．そのため鍼灸治療の幅が広がり，治療効果が飛躍的に上がること請け合いである．経験豊富な臨床家だけでなく，初心者にもぜひ読んでほしい．

医歯薬出版株式会社　〒113-8612 東京都文京区本駒込1-7-10　TEL03-5395-7610　FAX03-5395-7611　http://www.ishiyaku.co.jp/